NANDA International Nursing Diagnoses: Definitions and Classification
2024—2026, 13/e

NANDA-I 护理诊断
定义与分类（2024—2026）

（原著第 13 版）

主　编　[美] T. 希瑟·赫德曼（T. Heather Herdman）
　　　　[日] 上原重美（Shigemi Kamitsuru）
　　　　[巴西] 卡米拉·塔卡奥·洛佩斯（Camila Takáo Lopes）

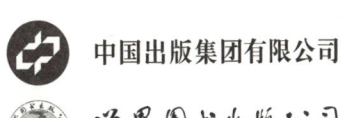

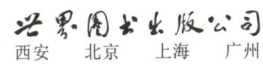

译　者　周凯娜
审　者　李小妹

中国出版集团有限公司
世界图书出版公司
西安　北京　上海　广州

图书在版编目（CIP）数据

NANDA-I 护理诊断：定义与分类（2024—2026）（原著第 13 版）/（美）T. 希瑟·赫德曼（T. Heather Herdman），（日）上原重美（Shigemi Kamitsuru），（巴西）卡米拉·塔卡奥·洛佩斯（Camila Takáo Lopes）主编；周凯娜译. -- 西安：世界图书出版西安有限公司，2025.7. -- ISBN 978-7-5232-2423-6

Ⅰ．R47

中国国家版本馆 CIP 数据核字第 2025LF8299 号

All Rights Reserved. Authorized translation from the English language edition published by Thieme Medical Publishers, Inc., New York, USA: "Nursing Diagnoses. Definitions and Classification 2024—2026", 13th edition, edited by T. Heather Herdman, Shigemi Kamitsuru, Camila Takáo Lopes, ISBN 978-1-68420-601-8, Copyright ©2024, NANDA International, Inc.

版权所有。本书经美国纽约 Thieme Medical Publishers 公司授权，由 Nursing Diagnoses. Definitions and Classification 2024—2026（13 版）英文版翻译而来，主编为 T. Heather Herdman, Shigemi Kamitsuru, Camila Takáo Lopes, ISBN 978-1-68420-601-8, 版权 ©2024, NANDA 国际公司。

书　　名	NANDA-I 护理诊断：定义与分类（2024—2026）（原著第 13 版）
	NANDA-I HULI ZHENDUAN: DINGYI YU FENLEI (2024—2026) (YUANZHU DI 13 BAN)
主　　编	［美］T. 希瑟·赫德曼（T. Heather Herdman）
	［日］上原重美（Shigemi Kamitsuru）
	［巴西］卡米拉·塔卡奥·洛佩斯（Camila Takáo Lopes）
译　　者	周凯娜
责任编辑	胡玉平
装帧设计	新纪元文化传播
出版发行	世界图书出版西安有限公司
地　　址	西安市雁塔区曲江新区汇新路 355 号
邮　　编	710061
电　　话	029-87214941　029-87233647（市场营销部）
	029-87234767（总编室）
网　　址	http://www.wpcxa.com
邮　　箱	xast@wpcxa.com
经　　销	新华书店
印　　刷	西安市久盛印务有限责任公司
开　　本	889mm×1194mm　1/32
印　　张	17.25
字　　数	710 千
版次印次	2025 年 7 月第 1 版　2025 年 7 月第 1 次印刷
版权登记	25-2025-156
国际书号	ISBN 978-7-5232-2423-6
定　　价	188.00 元

医学投稿　xastyx@163.com　‖　029-87279745　029-87285296

☆如有印装错误，请寄回本公司更换☆

献 辞

谨将此书献给NANDA国际（NANDA-I）的创始人玛丽·安·拉文（Mary Ann Lavin）博士和克里斯汀·盖比（Kristine Gebbie）博士。这两位有远见的专家认为，在这个世界上，护士的判断力将得到重视，能够跨地区共享护理数据，从而使护理工作得到关注，改善患者护理，推进护理研究，积累护理知识。五十年后的今天，我们拥有了一个在全球范围内使用的国际分类法，它被翻译成20多种语言，并被纳入电子健康记录。我们的工作永远不会结束，但两位前辈迈出的第一步使后来的一切成为可能。我们永远感谢玛丽·安和克里斯汀！

重要提示

　　医学是一门不断变化、不断发展的科学。研究和临床经验不断扩展着我们对合理治疗和药物治疗的知识。本书范围内提到的任何剂量或应用，读者可以放心，作者、编辑和出版商已经尽一切努力确保这些参考数据符合本书出版时的知识水平。

　　然而，这并不涉及、暗示或表达出版商对书中所述的任何剂量说明和应用形式的任何保证或责任。请每位用户仔细查阅每种药物随附的生产商说明书，并在必要时咨询医生或专家，核实其中提到的剂量表或生产商声明的禁忌证是否与本书中的声明不同。对于很少使用或新上市的药物，这种核实尤为重要。使用的每种剂量表或每种形式的应用都完全由用户自行承担风险和责任。作者和出版商要求每位用户向出版商反馈所发现的任何差异或不准确之处。如果在出版后发现这项工作中的错误，勘误表将发布在 www.thieme.com 产品描述页面上。

　　本书中提到的一些产品名称、专利和注册设计，实际为注册商标或专利名称，尽管在文中并不总是具体提及这一事实。因此，出现未专门标注的名称并不代表出版商认为该名称属于公共领域。

　　本书所有内容均受版权法保护。未经出版商同意，任何超出版权法规定范围的使用、开发或商业化行为都是非法的，并将受到法律追究。这尤其适用于影印、复印、油印、制作缩微胶卷，以及电子数据处理和存储。

　　如需了解 NANDA 国际（NANDA-I）护理诊断系统的许可信息，或在其他作品中使用该系统的许可信息，请发送电子邮件至：nanda-i@thieme.com；如需了解更多产品信息，请访问：www.thieme.com/nanda-i。

　　蒂姆（Thieme）平等对待所有性别身份的人。我们鼓励作者在语境允许的情况下，使用中性或性别平等的表达方式。

序

以标准化的智慧引领护理学科的全球对话

在全球医疗健康体系加速变革的今天，《NANDA-I 护理诊断：定义与分类2024—2026》（原著第13版）中文版的引入，不仅是一部专业工具书的落地，更是中国护理学科与国际知识体系深度对接的战略性举措。作为长期关注护理标准化与循证实践的研究者，我深知这部专著对中国护理事业发展的里程碑意义。

NANDA-I 护理诊断体系历经五十载迭代，其核心价值在于将护理实践从模糊的经验描述转化为可验证、可共享的知识模块。第13版新增的56项诊断，如"愿意加强健康老龄化""有健康自我管理无效的危险""有家庭互动模式中断的危险""愿意加强社交舒适"和"愿意加强心理舒适"等，既是对全球老龄化、慢性病高发等现实挑战的精准回应，更是对护理学科内涵的边界拓展。这些诊断以循证护理为基础，通过医学主题词表（Medical Subject Headings, MeSH）术语体系的标准化编码，实现了护理知识的结构化存储与跨平台检索，为护理研究的科学化奠定了方法论基础。对于亟须突破经验依赖、构建本土化理论体系的中国护理界而言，这一知识框架的引入恰逢其时。

在临床实践中，护理诊断的标准化应用正在引发护理模式的范式革命。通过将患者健康问题、干预措施与结局指标纳入统一的语义网络，护士得以在复杂的医疗场景中实现精准决策。例如，"有健康自我管理无效的危险"诊断的引入，不仅能提示护士识别多重相关因素或危险因素的相互作用，更能引导跨学科团队建立预防性管理路径。这种系统性思维的培养，正是当前中国护理教育与实践的薄弱环节。书中提供的277项诊断，如同277把钥匙，将帮助中国护士打开从症状观察走向病因干预、从单一护理迈向整体照护的专业进阶之门。

NANDA-I 分类系统的全球传播，本质上是护理学科知识权力的再分配。中文版同步引入的在线文献支持系统和研究注册平台，实质上为中国学者搭建了参与全球知识生产的直通车。当中国护理团队能够直接用母语检索全球最新证据、提交本土化诊断案例时，这种知识流动的双向性将彻底改变国际护理学术话语的既有格局。特别值得关注的是，NANDA-I 与波士顿学院 Connell 护理学院的长期战略合作模式，为中国护理教育机构提供了可复制的国际化路径——从单纯引进标准，到参与标准修订，最终实现中国护理经验的全球化输出。

任何知识体系的移植都需要经历本土化重构。本书的价值不仅在于提供现成的诊断清单，更在于其方法论启示：如何基于中国文化语境重新定义护理问题？如何将中医"治未病"的理念融入健康促进型诊断？如何开发适应基层医疗需求的简化版评估工具？这些问题将激发中国护理界的创新性转化。建议在推广过程中建立"诊断－案例－证据"三级本土数据库，通过大数据分析筛选高频适用诊断，最终形成具有中国特色的护理诊断实施指南。

该专著的引进推动了中国护理学科发展进入"标准驱动"的新阶段。这不仅是工具的更新，更是思维的重构——从关注操作技能转向重视临床决策，从依赖个人经验转向依托集体智慧，从服务单一学科转向融入健康生态系统。期待中国护理同仁以此为契机，既要做全球护理标准的践行者，更要做本土化创新方案的贡献者，共同推动护理学科从边缘走向中心，从技术走向科学，从本土走向世界。

李小妹

2025 年 6 月

译者序

在全球医疗卫生事业快速变革的浪潮中，《NANDA-I 护理诊断：定义与分类 2024—2026》（原著第 13 版）的中文版问世，恰逢其时地回应了护理学科发展的时代命题。本序旨在通过译者的视角，阐释这部护理学经典著作的时代价值，并为中文读者架设跨越文化与专业语境的桥梁。

过去十年，全球护理实践正经历着前所未有的深刻转型。2019 年新型冠状病毒（COVID-19）疫情暴露了全球护理人力资源短缺与护理成本控制的结构性矛盾，更凸显了护理专业化的紧迫性。与此同时，电子健康记录（EHR）的普及与人工智能技术的渗透，正在重塑临床护理的决策模式。护理工作不再局限于经验导向的碎片化操作，而是通过标准化语言体系，将评估、干预与结局纳入可量化、可分析的知识网络。这种转型不仅提升了护理服务的科学性与安全性，更为护理学科赢得了前所未有的学术话语权。

作为护理诊断领域的权威标准，该专著承载着 NANDA-I 五十年的智慧积淀。相较于前一版，第 13 版新增 56 项护理诊断，总数达 277 项，每一项均经过了严格的循证审查流程：从志愿者提案到诊断发展委员会的多轮盲审，再到内容专家的交叉验证，最终形成具有国际共识的知识框架。这种严谨性不仅体现在诊断条目的科学性上，更通过 MeSH 的标准化术语体系，实现了跨语言和跨文化的无缝对接。当中国的护理同仁翻开此书时，看到的不仅是护理知识的集合，更是一把打开全球护理对话之门的密钥。

该专著中文版的翻译过程，亦是中西护理理念交融的旅程。译者注意到，中国在老龄化加速、慢性病高发的社会背景下，对护理诊断的精细化需求日益迫切。例如，新增的"疼痛自我管理无效""有健康维持行为无效的危险"等诊断，精准切中了当前中国基层医疗的痛点。同时，NANDA-I 倡导的"以患者为中心"的整体护理模式，与中国传统医学中"天人合一"

的健康观形成了理念共鸣。这种差异中的共性，正是护理学作为一门全球性学科的生命力所在。

在此，特别感谢世界图书出版西安有限公司选择引进《NANDA-I护理诊断：定义与分类2024—2026》（原著第13版）的翻译版权，为国内的临床护士、护理教育者和护生全面理解并应用最新护理诊断提供了专业平台。在翻译过程中，译者尽可能忠实于原文，从专业角度尽量做到准确理解及表达，对于某些因文化及语言表达造成的差异，译者采用了意译，以最大限度满足广大读者的学习需要。

由于译者的水平及能力有限，本书在翻译过程中难免有疏漏之处，敬请使用本书的各位读者及护理界同仁不吝指正，使该专著的中文版本日臻完善。

周凯娜

2025年6月

前言

在过去的几年里，我们看到了许多影响全球护理实践的变化。医护专业人员的可用性和护理成本仍然是主要问题，COVID-19 大流行之后，护理需求不断增加也是主要问题。技术和专业化程度的不断提高导致患者的护理工作变得更加复杂，而这并不能完全用疾病状况来解释。现在，随着电子健康记录的普及，我们看到与人工智能相关的活动激增。这些转变促使护士比以往任何时候都更需要考虑在临床护理、教育和研究中开发和使用标准化语言。事实上，我们不得不认真研究如何将护理评估、干预措施和护理结局联系起来并记录在案，以提高护理质量和安全性。我们还必须研究如何利用这些大数据来阐明护理在医疗保健中的独特作用和影响。语言的标准化将提高护理工作的可视度，并改善医护团队内部的沟通。

在本书 2024—2026 的第 13 版中，分类系统提供了 277 项诊断，新增了 56 项诊断。每个护理诊断都是我们众多 NANDA 国际（NANDA-I）志愿者的成果，并有明确的证据基础。每项新诊断均由我们的诊断发展委员会（Diagnosis Development Committee, DDC）成员指定的主要审查员以及设聘的内容专家进行审查，并根据审查结果进行完善，经原始提交者确认接受之后出版。此外，还对 NANDA-I 轴和轴术语进行了修订。我们希望这些诊断的出版将有助于在世界不同地区开展进一步的验证研究，以获得更高等级的证据。我强烈鼓励所有学生和研究人员向 NANDA-I 提交与护理诊断相关的研究成果，以完善护理诊断分类的证据基础。

NANDA-I 护理诊断分类目前已被翻译成 20 多种语言。在本周期内，我们继续采用美国国家医学图书馆的标准化术语，即 MeSH，以方便翻译，并为我们的诊断指标提供标准化定义。此信息编排方式既支持了对这些诊断指标理解的一致性，同时也为翻译人员的工作提供了专业保障。

我们鼓励继续修订和完善现有的诊断，以反映最新的证据和实践观察结果。我们通过在线配套网站（www.thieme.com/nanda-i）为所有诊断提供文献支持，以保持较小的书本尺寸。我们也随时欢迎大家提交新的护理诊断。请访问我们的网站 https://nanda.org/connect-engage/committees-task-forces/diagnosis-development，以获取提交建议和评论的指导。我们还鼓励大家通过在线研究注册表（https://nanda.org/research-registry）分享各位正在进行和已经完成的有关护理知识和护理诊断开发的研究。这也为那些有志于在其感兴趣的领域开展合作的人士提供了交流平台。

NANDA-I与学术合作伙伴波士顿学院（Boston College, BC）和Connell护理学院（Connell School of Nursing）的战略合作已进入第6个年头。在多萝西·琼斯（Dorothy Jones）博士的指导下，马乔里-戈登知识发展与临床推理项目（Marjory Gordon Program for Knowledge Development and Clinical Reasoning）迎来了来自巴西、意大利、尼日利亚和西班牙的学者。这些学者加强了我们在创建证据基础方面的全球合作，以支持在所有国家使用标准化语言。2023年在BC举行的最近一次会议标志着我们协会成立50周年。我们期待更多的会议、教育机会、博士后奖学金，以及与BC合作带来的契机。衷心感谢琼斯博士、凯瑟琳·格雷戈里（Katherine Gregory）院长和克里斯托弗·格里洛（Christopher Grillo）副院长的合作、同仁情谊和奉献精神，使这一合作关系成为现实。

我要感谢所有NANDA-I志愿者、委员会成员、主席和董事会成员所做的工作，感谢他们付出的时间、承诺、奉献和持续的支持。我也要感谢各位内容专家（content experts），他们虽然不是NANDA-I的成员，但他们也花费了大量的时间和精力来审查和修订各自专业领域内的诊断。衷心感谢由首席执行官T.希瑟·赫德曼（T. Heather Herdman）博士领导的NANDA-I所有工作人员的努力和支持。

我特别感谢诊断发展委员会和专家临床顾问小组的成员，感谢他们为审查和编辑本书中的术语所做的出色而及时的努力，尤其要感谢诊断发展委员会主席卡米拉·塔卡奥·洛佩斯（Camila Takáo Lopes）博士的领导。来自亚洲、欧洲、拉丁美洲和北美洲的代表参加了这个重要/卓越的委员会，为NANDA-I的主要任务提供了重要的推动力。该小组提供了丰富的专业知识和参与知识发展的机会。这些志愿者在本周期内所做的令人惊叹的全面工作给我留下了深刻的印象,对此我感到非常高兴,相信你们也会有相同的感受。

能够担任国际护士协会的主席使我深感荣幸,期待未来我们的工作能继续向前迈进。

劳拉·罗茜(Laura Rossi)
NANDA-I 公司主席

致 谢

在这一版，我们对NANDA-I分类中的每个诊断都进行了一定程度的修订。对某些诊断而言，这些修改属于编辑性质——这意味着对短语进行了修改，以提高整个分类陈述的一致性。然而，对其他一些诊断则进行了实质性修改，包括标签修改、定义修改和（或）诊断指标修改，从而反映最新证据。如果没有世界各地许多护士自愿奉献的大量时间和精力，这项工作就不可能完成。我们在此特别感谢以下人员：

章节编委

提交诊断的证据等级标准的修订

——Marcos Venícios de Oliveira Lopes, PhD, RN, FNI. *Universidade Federal do Ceará* (Federal University of Ceará), Brazil

——Viviane Martins da Silva, PhD, RN, FNI. *Universidade Federal do Ceará* (Federal University of Ceará), Brazil

——Diná Monteiro da Cruz, PhD, RN, FNI. *Universidade de São Paulo* (São Paulo University), Brazil.

NANDA-I 护理诊断分类概述

——Christine Spisla, DNP, RN, United States.

NANDA-I 的轴结构

——Sílvia Caldeira, PhD, RN. *Universidade Católica Portuguesa* (Portuguese Catholic University) Portugal

——Christine Spisla, DNP, RN, United States.

顾 问

舒适诊断的内容

——Marina de Góes Salvetti, PhD, RN. *Universidade de São Paulo* (São Paulo University), Brazil

——Mariana Bucci Sanches, MSc, RN. *Hospital Sírio Libanês* (Sírio

Libanês Hospital), Brazil

—Ramon Moraes Penha, PhD, RN. *Universidade Federal de Mato Grosso do Sul* (Federal University of Mato Grosso do Sul), Brazil.

多元化与包容性委员会

—Martin Rodolfo Frisare, BAJ, BSC, mICT, PMP, CIC, Argentina

—Suellen Cristina Dias Emidio, PhD, RN. *Universidade Federal de Juiz de Fora* (Juiz de Fora Federal University), Brazil

—Pedro Almeida Melo, PhD, RN. Escola Superior de Enfermagem do Porto, Portugal

—Markus Saueregger, DGKP. Company nursing e.U., Austria.

家庭诊断的内容

—Ana Lúcia de Moraes Horta, PhD, RN. *Universidade Federal de São Paulo* (Federal University of São Paulo), Brazil.

心理健康诊断的内容

—Thiago da Silva Domingos, PhD, RN. *Universidade Federal de São Paulo* (Federal University of São Paulo), Brazil

—Priscila Alfradique de Souza, PhD, RN. *Universidade Federal do Estado do Rio de Janeiro* (Federal University of the State of Rio de Janeiro), Brazil.

营养诊断的内容

—Silvia Brunner, PhD, RN. Genossenschaft Alterszentrum Kreuzlingen (*Kreuzlingen Retirement Center Cooperative*), Switzerland

—Maria Müller-Staub, PhD, EdN, MSN, RN. Pflege PBS/Nursing Projects, Consulting & Research, Wil, Switzerland.

其他支持

编辑们特别感谢蒂姆出版公司的高级技术开发人员玛丽·卡利诺斯基（Mary Kalinosky）。她在创建和调整

NANDA-I 术语数据库方面所做的工作极大地提高了我们评估和修订分类术语的能力，并改善了我们为用户提供的功能。我们非常感谢她对这一庞大项目的贡献，这一项目似乎每一周期都在成长。在当前版本中，她整合了我们所有的轴值，为当前和新的证据等级做了充分准备，并在维护、修订和更新内容时改进了数据库的功能。这个数据库使我们有能力向电子健康记录供应商和个体医疗机构提供一种电子格式，可以整合到他们的不同格式中。没有她，我们无法做到这一点，我们非常感激。

此外，还要衷心感谢蒂姆出版公司的整个团队——海科·施瓦本坦（Heike Schwabenthan）、玛丽卡·马里奇（Marica Maric）、芭芭拉·埃利亚斯（Barbara Elias）、劳拉·迪曼德（Laura Diemand）和迈克尔·沃辛格（Michael Wachinger），他们是 NANDA-I 工作的核心组成部分。尤其要感谢迈克尔·沃辛格，感谢他致力于轴项目，改善数据库。他不仅是出版负责人，也是团队中不可或缺的一员。很高兴在最近的 50 周年纪念大会上向迈克尔颁发了 NANDA-I 独特贡献奖，这是他致力于推动协会向数字领域发展的最好证明。有蒂姆作为主要出版合作伙伴，我们将如虎添翼。

我们还要感谢众多的合作伙伴以多种语言出版我们的作品，感谢电子健康记录供应商认识到将循证护理术语纳入病历的重要性，感谢所有翻译人员和护士审稿人努力确保每种语言的译文尽可能忠实于原文。

最后，感谢我们的用户。他们不断修订和发展诊断，开展研究以提高诊断的效度，并最终能够提高患者护理和护理沟通的质量。

如果你对本书中的内容有任何问题，或发现本书的错误，请发邮件至 admin@nanda.org 联系我们，以便在未来的出版和翻译中做出修正。

T. 希瑟·赫德曼（T. Heather Herdman）
上原重美（Shigemi Kamitsuru）
卡米拉·塔卡奥·洛佩斯（Camila Takáo Lopes）
NANDA-I 公司

目 录

第1部分　NANDA-I 分类：评估与诊断

1　护理诊断基础　/2
　　1.1　诊断概述　/2
　　1.2　护理学作为一门学科　/3
　　1.3　护理程序　/4
　　1.4　护理诊断原则：引言　/5
　　1.5　卡米苏鲁三元护理实践模型　/9
　　1.6　护理诊断原则：护理概念的知识　/11
　　1.7　评估　/14
　　1.8　诊断　/15
　　1.9　记录　/17
　　1.10　计划/实施　/19
　　1.11　评价　/21
　　1.12　护理诊断原则：临床应用　/21
　　1.13　参考文献　/21
2　从评估到诊断　/24
　　2.1　评估概述　/24
　　2.2　护士为什么要评估？　/24
　　2.3　筛查性评估　/27
　　2.4　获取主观资料　/28
　　2.5　获取客观资料　/28
　　2.6　评估框架　/29
　　2.7　功能性健康模式评估框架　/29
　　2.8　深度评估　/35
　　2.9　资料分析　/36
　　2.10　信息聚类/发现模式　/36
　　2.11　明确潜在的护理诊断（诊断假设）　/37
　　2.12　确定/排除潜在的护理诊断　/38
　　2.13　鉴别相似诊断　/40
　　2.14　确定诊断的优先排序　/42

2.15　总结　/44
2.16　参考文献　/45

第 2 部分　NANDA-I 分类：结构与诊断

3　NANDA-I 护理诊断分类　/48
 3.1　本体论、分类和 NANDA-I 分类系统概述　/48
 3.2　组织护理知识　/54
 3.3　NANDA-I 分类系统的应用　/56
 3.4　关于 NANDA-I 的简要说明　/59
 3.5　NANDA-I 护理诊断应用的国际化思考　/59
 3.6　制定护理诊断并提交给 NANDA-I　/61
 3.7　术语词汇表　/62
 3.8　参考文献　/65
4　NANDA-I 的轴结构　/66
 4.1　轴结构概述　/66
 4.2　NANDA-I 分类系统Ⅱ：一种多轴系统　/66
 4.3　轴的定义　/67
 4.4　未来的考虑　/74
 4.5　参考文献　/75
5　分类系统结构中诊断的排序原则　/76

第 3 部分　NANDA-I 分类：新内容和未来建议

6　NANDA-I 2024—2026 版的新增内容　/80
 6.1　NANDA-I 2024—2026 版的变化和修订概述　/80
 6.2　新的护理诊断　/81
 6.3　修订的护理诊断　/83
 6.4　护理诊断标签的更改　/92
 6.5　废弃的护理诊断　/95
 6.6　新诊断或修订诊断的贡献者　/99
 6.7　NANDA-I 护理诊断：指标术语的标准化　/114
 6.8　参考文献　/116
7　NANDA-I 分类的未来改进　/117
 7.1　研究的优先事项　/117
 7.2　细化和待开发的诊断　/117
 7.3　参考文献　/121

8 提交诊断的证据等级标准的修订 /122
    8.1 概述 /122
    8.2 证据与效度理论之间的关系 /122
    8.3 NANDA-I 诊断效度的证据等级 /123
    8.4 参考文献 /134

第 4 部分　NANDA-I 护理诊断

领域 1. 健康促进 /138
    分类 1. 健康意识
        多样化活动参与减少 /140
        有多样化活动参与减少的危险 /141
        过度久坐行为 /142
        有过度久坐行为的危险 /143
        能量场失衡 /144
    分类 2. 健康管理
        健康自我管理无效 /145
        有健康自我管理无效的危险 /147
        愿意加强健康自我管理 /148
        家庭健康管理无效 /149
        有家庭健康管理无效的危险 /151
        社区健康管理无效 /152
        有社区健康管理无效的危险 /153
        有血糖模式自我管理无效的危险 /154
        眼干自我管理无效 /156
        口干自我管理无效 /158
        有口干自我管理无效的危险 /160
        疲劳自我管理无效 /161
        淋巴水肿自我管理无效 /163
        有淋巴水肿自我管理无效的危险 /165
        恶心自我管理无效 /166
        疼痛自我管理无效 /168
        愿意加强体重自我管理 /170
        超重自我管理无效 /171
        有超重自我管理无效的危险 /173
        体重不足自我管理无效 /175

有体重不足自我管理无效的危险 /177
健康维持行为无效 /179
有健康维持行为无效的危险 /181
家庭维持行为无效 /183
有家庭维持行为无效的危险 /184
愿意加强家庭维持行为 /185
愿意加强锻炼参与度 /186
健康素养不足 /187
有健康素养不足的危险 /188
愿意加强健康素养 /189
愿意加强健康老龄化 /190
老年衰弱综合征 /191
有老年衰弱综合征的危险 /193

领域2. 营养 /194
  分类1. 摄入
    营养摄入不足 /196
    有营养摄入不足的危险 /198
    愿意加强营养摄入 /200
    蛋白质能量营养摄入不足 /201
    有蛋白质能量营养摄入不足的危险 /203
    胸式喂养无效 /204
    有胸式喂养无效的危险 /206
    纯胸式喂养中断 /208
    有纯胸式喂养中断的危险 /210
    愿意加强胸式喂养 /211
    母乳产量不足 /212
    有母乳产量不足的危险 /214
    婴儿喂养动力无效 /216
    儿童进食动力无效 /218
    青少年进食动力无效 /220
    吞咽受损 /221
  分类2. 消化
    该分类目前无诊断 /223
  分类3. 吸收
    该分类目前无诊断 /223

分类 4. 代谢
　　新生儿高胆红素血症 /224
　　有新生儿高胆红素血症的危险 /225
分类 5. 水合作用
　　有水电解质平衡受损的危险 /226
　　有体液容量平衡受损的危险 /227
　　体液容量过多 /228
　　有体液容量过多的危险 /229
　　体液容量不足 /230
　　有体液容量不足的危险 /231

领域 3. 排泄与交换 /232
　　分类 1. 排尿功能
　　　　排尿受损 /233
　　　　有尿潴留的危险 /234
　　　　残疾相关性尿失禁 /235
　　　　混合性尿失禁 /236
　　　　压力性尿失禁 /237
　　　　急迫性尿失禁 /238
　　　　有急迫性尿失禁的危险 /239
　　分类 2. 胃肠功能
　　　　胃肠动力受损 /240
　　　　有胃肠动力受损的危险 /241
　　　　肠道排泄受损 /242
　　　　有肠道排泄受损的危险 /244
　　　　慢性功能性便秘 /245
　　　　有慢性功能性便秘的危险 /247
　　　　排便控制受损 /249
　　　　有排便控制受损的危险 /250
　　分类 3. 皮肤功能
　　　　该分类目前无诊断 /251
　　分类 4. 呼吸功能
　　　　气体交换受损 /251

领域 4. 活动/休息 /252
　　分类 1. 睡眠/休息
　　　　睡眠模式无效 /254
　　　　有睡眠模式无效的危险 /256

愿意改善睡眠模式 /258
睡眠卫生行为无效 /259
有睡眠卫生行为无效的危险 /260

分类 2. 活动 / 锻炼
躯体移动受损 /261
有躯体移动受损的危险 /263
床上移动受损 /264
轮椅移动受损 /265
坐位能力受损 /267
站立能力受损 /268
转移能力受损 /269
步行能力受损 /270

分类 3. 能量平衡
活动耐受性降低 /271
有活动耐受性降低的危险 /272
过度疲劳负担 /273
手术恢复受损 /275
有手术恢复受损的危险 /277

分类 4. 心血管 / 肺反应
有心血管功能受损的危险 /278
有血压失衡的危险 /279
有心输出量减少的危险 /280
有脑组织灌注无效的危险 /281
外周组织灌注无效 /282
有外周组织灌注无效的危险 /283
呼吸模式无效 /284
自主通气受损 /286
儿童通气戒断反应受损 /287
成人通气戒断反应受损 /289

分类 5. 自理
自理能力下降综合征 /291
有自理能力下降综合征的危险 /292
愿意加强自理能力 /293
沐浴能力下降 /294
穿衣能力下降 /295
进食能力下降 /296

　　　　梳洗能力下降　/297
　　　　如厕能力下降　/299
　　　　口腔卫生行为无效　/300
　　　　有口腔卫生行为无效的危险　/301
领域5. 感知/认知　/302
　　分类1. 注意力
　　　　该分类目前无诊断　/304
　　分类2. 定向力
　　　　该分类目前无诊断　/304
　　分类3. 感觉/感知
　　　　该分类目前无诊断　/304
　　分类4. 认知
　　　　急性精神错乱　/305
　　　　有急性精神错乱的危险　/306
　　　　慢性精神错乱　/307
　　　　冲动控制无效　/308
　　　　思维过程中断　/309
　　　　健康知识不足　/310
　　　　愿意加强健康知识　/311
　　　　记忆力受损　/312
　　　　决策受损　/313
　　　　愿意加强决策　/314
　　　　自主决策受损　/315
　　　　有自主决策受损的危险　/316
　　　　愿意加强自主决策　/317
　　分类5. 交流
　　　　语言交流受损　/318
　　　　有语言交流受损的危险　/320
　　　　愿意加强语言交流　/321
领域6. 自我感知　/322
　　分类1. 自我概念
　　　　愿意加强自我概念　/323
　　　　自我认同中断　/324
　　　　家庭认同中断综合征　/325
　　　　有家庭认同中断综合征的危险　/326
　　　　有人格尊严受损的危险　/327

愿意加强跨性别社会认同 /328
分类 2. 自尊
长期自尊不足 /329
有长期自尊不足的危险 /331
情境性自尊不足 /332
有情境性自尊不足的危险 /333
健康自我效能不足 /334
分类 3. 体像
体像中断 /335

领域 7. 角色关系 /337
分类 1. 照顾角色
抚养行为受损 /338
有抚养行为受损的危险 /340
愿意加强抚养行为 /342
抚养角色冲突过度 /343
分类 2. 家庭关系
家庭互动模式中断 /345
有家庭互动模式中断的危险 /347
家庭运作受损 /348
愿意加强家庭运作 /351
有依恋行为中断的危险 /352
分类 3. 角色扮演
角色扮演无效 /353
亲密伴侣关系无效 /355
有亲密伴侣关系无效的危险 /356
愿意加强亲密伴侣关系 /357
社交受损 /358
分娩过程无效 /359
有分娩过程无效的危险 /361
愿意加强分娩过程 /362

领域 8. 性 /363
分类 1. 性身份认同
该分类目前无诊断 /364
分类 2. 性功能
性功能受损 /365

分类 3. 生殖
　　有母胎二联体受损的危险　/367

领域 9. 应对/压力耐受性　/368
　　分类 1. 创伤后反应
　　　　创伤后综合征　/370
　　　　有创伤后综合征的危险　/371
　　　　有移民过渡中断的危险　/372
　　分类 2. 应对反应
　　　　应对适应不良　/373
　　　　愿意加强应对　/375
　　　　家庭应对适应不良　/376
　　　　愿意加强家庭应对　/377
　　　　社区应对适应不良　/378
　　　　愿意加强社区应对　/379
　　　　过度照顾负担　/380
　　　　有过度照顾负担的危险　/382
　　　　适应不良性哀伤　/383
　　　　有适应不良性哀伤的危险　/385
　　　　愿意改善哀伤　/386
　　　　韧性受损　/387
　　　　有韧性受损的危险　/388
　　　　愿意加强韧性　/389
　　　　愿意加强希望　/390
　　　　自我同情不足　/391
　　　　过度焦虑　/392
　　　　过度死亡焦虑　/394
　　　　过度恐惧　/395
　　分类 3. 神经行为反应
　　　　有自主神经反射异常的危险　/397
　　　　情绪调节无效　/399
　　　　情绪调节障碍　/400
　　　　急性物质戒断综合征　/402
　　　　有急性物质戒断综合征的危险　/403

领域 10. 生活原则　/404
　　分类 1. 价值观
　　　　该分类目前无诊断　/405

· 9 ·

分类 2. 信仰
　　该分类目前无诊断 /405
分类 3. 价值观 / 信仰 / 行为一致性
　　道德困扰 /405
　　精神健康受损 /406
　　有精神健康受损的危险 /408
　　愿意加强精神健康 /409
　　宗教信仰受损 /410
　　有宗教信仰受损的危险 /411
　　愿意加强宗教信仰 /412

领域 11. 安全 / 保护 /413
　分类 1. 感染
　　免疫反应受损 /416
　　有感染的危险 /417
　　有手术伤口感染的危险 /418
　分类 2. 躯体损伤
　　有躯体损伤的危险 /419
　　有烧伤的危险 /420
　　有冻伤的危险 /421
　　有角膜损伤的危险 /422
　　有眼干的危险 /423
　　有围手术期体位性损伤的危险 /424
　　新生儿压力性损伤 /425
　　有新生儿压力性损伤的危险 /427
　　儿童压力性损伤 /429
　　有儿童压力性损伤的危险 /431
　　成人压力性损伤 /433
　　有成人压力性损伤的危险 /435
　　有尿道损伤的危险 /437
　　组织完整性受损 /438
　　有组织完整性受损的危险 /440
　　皮肤完整性受损 /442
　　有皮肤完整性受损的危险 /444
　　乳头 - 乳晕复合体完整性受损 /446
　　有乳头 - 乳晕复合体完整性受损的危险 /448
　　口腔黏膜完整性受损 /449

有口腔黏膜完整性受损的危险　/451
　　　有儿童跌倒的危险　/452
　　　有成人跌倒的危险　/454
　　　有吸入的危险　/456
　　　气道清理无效　/457
　　　有意外窒息的危险　/458
　　　有出血过多的危险　/460
　　　有休克的危险　/461
　　　有血栓形成的危险　/462
　　　有外周神经血管功能受损的危险　/463
　　　有婴儿猝死的危险　/464
　　　有企图私自出走的危险　/465

　分类3. 暴力
　　　有他人指向性暴力的危险　/466
　　　有女性割礼的危险　/467
　　　有自杀性自残行为的危险　/468
　　　非自杀性自残行为　/470
　　　有非自杀性自残行为的危险　/472

　分类4. 环境危害
　　　污染　/474
　　　有污染的危险　/476
　　　有意外中毒的危险　/477
　　　有患职业病的危险　/478
　　　有职业性躯体损伤的危险　/479

　分类5. 防御过程
　　　有过敏反应的危险　/480
　　　有乳胶过敏反应的危险　/481

　分类6. 体温调节
　　　体温调节无效　/482
　　　有体温调节无效的危险　/483
　　　新生儿体温下降　/484
　　　有新生儿体温下降的危险　/486
　　　体温下降　/487
　　　有体温下降的危险　/489
　　　有围手术期体温下降的危险　/490
　　　体温过高　/491

有体温过高的危险 /493

领域 12. 舒适 /494
分类 1. 躯体舒适
躯体舒适受损 /495
愿意加强躯体舒适 /496
临终期舒适受损综合征 /497
急性疼痛 /498
慢性疼痛综合征 /499
慢性疼痛 /500
分娩痛 /502

分类 2. 环境舒适
该分类目前无诊断 /504

分类 3. 社交舒适
愿意加强社交舒适 /504
社会联系不足 /505
社会支持网络不足 /507
过度孤独 /508
有过度孤独的危险 /509

分类 4. 心理舒适
心理舒适受损 /510
愿意加强心理舒适 /511

领域 13. 生长 / 发育 /512
分类 1. 生长
儿童生长延迟 /513
有儿童生长延迟的危险 /515

分类 2. 发育
儿童发育延迟 /516
有儿童发育延迟的危险 /517
婴儿运动发育延迟 /518
有婴儿运动发育延迟的危险 /520
婴儿神经发育组织性受损 /522
有婴儿神经发育组织性受损的危险 /524
愿意加强婴儿神经发育组织性 /525
婴儿吸吮－吞咽反应无效 /526

第 1 部分
NANDA-I 分类：评估与诊断

1　护理诊断基础　/2
2　从评估到诊断　/24

NANDA-I 护理诊断：定义与分类（2024—2026），原著第 13 版
希瑟·赫德曼（T.Heather Herdman）、上原重美（Shigemi Kamitsuru）和卡米拉·塔卡奥·洛佩斯（Camila Takáo Lopes）主编
© 2024 NANDA-I，2024，蒂姆医学出版有限公司，纽约
配套网站：www.thieme.com/nanda-i

1 护理诊断基础

T. Heather Herdman, Susan Gallagher-Lepak, Camila Takáo Lopes

1.1 诊断概述

我们首先探讨诊断的概念，它包括确定患者诊断的过程。护士不仅要掌握评估和记录结果的技能，还要掌握连贯的评估过程，从而做出准确的诊断，这一点至关重要。如果在完成评估后，迅速切换到电子健康记录屏幕或纸质记录，胡乱"选择"一个诊断，与已完成的评估缺乏任何逻辑联系，那是远远不够的。

在深入探讨护理诊断之前，本章先简要介绍护理学科和护理程序。强调区分诊断行为和随后的记录行为的重要性，以及护理实践中评估和诊断之间逻辑联系的必要性。

诊断是专业护士的一项基本职责，在护士与患者及其家属的互动过程中展开。该过程包括深度评估，将在单独的一章中详细介绍，在评估中护士进行体格检查和了解健康史，以发现潜在的健康问题。护士需要收集全面的资料，包括患者的治疗史和家族史，以及当前的体征和症状。

资料收集包括仔细查阅患者的病历，包括实验室和诊断测验结果、药物和各学科的进展记录。此外，还可通过与患者、家属或重要他人的交谈来收集关键资料。通过对这些多途径获得的资料进行细致分析，护士开始识别模式、找出异常，并在理想情况下挖掘患者在其医疗保健过程中的优势。

护士利用学科专业知识，运用批判性思维将原始资料转化为有根据的推断。他们就患者可能出现的潜在护理诊断提出假设，展示了临床决策的战略性和分析性方法。

什么是推断？推断是指从证据和逻辑推理中得出的结论或判断，它超越了明确或直接呈现的资料或陈述。从本质上讲，推断代表了一种有根据的解释或说明，深入挖掘了所提供的原始资料的表面含义。推断是通过将现有资料——包括事实和观察结果——与从护理理论和学科专业知识以及临床经验中获得的先验知识相结合而形成的。

在这一过程中，可以形成超越最初数据集的全新理解或解释。推断通常需要在现有证据的基础上做出有理有据的猜想或预测。准确推断的能力是护理实践中批判性思维、解决问题和诊断过程的一个关键方面。

根据对推断的分析，护士着手诊断从资料中推断出的患者反应。他们可能会与患者、家属、同事和其他学科的专业人员合作，以验证自己的推断。这一合作过程旨在确认或质疑提出的诊断假设，以促进对患者明显的人类反应的全面了解。

然而，如果不掌握护理学科的基本概念和理论，从原始资料中做出准确推断就会成为一项具有挑战性的任务。了解这些基本原理和理论，对于护士通过患者评估过程获得的资料做出准确推断和得出有意义的见解具有重要的导向作用。

例如，新生儿重症监护室（NICU）的新手护士詹姆斯从病历中以及塞缪尔宝宝的护理和喂养过程中收集了以下资料：

> 塞缪尔是一名胎龄27周、出生11天的新生儿。他患有中度呼吸窘迫综合征，目前正通过鼻插管吸氧（2L/min）。今天，他在早上口胃管喂食的整个过程中都表现出打哈欠、手指伸展和打嗝，并有3次血氧饱和度低于85%。他的体重每天增加5~10克，处于体重百分位数第28位。

作为新生儿重症监护室的一名新手护士，詹姆斯可能无法立即将打哈欠、手指伸展、打嗝和血氧饱和度降低等体征识别为新生儿的应激反应。要识别这些体征，需要深入了解这类患儿的神经发育机制。他可能认为，体重增加是积极的，却没有意识到体重增加低于这个年龄组的标准，这表明塞缪尔宝宝消耗的热量大于摄入的热量。

然而，如果掌握了新生儿生长和神经发育方面的知识，詹姆斯就能分辨出这些应激反应和生长问题。这些指标表明，该患儿存在喂养耐受不良，且热量摄入不足，无法满足正常生长发育需求。基于这一发现的准确推断，可能会促使詹姆斯考虑与神经发育行为、应激反应和营养状况等相关的诊断，从而推动进一步的数据收集工作。

在这种情况下做出诊断需要全面的资料收集、知情的解释（推断）、临床专业知识的应用以及全面的学科知识，这凸显了新生儿重症监护室环境中新生儿护理的复杂性。

诊断过程有别于记录诊断的行为。诊断涉及认知过程，而记录则是护士以标准化方式传达临床推理和判断（诊断）的一种机制，有助于跨学科医护团队之间的无缝沟通。

标准化术语在确保护理团队所有成员全面了解每位患者的护理问题和治疗计划方面发挥着关键作用，这些问题和治疗计划可以统一记录在案。使用标准化和编码的术语还能对不同地点、护理环境甚至不同国家的患者反应进行研究，从而促进研究工作，因为不同地点、护理环境甚至不同国家的患者反应具有相同的定义和诊断指标。

采用标准化术语来界定临床判断和干预措施，可保持护理、医学、物理治疗、心理学等多个医疗学科的一致性。这种统一的方法确保了有效的沟通，并促进了不同医疗机构对患者护理的共同理解。

1.2 护理学作为一门学科

护理实践围绕着评估、诊断和解决个体、家庭或社区对健康问题或生命过程的实际或潜在反应。这些临床判断被称为护理诊断，是选择护理干预措施的基础，旨在实现护士负责的结局。虽然大多数人都熟悉医学诊断——通过个体的症状和体征来识别疾病、病症或损伤（Hansbauer，2021）——但许多人并不知道护士也会做出诊断。有趣的是，在当今实践中，一些护士可能声称自己不使用护理诊断，而是选择严格遵守医生的指示或遵循既定的协议，认为这是一种专业自主。然而，这种趋势可能源于长期以来对护理程序和护理诊断教学的误解，以及医疗机构内部缺乏支持实施护理诊断的标准化系统。

尽管如此，许多国家仍规定护士必须使用护理程序，其中包括将护理诊断作为提供护理服务的基本框架。研究表明，护理诊断如果运用得当，在住院时间和再入院率等关键方面比单纯的医疗诊断具有更高的可预测性（Zeffro et al., 2020; D'Agostino et al., 2019; Sanson et al., 2019; D'Agostino et al., 2017; Sanson et al., 2017）。

强调患者是护理实践的焦点，不仅仅是解决该群体的疾病或损伤问题，它概括了护士对个体、家庭和社区如何应对生命过程或健康问题的关注，以及护士为增进健康和预防此类问题所做的积极努力。护士在患者安全方面发挥着举足轻重的作用，他们提供教育，传授改善健康的技能，并以同情之心了解患者的独特经历。他们站在倡导患者福祉和推动整体护理的最前沿。

1.3 护理程序

护理程序几乎是每个护理专科的基础课题，通常作为课程体系的初始课程之一。这种结构化的方法依赖于临床推理，而临床推理又在很大程度上依赖于对护理学科中关键概念的理解。然而，在开始接受护理教育时，你可能还不熟悉这些对未来实践至关重要的概念。如果没有亲身接触真实的患者的情况，没有扎实掌握护理实践的基础核心内容，那么要在实际场景中有效运用临床推理则是严峻的挑战。熟练掌握这一技能需要时间、持续的练习以及在临床环境中不断积累的实践经验。正是通过这种反复练习的过程，有志向的护士才能不断发展和完善自己的临床推理能力，逐步掌握将护理概念应用于实际患者护理情况的技能。

护理程序提供了一个全面的框架，用于护士在评估和确定适当的患者护理时，组织所涉及的认知过程中的多方面要素。值得注意的是，这一过程并不是严格意义上的线性过程；相反，它涉及动态的相互作用，随着新信息的浮现而不断进行再评价，从而促使对患者、家庭或社区表现出的潜在模式进行再评估。

护理程序中不可或缺的是护理知识的应用，包括护理理论、护理科学和基本护理概念（Herdman, 2013）。这种结构化的方法包括一系列相互关联的步骤：评估、诊断、计划预期结局和干预措施、实施和评价。这些步骤并不局限于线性进展，而是需要灵活性、迭代思维以及对患者的动态资料和反应的适应性，从而确保以患者为中心的整体护理。这种基础性的理解是一个透视镜，护士通过它可以辨别患者资料中错综复杂的联系，使护士能够识别有意义的模式并确定准确的临床诊断。正是这种理论知识与实际应用的结合，使护士能够形成正确的临床判断，并根据每位患者的独特需求提供全面的护理。

　　护理程序的各个组成部分在护士的认知框架内以某种同步的方式展开。值得注意的是，护理程序图（图1.1）中的矩形显示了离左侧更近的起点和右侧更远的终点。这种视觉上的不对称表示在开始收集资料后的一段时间内，护士通过推理和临床判断来启动诊断识别、确定患者的具体结局并决定适当的干预措施。

　　护士在此阶段进行这些认知操作的同时，也开始实施所选择的干预措施，同时评估和评价其结局（Bachion, 2009）。这种动态和相互关联的方法突出了护理程序的多面性，其中多个方面同时相互作用，反映了护理实践中固有的复杂决策过程。

1.4　护理诊断原则：引言

　　每个医疗保健专业都有自己独特的方法来定义自己的知识库，并在实践中应用这些知识。许多专业使用标准化语言来表达其专业知识，并将其编码到电子系统中，用于记录和交流。例如，医生专注于治疗疾病和处理损伤，并采用《国际疾病分类（ICD）》的分类法（World Health Organization, 2019）来表示和编码他们所处理的医疗状况。

　　心理学家、精神科医生和精神心理健康高级注册护士等心理健康领域

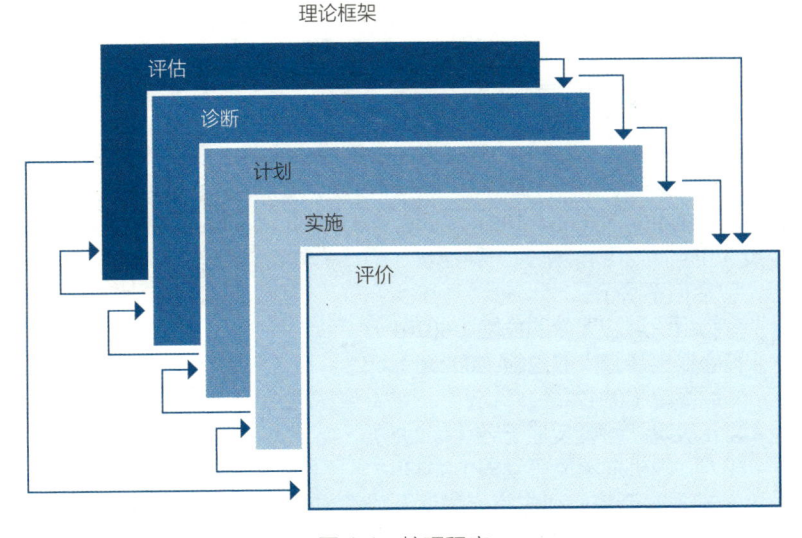

图1.1　护理程序

（经许可，引自 Bachion, M.M. (2009). Instrumentos básicos do cuidar: observação, interação e mensuração. [Basic instruments for delivering care: observation, interaction and measurement]. I Simpósio Brasiliense de Sistematiza- ção da Assistência de Enfermagem, 2009. Brasília, Brazil. (Portuguese).）

的专业人员专注于治疗精神疾病。他们依据《精神障碍诊断与统计手册》（DSM-5-TR）（American Psychiatric Association, 2022）对这些疾病进行分类和编码。

需要注意的是，虽然护士可以获得ICD和DSM-5-TR中包含的诊断知识，但他们的角色有所不同。护士不使用这些分类进行诊断，而是独立诊断和管理人类对健康问题和生命过程的反应。护士采用NANDA国际公司（NANDA-I）的护理诊断分类系统进行诊断并记录临床判断，强调从整体角度关注患者对健康状况和生命过程的反应，或对这些反应的易感性。

1.4.1 护理诊断：它是什么，不是什么

护理诊断概括了从综合评估结果中得出的临床判断，并以对护理学科关键概念的理解为依据。这些概念既包括理论知识，也包括实践知识，反映了护理领域中具有重要意义的可辨别的模式或现象。NANDA-I对护理诊断的正式定义是：

"……护理诊断是关于个体、家庭或社区对健康状况/生命过程的反应，或对反应易感性的临床判断。护理诊断为护理干预措施的选择提供了基础，以达到护士所负责的结局。"（第9次NANDA会议审批；并经2009、2013、2019、2023年增补）

诊断有别于单纯的观察结果或症状，如"躁动"或"外周水肿"，这一点很重要。护理诊断凝炼了护理学科知识与临床推理的精髓，是对评估数据进行严谨循证分析的结晶。相反，护士的观察只是注意到具体的体征、症状或患者的行为，而没有定义诊断的解释框架或综合分析。

当护士遇到诸如心律失常之类的观察结果并误认为这是一种诊断时，这一领域往往会引起护士的困惑。"心律失常"是一个MeSH® 术语（National Library of Medicine, 2023），定义为"心脏或心肌收缩正常节律性跳动的任何紊乱"。心律失常是心律异常的一种表现，被归类为一种症状（National Institute of Health, National Heart, Lung, and Blood Institute, 2023），而非体现人类反应的判断术语。作为一种症状，心律失常可作为各种护理诊断的诊断指标，包括但不限于：

− 有脑组织灌注无效的危险（00201）
− 有心输出量减少的危险（00240）
− 体温下降（00472）
− 婴儿吸吮-吞咽反应无效（00295）
− 成人呼吸机戒断反应受损（00430）

这些护理诊断将心律失常作为诊断线索或诱因，强调其在评估患者病情中的作用，而不是代表特定人类反应的独立诊断。

区分症状和诊断需要考虑是否有可以预防或改善病情的自主护理干预措施。虽然护士无法独立逆转心律失常，但干预措施可以通过解决心律失常治疗过程中的自我管理不足、吸烟以及与年龄和性别不符的日常体力活动不足

等因素，针对性地处理有心输出量减少的危险（00240）。

例如，护士可与有心输出量减少的危险（00240）的患者一起制订计划，旨在确保患者理解并坚持服用处方中的心律失常药物。与此同时，工作重点可能是逐步减少日常吸烟习惯和提高日常躯体锻炼水平。随着这些干预措施的展开，护士会监测各种变化，例如，心律失常频率或严重程度的潜在下降、对患者影响的明显减轻、日常吸烟量的减少，以及躯体锻炼的增加。这些变化都是潜在的治疗结局。

然而，要有效地应对有心输出量减少的危险（00240），就必须采取全面的方法，而不仅仅是处理心律失常。虽然心律失常是一个重要方面，但护士的干预和评估范围更广，以全面应对患者的健康状况和整个治疗过程中的进展。

观察结果包括有关患者身体、社会心理、精神和情绪状况的原始资料。在与患者接触的过程中，护士会不断收集各种观察结果，以跟踪健康状况的变化，找出可能表明健康反应的体征、症状、优势和异常。这些观察结果作为原始资料，本身并不是诊断，因为它们缺乏解释和背景。

观察结果作为诊断的基础资料，启动了资料收集过程。例如，生命体征、肤色、意识水平、步态、家庭人口或个体对其应对能力的低估都是观察结果的例子。在NANDA-I中，护士可以发现这些观察结果被概括为诊断指标，包括定义性特征、相关因素、危险因素和相关条件或高危人群。

然而，仅有观察结果还不足以做出诊断。它需要护理知识、解释性理论和解释这些观察结果的能力。将原始资料转化为有意义的信息，并在这些观察结果中进行组织并识别模式，对于做出诊断非常关键。如果没有这一解释步骤，资料就会相互脱节，无法进行有效诊断患者所需的整合。

NANDA-I分类囊括了护理诊断，将临床判断细化为标准化、预先协调的术语。所谓"预先协调"，是指这些护理诊断标签是经过精心设计，作为完整、定义明确和基于证据的术语，以确保其在临床环境中的实际应用。

需要注意的是，NANDA-I护理诊断不是在床边通过实时组合多个术语来临时构建的。NANDA-I不赞成这种做法，因为它有碍于创建有研究证据支持的精确定义的标签。以这种方式创建诊断并不能在评估资料和诊断之间建立结构化的联系，从而阻碍了术语在临床实践中的验证和一致使用。

我们预先协调的诊断标签是按照多轴系统设计的。NANDA-I仍保留了一些仅使用轴1中一个术语构建的诊断标签，这些标签通常被视为症状，如污染（00181）或体温过高（00007）。此外，一些诊断如分娩痛（00256），将两个名词组合成一个复合名词短语，由轴1的焦点术语"舒适"表示。还有一些诊断是由轴1（焦点）和轴6（临床过程）中的术语构成；它们也可以症状的形式出现，如急性精神错乱（00128）和急性疼痛（00132）。根据国际标准化组织（ISO）模型，这些都被视为临床发现（International Standards Organization, 2023）。然而，必须注意的是，这些发现与观察结果类似，并

7

不符合我们对护理诊断的定义，尽管国际标准化组织模型（2023）将其表述为临床诊断。

我们正在努力将这些术语从分类中删除。事实上，在最近一个周期中，我们成功删除了26个此类术语，我们的目标是在即将推出的新版本中完成这一修订。这些诊断标签都缺少明确纳入轴3（判断）的术语。护士会对这些症状进行多方面的评估，如症状的严重程度、对患者自我管理的影响、生理或心理表现、对患者整体健康状况的影响等。他们对这些症状的判断涉及对各个方面的评估，包括症状的性质、影响、潜在原因以及有效解决这些症状所需的适当干预或应对措施。

护士针对个体、家庭和社区在健康状态与生命过程中呈现的多样化反应实施干预，这正是图1.1所示护理关怀领域的核心要义。在NANDA-I分类中，护理诊断包括问题导向型诊断和潜在诊断。这些诊断可划分如下：

– **问题导向型诊断**——关于个体、家庭或社区现存的对健康状况/生命过程不良人类反应的临床判断。

– **潜在诊断**——NANDA-I必须使用两个轴术语：改善的潜在性和恶化的潜在性，前者代表健康促进型诊断，后者代表危险型诊断。在NANDA-I中，这两种潜在形式诊断的陈述标题分别是：

· **危险型诊断**——关于个体、家庭或社区发展出对健康状况/生命过程不良人类反应易感性的临床判断（代表恶化的潜在性）。①

· **健康促进型诊断**——有关提高健康和实现健康潜力（代表改善的潜在性）的动机和期望的临床判断。这些反应被描述为愿意加强特定健康行为，并可用于任何健康状态。在个体无法表达其自身愿意加强健康行为的情况下，护士可确定存在健康促进的情况，并干预患者的行为。

虽然在NANDA-I分类中相对较少，但护士有权做出综合征的诊断。综合征是一种临床判断，包括一组特定的问题导向型护理诊断，这些诊断同时出现，需要相似的干预措施。例如，老年衰弱综合征（00353）就是这样一种诊断，其特点是"动态失衡状态，包括各生理系统功能和储备的衰退"。该综合征由多种护理诊断组成，包括：活动耐受性降低（00298）、过度疲劳负担（00477）、躯体移动受损（00085）、蛋白质能量营养摄入不足（00359）等。导致该综合征的原因包括：体力下降、衰老性厌食症、害怕跌倒、营养不良、肌无力和久坐行为。此外，患者还可被诊断为有可能患上某种综合征，例如诊断有老年衰弱综合征的危险（00357）。

当然，在护士观察到与多种诊断相关的病因因素时，采用相似的干预措施对每种诊断产生积极影响也许是可行的。在这种情况下，采用综合征型诊

---

① 值得注意的是，本版删除了危险型诊断中以前在每个定义末尾使用的短语"可能损害健康"。因为"易感性"一词清楚地表明，这种诊断有可能恶化为问题导向型诊断，而问题本身的定义就是不良人类反应，因此可能会损害健康。不过，应该指出的是，危险型诊断并不是要用于所有患者，而是用于那些比一般人风险更高的人群。

断可以让护士对观察到的患者类型有一个全面的认识，将这些相互关联的人类反应合并为一个单一的总体概念。如此操作时，护士无须逐一标注本质上具有相同干预措施的多个护理诊断，而是能识别出整合了患者、家庭和社区联动反应的综合征诊断。随后，可将重点放在加强营养摄入、解决肌无力、减轻疲劳和缓解恐惧的干预措施上，从而影响综合征大背景下的单个诊断，同时也解决了综合征本身的问题。

护理诊断不仅仅是一个标签，它还是一个标准化、定义明确的短语，反映了护士通过综合评估、护理知识和临床推理而得出的判断。例如，过度照顾负担（00366）这一护理诊断就有具体的定义——"照顾重要他人时的过大多维压力"。为了做出这一诊断，护士在评估过程中确定了各种诊断指标，作为确证这一具体诊断的诊断指标。这些指标可能包括难以享受休闲活动、难以满足个体保健需求、头痛、肠胃不适、体重变化、夸大的责任感和焦虑等。

此外，评估可能会揭示导致诊断的潜在因素，为护士提供干预的机会，并有可能减轻或缓解诊断的严重性。这些病因可能包括难以驾驭复杂的医疗保健系统、难以获得支持、对社区资源了解不足或韧性受损。

总之，护理诊断不是一个简单的描述性标签或任意的词语组合；它是一个精心构建的标准化短语，代表着护士深思熟虑的判断。它象征着通过护理知识和临床判断，全面观察到的患者、家庭或社区如何应对健康状况或生命过程的模式或"图景"。

1.5 卡米苏鲁三元护理实践模型

卡米苏鲁三元护理实践模型（Kamitsuru, 2022; 2008）是考虑护士实施的干预类型以及这些干预的知识基础的模型之一。

护士通常会与面临各种医疗问题的患者密切合作。尽管如此，认识到护士与医生在法律上的角色差异至关重要。医生承担着诊断和处理医疗问题的责任，而护士则承担着在护理学科范围内诊断和处理人类反应的法律义务。当务之急是要区分护理知识与医学诊断之间的差异。因此，护理诊断不是通过重新命名医学术语来制定的，也不是每项护理干预都需要相应的护理诊断。

为了阐明这些概念，让我们以三元（三支柱）护理实践模型（图1.2）为框架，深入探讨医疗保健中护理实践的大背景（Kamitsuru, 2022; 2008）。该模型描述了护理实践的三个关键组成部分或支柱，它们各自不同但又错综复杂地相互关联。在临床实践领域，护士的任务是根据不同的标准采取一系列行动。

第一支柱涉及直接受医疗诊断影响的实践和干预。在这一领域中的护理行动包括与医疗、患者监护、监测和跨学科合作有关的活动。为了举例说明，请思考以下情景：

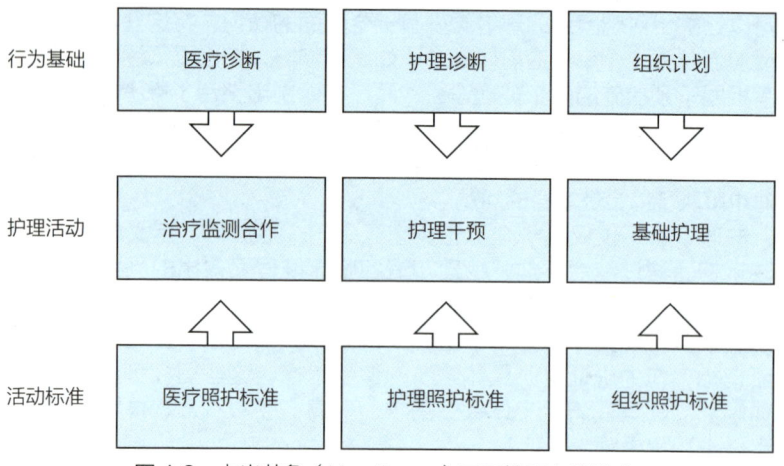

图1.2 卡米苏鲁（Kamitsuru）三元护理实践模式
（经许可，引自 Igaku-Shoin Ltd., Tokyo, Japan.）

行为基础	医疗诊断	护理诊断	组织计划
护理活动	治疗监测合作	护理干预	基础护理
活动标准	医疗照护标准	护理照护标准	组织照护标准

> T先生是一名79岁卧床不起的昏迷男性患者，之前被诊断患有痴呆，与其配偶住在家中。他被诊断为脑卒中后，从急诊室转入医院病房。医生下达了静脉注射（IV）药物和神经血管检查的医嘱，并让他处于"禁饮食"（NPO）状态。护士按照医嘱执行静脉注射，并仔细观察患者对药物的反应。护士还安排并实施了神经血管检查，确保在计算机系统中，患者处于NPO状态，并在病房的适当位置放置NPO标识。

护士根据医疗诊断和医嘱实施这些行为，并将医疗护理标准作为这些护理活动的基础。

其次，实践可能受组织规程的指导，包括与基础护理相关的活动，如更换床单、提供卫生和日常护理等。此外，这些规程还可能扩展到组织规定的针对所有患者或特定患者群体的干预措施。例如，医院可能会规定每位60岁或以上的患者都要接受筛查，使用标准有效的工具来评估跌倒的危险。这种以预防跌倒为目的的筛查并不一定会产生护理诊断，如有成人跌倒的危险（00303），因为这些患者中的大多数可能并没有被确定为高危人群；相反，他们属于高危人群。这些行为与医疗或护理诊断并无直接关联，而是以组织的护理标准为基础。

最后，也是对我们护理专业人员至关重要的一点是，护理实践可以由护理诊断驱动。自主护理干预不需要医生的批准或许可。让我们再来看看被诊断为脑卒中的T先生的案例。

> 护士对T先生进行了全面评估，诊断出几种人类反应。因此，护士将对他进

> 行体位调整,以应对护理诊断——有误吸的危险(00039),并开始制订翻身计划,因为他已确定诊断——有成人压力性损伤的危险(00304)。根据跌倒量表的评分结果和进一步评估,T先生被诊断为有成人跌倒的危险(00303)。还可以为其配偶提供支持性护理,她也在家中照顾T先生,现在正为这一新事件以及这将如何影响他们的共同生活而焦虑不安。护士可能会对T先生的配偶进行过度照顾负担(00366)的评估,以确定是否存在这种情况,或者是否有过度照顾负担的危险(00401)。

护士根据护理诊断采取这些行为,并以护理标准作为护理干预的基础。经过医院要求的筛查和随后的评估,护士认为有成人跌倒的危险(00303)是一个合适的诊断,因此启动了治疗计划来解决这一问题,并将其确定为护理诊断。

三支柱的融合构成了护理实践的精髓,每个支柱都拥有独特的知识基础和相应的责任。虽然护士掌握三支柱模型很重要,但只有一个支柱与护理的独特学科知识直接相关——这就是护理诊断发挥作用的领域。该模型强调了不将医学诊断重新命名为护理诊断的理由,因为医学诊断已在医学领域牢固确立。然而,我们必须认识到,医学诊断并不能概括护士对患者的全部理解、对人类反应的判断以及所实施的干预措施。

相反,护理诊断的目的是阐明护士对患者做出的独立临床判断。因此,护理诊断是自主护理干预的基础,为护士对患者护理的独特贡献提供了框架。

1.6 护理诊断原则:护理概念的知识

在开始评估之前,必须从根本上掌握关键概念或护理诊断焦点。护理实践中不可或缺的关键概念包括行为、肠胃功能、营养、体温调节、自我护理、身份认同、认知功能和人际关系等。熟练掌握这些概念有助于护士从收集到的资料中找出规律,从而做出准确的诊断。

许多学者着眼于护理操作流程,却未能引导学界花时间深刻把握护理学理论体系的核心要义;然而,护理程序始于并要求理解这些基本的护理概念和人类经验。如果不理解护理的学科概念(或由知识定义的观点),我们将难以确定患者、家庭和社区如何经历整体的模式形成。

概念是一种形象或抽象的观点。护理学科的核心概念包括环境、健康、人和护理(Walker & Avant, 2019)。当我们描述与护理有关的现象时,也会出现其他概念,如幸福感、压力或活动。最为重要的是,我们要了解(并传授)这些概念,以便护士能够识别正常的人类反应和与通常反应不一致的模式,识别对健康的危险或威胁,并促进健康和福祉。如果我们不理解这些基本的护理概念,并且无法从我们在评估过程中收集的资料中识别出个体表现的模式,那么实施护理程序则毫无意义。

如果没有扎实的概念、护理知识或护理现象做基础,就很难清楚地阐述关于患者及其经历的假设或概率陈述。如果没有这些知识，我们就没有能力进行更深入的评估，也没有能力获得新的资料来确认或消除试探性问题或诊断。虽然概念性知识一般不包括在护理程序中，但了解这些信息会增强护士最充分地理解人类经验的能力。

1.6.1 将概念与资料联系起来

模式形成或资料整合是什么意思？我们谈论的是大脑如何从各种数据点收集信息，形成我们所看到的画面，然后识别一个名字。让我们先来看一个非临床场景。

假设你外出散步，路过一群坐在公园野餐长椅上的男人。你注意到他们正在用小的矩形物体做一些事情，当他们把这些物体甩在他们之间的桌子上时，他们说话的声音非常大——有些人甚至在大喊大叫。这些人看起来非常激动，似乎在争论这些东西，但你不能理解这些东西是什么，也不知道这些人到底在用它们做什么。当你放慢步行速度观察他们时，你注意到有一小群人已经聚集在一起。这些人中，有人偶尔会点头或评论，似乎是一种鼓舞人心的方式；还有人似乎很担心；另外一部分人似乎和你一样对他们正在看的东西感到困惑。

这里发生了什么？你观察到的是什么？如果你没有经历过这些事情，那么你很难描述所看到的事物。当我们不理解某个概念时，我们的思维过程将很难进行下去。假设我们告诉你，你所看到的是这些人在玩麻将，一种基于麻将牌的游戏类型。这些麻将牌的使用如同卡片一样，只是麻将牌是一些小的矩形物体，通常由骨头或竹子做成。虽然你对麻将一无所知，但你明白"游戏"的概念。带着这种理解，在你以不同的方式看待之前，你会开始以开放的方式观察这些情境。你会发现，有4个人是竞争者，每一个人都希望赢得这场比赛，这就可以解释他们的投入程度。你会开始将他们逐渐升高的音量视为一种彼此间和善调侃的方式，而不是生气的叫喊。当你理解"游戏"的概念时，你会开始在头脑中勾画所观察情境中正在发生的事情，并解释在游戏情境内所收集到的有意义的资料。然而，即使没有"游戏"的概念，你也会继续对所观察到的事物赋予含义。

现在，让我们通过一个临床情境来了解护理概念（知识）。丽莎作为一名护理专业学生，在伦纳德教授的指导下，第一次在一家独立/辅助生活养老机构进行临床实习。在实习的一天，丽莎在教授的帮助下为史密斯先生进行评估。

> 史密斯先生是一名75岁的顺性别男子，已经在该机构住了两个月。他告诉丽莎，自己感觉总是缺乏活力，这对他来说是个异常情况，他发现自己无法集中精力，很多晚上甚至从来没有刷过牙。他非常担心自己的心脏出了问题。丽莎首先测量了史密斯先生的生命体征，但在测量过程中，她要求史密斯先生告诉她，自从住进这家养老机构以来，他的生活发生了什么变化。史密斯先生表示，妻子因心脏

病去世后，他不得不搬进来，因为他实在不想一个人处理所有的家务和外出事务，而且他唯一的女儿及其丈夫和4个孩子住在国外。他否认有任何胸痛、心悸或气短的症状。当伦纳德教授问他为什么担心自己的心脏时，他说："嗯，我每天都在脑海中不断重复这个想法，如果我当时坚持让妻子早点去看心脏病医生，她就不会死。"

丽莎告诉史密斯先生，他的生命体征非常好。丽莎问他女儿多久来看他一次。史密斯先生表示，女儿不得不在他妻子的葬礼后立即离开，因为她和她的丈夫有很多工作活动，从那以后他们就再也没能来看过他，但他们通常每周通一次电话。史密斯先生指出，他对生活设施的活动并不感兴趣，而其他住客们与他的共同爱好也不多。他是一名退休教授，对历史和戏剧、音乐等文化活动非常感兴趣，但大多数住客都没有这样的背景，他们更关心体育和当地的八卦新闻。

史密斯先生表示，离开自己的社区非常不容易，因为街对面住着一对夫妇，他们是非常好的朋友。他们每周至少聚餐三次，或看电视，或玩棋盘游戏，甚至还一起旅行过几次。现在他们只能通过电话交谈。虽然他很高兴能和他们聊天，但他说这和他与妻子共进晚餐是不一样的。遗憾的是，他们都不开车，所以不容易聚在一起。史密斯先生还表示，他的妻子是他与邻居关系的重要纽带，因为她总是提议和策划不同的活动。他怀念与邻居们的友情，怀念与他们和妻子一起去看话剧和参加音乐活动。

技术员来做心电图，于是丽莎和她的教授走出了房间。

伦纳德教授问丽莎，她现在对史密斯先生的了解有哪些初步假设。丽莎表示，她很担心史密斯先生的心脏，需要更多有关他心血管状况的资料，她还担心他很孤独，因为他没有可以真正倾诉的人。伦纳德教授同意，他们需要更多的资料来确定他是否真的有心脏问题。他也认为史密斯先生缺乏社会支持是一个令人担忧的问题。

伦纳德教授接着向丽莎建议，史密斯先生可能正在经历与生活环境变化有关的压力，这可能会影响他的情绪和身体状况。他还指出，史密斯先生的抗压能力和（或）应对能力可能存在问题，他还对史密斯先生的社会关系网表示担忧。他指出，史密斯先生出现的一些症状可能与他因心脏病未得到治疗而失去妻子的悲痛有关。

他建议在等待心脏检查结果的同时，收集更多有关史密斯先生的应对机制、韧性和悲伤过程的信息。伦纳德教授提醒丽莎注意护理诊断中的应对适应不良（00405）、韧性受损（00210）和缺乏社会支持网络（00358），丽莎意识到患者的评估资料是这一诊断的定义性特征和相关因素。丽莎的教授与丽莎讨论了悲伤的过程，以及可能对史密斯先生产生影响的因素，如社会支持不足（史密斯先生最近搬家；与女儿和朋友缺乏联系）。伦纳德教授很快考虑了这些护理诊断，因为他了解正常的悲伤过程、社会联系和韧性的重要性。

伦纳德教授向丽莎解释说，一旦掌握了更多信息并确认了诊断结果，就可以与史密斯先生沟通，然后与养老机构的院长沟通，让患者加入一个丧亲支持小组，或开始与养老机构的心理健康工作人员进行咨询，这样史密斯先生就可以表达自己的悲伤过程（如果这是确定的重点）。伦纳德教授还建议，可以与史密斯先生当面讨论与邻居朋友重新建立联系的问题，并向居民生活主管了解史密斯先生如何才能拜访他的朋友，或者让朋友来疗养机构参观史密斯先生的新公寓，让史密斯先生慢慢融入新社区。此外，还可以帮助史密斯先生探索疗养机构提供的各种选择，将他与可能更喜欢的社交网络联系起来。如果这些诊断被确定为优先诊断，则可以采取这些干预措施来帮助缺乏社会支持网络的史密斯先生，并增强他的适应能力。

丽莎作为一名护理专业学生，还不具备可借鉴的概念性知识；对她来说，这些诊断似乎并不明显。这就是研究诊断所依据的概念如此重要的原因。在整个护理过程中，如果不借鉴概念性知识，我们就无法理解一个人常见的人类反应模式。

1.7 评估

评估过程需要系统地收集主观和客观资料，资料来源多种多样，如生命体征、患者和家属访谈、体格检查和实验室检查结果。患者或家属提供的历史信息以及病历中的详细资料为这一全面评估提供了重要的背景资料。除了确定现有的健康问题外，护士还积极主动地收集有关患者和家庭优势的资料，以确定促进健康的机会，以及预防或减轻潜在问题的潜在风险。

这些评估以理论框架为基础，融合了护理理论，如精心护理理论（Meehan et al., 2018）、文化关怀理论（Leininger, 2002）和超个人关怀理论（Watson, 2005）。评估工具有助于将这些理论框架中的要素付诸实施，其中得到NANDA-I 大力支持的马乔里·戈登（Marjory Gordon）的功能性健康模式（FHPs, 1994）就是一个典范。该模式将在 2.7 章中进一步阐述。

以护理为中心的框架提供了一种组织大量资料的结构化方法，将其提炼为易于管理的模式或类别。必须指出的是，评估方法多种多样，重点从宽泛到具体不等。这些方法包括风险评估工具、患者报告评估工具和深度护理评估工具等，每种方法都能提供对患者健康状况的细致了解。

护理诊断的核心在于临床推理——这是一个复杂的过程，涉及运用临床判断来辨别患者的病情，并就必要的行动方案做出明智的决定（Levett-Jones et al., 2010）。根据坦纳（Tanner）（2006, p. 204）的定义，临床判断是"对患者的需求、担忧或健康问题的解释或结论，以及采取行动（或不采取行动）的决定"。

关键问题，通常被称为诊断焦点，可能会在评估早期浮现出来，如与身体完整性、能量水平、营养和压力反应有关的问题，从而为诊断过程提供一个起点。例如，患者表现出失眠、心悸、强烈恐惧等症状，并表现出警觉性环视、面部潮红、精神运动性躁动和出汗增多等可观察到的行为，经验丰富的护士可能会根据患者的报告和可观察到的体征，利用其有关应激反应的专业知识，识别出过度焦虑（00400）。

护理专家有能力从评估资料中迅速辨别临床线索的模式，无缝过渡到护理诊断。与此相反，新手护士在评估潜在的护理诊断时可能会遵循一个更有顺序的过程。这种临床推理的动态相互作用凸显了诊断过程中固有的复杂性和细微差别。

在下一个例子中，可以考虑几种可能的诊断。

在对一名癌症患者进行化疗间歇期的初步评估时，护士发现该患者在从接待区走到治疗室的最低限度活动下，都会出现严重的呼吸困难。护士可能会开始假设该患者或许存在与呼吸模式、活动耐受性和（或）久坐行为有关的问题。护士可能会使用有效可靠的工具来测量实际反应，以进一步评估潜在的诊断，并确认或排除拟定的诊断假设。例如，可以使用埃德蒙顿呼吸困难量表（Kalluri et al., 2023）、国际久坐评估工具（Prince et al., 2019）、久坐行为问卷（Rosenberg et al., 2010）或癌症患者呼吸困难总量表（Hashimoto et al., 2019）。其他量表可能有助于区分呼吸困难的呼吸性原因、疲劳的原因或能量失衡的原因，如疲劳严重程度量表（Lerdal, 2021）。使用标准化工具可为诊断提供支持，因为护士会考虑到活动时呼吸困难所表现出的人类反应，包括气体交换受损（00030）、呼吸模式无效（00032）、体液容量过多（00026）、过度疲劳负担（00477）、躯体移动受损（00085），以及活动耐受性降低（00298）。

另一个例子是，如果在初步评估时确定了与慢性疼痛管理有关的潜在诊断，护士可以与患者一起使用有效可靠的工具来测量实际反应的风险或体征/症状，以进一步评估这种可能性，并确认或排除拟定的诊断假设。举例来说，可以使用慢性疼痛分级量表（修订版）（Von Korff et al., 2020）、达拉斯疼痛问卷（Andersen et al., 2006）、奥斯韦特里残疾量表（Roland et al., 2000）或曼科夫斯基疼痛量表（Douglas et al., 2014）。当护士考虑慢性疼痛（00133）、慢性疼痛综合征（00255）、躯体舒适受损（00380）和疼痛自我管理无效（00418）时，这些工具可为护理临床判断提供支持。这些评估工具可以提供有价值的资料来支持诊断。

1.8　诊断

护理诊断是诊断推理的顶点（Gordon, 1994）。重要的是要认识到，问题导向型诊断不应被视为比危险型诊断更重要。在某些情况下，危险型诊断可能会成为患者的最高优先级诊断。

考虑一名新入住专业护理机构的患者，其护理诊断包括口腔黏膜完整性受损（00045）、记忆力受损（00131）、愿意加强健康自我管理（00293）以及有成人压力性损伤的危险（00304）。虽然口腔黏膜完整性受损（00045）和记忆力受损（00131）是问题导向型诊断，但患者有成人压力性损伤的危险（00304）可能成为最优先的诊断。如果评估发现了相关的危险因素，如体力活动减少、蛋白质能量营养不良、液体量不足，以及护士对压力性损伤预防策略的认识不足，则情况尤其如此。此外，如果标准有效的压力损伤筛查工具显示存在高风险，尤其是属于高危人群（如老年人、老年护理和康复机构中的个体、身体残疾者），那么危险型诊断在指导患者的护理优先级方面就变得举足轻重。

每个 NANDA-I 护理诊断都有一个独特的标签和精确的定义。护士必须全面了解与他们经常使用的诊断相关的定义。同样重要的是熟悉"诊断指标"，包括有助于判断和区分一种诊断与另一种诊断的信息。

这些诊断指标由定义性特征和相关因素或危险因素组成，系统地概述于表 1.1。对这些指标细致入微的掌握使护士能够做出准确和有区别的诊断，从而根据每位患者的独特需求采取有针对性的干预措施。

护理诊断并不一定要求包含所有类型的诊断指标。在问题导向型护理诊断中，最起码要包括定义性特征和相关因素。对于危险型诊断，重点则是划定危险因素。在以风险和问题为焦点的诊断中，还可考虑其他因素，如相关条件和高危人群。另一方面，健康促进型诊断通常依赖于定义性特征，如果相关因素能够提高诊断的精确度，也有可能纳入这些因素。

同样重要的是，护理计划并不强制要求包含每一种护理诊断。接下来的情境说明了如何使用问题导向型诊断和危险型诊断，突出了确定护理诊断过程的动态特点。

表 1.1　核心术语概览

术语	简要描述
护理诊断	个体、家庭或社区对健康状况/生命过程的人类反应，或对该反应易感性的临床判断。护理诊断为选择护理干预措施提供了基础，以实现护士负责的结局。
定义性特征	可观察的线索/推断是问题导向型诊断、健康促进型诊断和综合征型诊断的集中表现。它不仅体现了护士可以看到的事物，也体现了能够通过触觉、嗅觉或听觉（如患者/家属陈述；使用听诊器听心音）观察到的事物。
相关因素	显示与人类反应（病因因素）存在某种模式关系的先行因素。这些因素必须能够通过独立的护理干预来改变，并且只要有可能，干预就应该针对这些病因因素。
危险因素	增加个体、家庭或社区对不良人类反应易感性的先行因素。这些因素必须能够通过独立的护理干预来改变，并且只要有可能，干预就应该针对这些因素。
高危人群	具有共同社会人口学特征、健康/家族史、生长/发育阶段、暴露于导致每一个体容易受到特定人类反应影响的某些事件/经历的人群。这些是专业护士无法改变的特征。
相关条件	医疗诊断、诊断性/外科手术、医疗/外科器械或药物制剂。这些条件不能由专业护士独立改变。

詹姆斯是一名37岁的顺性别男子，出院后，护士在门诊部对他进行了随访。他因充血性心力衰竭入院，该病很可能是他在青少年时期感染寄生虫引起的，因为在过去二十年里，他时断时续地出现轻微症状。在COVID-19大流行期间，他的疾病被重新激活，症状急剧加重。现在，他的心脏明显增大，经常出现心律失常，被诊断为查加斯（Chagas）心力衰竭，需要服用多种药物。此外，他还出现了胃肠道并发症，包括巨结肠症，这影响了他的排便。护士对詹姆斯进行了评估，并确定了以下潜在的护理诊断。

詹姆斯似乎对自己的病情，以及病情对他的工作（他是一名建筑工人）、家庭（他的工资要养活一家五口）以及远期结局的影响感到不知所措。他陈述自己的疾病体征和症状明显加重，导致住院治疗，经常不按时服药（"服药让我太累了"），并认为很难遵循饮食和饮水的建议。护士考虑将其诊断为健康自我管理无效（00276）。

詹姆斯对工作要求的体力活动量非常焦虑，说自己不得不经常停下来休息，体力也在下降，除了工作就是睡觉。他没有精力参加孩子们的体育或学校活动，也没有精力与家人外出社交。他的妻子注意到，他走路的速度比感染COVID-19前慢得多，看起来总是很疲惫，甚至大多数早晨都昏昏欲睡。他睡眠质量很差，很难入睡，每晚都要醒来好几次，常常是因为呼吸困难。然后，他躺在床上担心如何养家糊口。护士考虑诊断为过度疲劳负担（00477）。

詹姆斯还表示，他经常出现严重便秘，腹部经常胀痛。偶尔会恶心呕吐。这些症状会导致头晕，在这些时候会感觉心脏跳动得非常快。詹姆斯被诊断出患有巨结肠症，除了药物治疗外，他还需要改变饮食和生活习惯。护士指导詹姆斯饮用通便的纤维饮料来增加纤维摄入量，并开始每周两次的物理治疗，强调使用腹部按摩。护士考虑诊断为肠道排泄受损（00344）。

詹姆斯的妻子表示自己压力很大。他们的原生家庭都在很远的地方，她得不到任何支持。她担心如果詹姆斯的病情恶化，她该如何照顾孩子，没有詹姆斯的收入她该如何管理孩子，以及如何满足孩子们的需求。她表示自己不太了解詹姆斯的病情，也不知道如何获得可以理解的信息或资源来帮助自己照顾他。"他们刚把詹姆斯送回家，我得自己想办法。"她是家里3个孩子（3岁、5岁和9岁）的全职照顾者，现在还要照顾詹姆斯，同时还要承担额外的责任来赚取收入。她还要照顾公寓楼里的一位老人，做饭、打扫卫生，每晚两次去看望老人，必要时给老人喂药。护士考虑将其诊断为有过度照顾负担的危险（00401）。

这一情境展示了护理患者和家属、确定问题导向型护理诊断以及危险型护理诊断的复杂性。

1.9 记录

正如我们所讨论的，诊断过程是一项认知要求很高的任务（Ko et al., 2016），需要细致入微的临床判断来辨别患者的人类反应。然而，除了临床意义之外，诊断标签，即诊断的实际名称，对于记录也很重要。通常情况下，护理诊断由两部分组成：①描述符或修饰符，也称为判断术语；②诊断焦点或其关键概念。例如，考虑以下诊断，过度久坐行为（00355）。

如果在诊断标签中加入了额外的轴术语，这些术语也会被仔细记录下来。例如，在社区应对适应不良（00456）中，护理对象（社区）成为诊断标签的一个组成部分。同样，青少年进食动力无效（00269）引入了一个年龄类别，在定义中明确为11~19岁的个体。这种由两部分组成的结构可确保清晰、准确地传达每个护理诊断的性质和范围。

评估结束后，护士的任务是采用各种方法记录所做的判断。虽然许多机构选择直接使用护理诊断标签，但其他机构可能会采用由三部分组成的格式。NANDA-I的一贯立场是，诊断标签本身就足以作为记录患者的基本信息。这一点是正确的，尤其是当诊断指标（包括相关/危险因素和定义性特征）已在患者文件的其他地方得到全面记录时。这种方法可简化记录过程，确保清晰和符合标准，同时允许灵活选择格式。

护生在学习问题导向型诊断和综合征型诊断时，通常使用三部分格式，包括_____[护理诊断]与_____[病因/相关因素]有关，证据为_____[线索/定义性特征]。例如，根据上述其中一个例子，护士会使用三部分格式进行记录：

过度疲劳负担与过度紧张、睡眠觉醒周期改变、过度焦虑、身体机能减退有关，证据为有氧工作能力下降、步速降低、难以维持日常体力活动、休息需求增加、躯体耐力不足、嗜睡、疲倦等。

危险型诊断可记录为：与_____（危险因素）相关的_____（诊断）危险。例如，在前面关于詹姆斯的例子中，护士为他的妻子确定了一项诊断，即有过度照顾负担的危险（00401）。这可以记录为：

有过度照顾负担的危险与对社区资源了解不足、难以对相互竞争的角色承诺进行优先排序，以及家庭运作受损有关。

健康促进型诊断可记录为：愿意_____[护理诊断]，证据为_____[线索/定义性特征]。例如：

愿意加强健康老龄化（00340），证据为希望加强功能性能力、希望加强健康的生活方式和希望加强社会参与。

许多护理教育者赞同这种方法，认为它是培养学生批判性思维能力的有效方法，同时也为教师提供了一种评估学生临床推理能力的途径。一些学者主张全面采用三部分格式，认为所有护理诊断都应采用这种结构并记录在病历中。虽然NANDA-I在护理教育中与三部分格式保持一致，强调其对临床推理的支持，但该协会坚持认为，在实际临床实践中，仅记录标签是合适的。这取决于是否能够保证在记录的患者评估资料、护理记录、评价或护理计划中，辨别出相关/危险因素和定义性特征，从而为护理诊断提供证据。因此，护士可以简明扼要地记录，如过度疲劳负担。

考虑到电子健康记录（EHR）的普遍应用，值得注意的是，目前运行的大多数系统并不包含"相关"和"作为证据"的组件。因此，集成到电子病历系统中的护理评估工具必须在评估资料中包含必要的诊断指标。这有助于在患者问题清单中记录护理诊断标签。必须认识到，仅仅记录诊断本身并不能证明诊断的准确性。与我们的医学同行类似，患者记录中诊断指标的存在对于证实我们的诊断至关重要。如果没有这些信息，验证诊断准确性的能力就会大打折扣，从而引发对护理质量的质疑。

1.10 计划/实施

护士在确认护理诊断后，下一个关键步骤是确定护理诊断的优先次序。确定哪个护理诊断优先于其他诊断，这是一个关键的决策过程。最明显的优先标准是生理不稳定性，尤其是那些被认为是紧急或突发的情况，这一点是一贯需要优先考虑的。例如，如果一个人昨天被诊断为韧性受损（00210）和过度疲劳负担（00477），但今天却出现了自主通气受损（00033），那么由于其威胁生命的性质，优先诊断就变成了自主通气受损。因此，在患者病情稳定之前，该诊断优先，这样护士就可以重新关注其他反应。

在缺乏危及生命的紧急应对措施的情况下，优先考虑与定义性特征高度一致的诊断和特定护理环境中的相关/危险因素，可使护理工作受益匪浅。这种策略有助于将护理工作导向解决这些问题或减轻其严重性或发生的风险，尤其是对于危险型诊断。此外，还可优先考虑那些如果不加以治疗就会导致并发症的诊断，以及那些会导致其他人类反应的诊断，从而确保对患者采取全面和细致入微的护理措施。

让我们思考另一个需要确定优先排序的案例。

> S.T. 是一名 35 岁的顺性别女子，入院接受减肥手术。她的体重指数为 43kg/m^2，经常出现肌肉骨骼疼痛，行走和保持平衡困难。她清洗下身和皮肤褶皱时也很费力。当护士与患者交谈时，S.T. 说："我经历了一段相当长的旅程。设定目标对我来说一直是个难题。我总想在一夜之间做出重大改变。但有时，我发现自己进食时并没有真正考虑过这个问题，这几乎就像是一种应对机制。说到体重管理计划，我也遇到过不少挑战。我并非不想参加，只是有时觉得这些计划在设计时并没有考虑到我这种体型的人。我曾有过这样的经历：我觉得自己无法完全参与其中，或者这些策略与我的需求不符。"

护士确定了三项诊断，即超重自我管理无效（00398）、沐浴能力下降（00326）和有成人跌倒的危险（00303）。尽管 S.T. 有许多超重自我管理无效的特征，但在护理过程中可能导致并发症的诊断却是沐浴能力下降和有成人跌倒的危险。因此，应优先考虑这些情况。

与患者协调优先排序是有效医疗保健的一个重要方面。了解患者的主要关注点或治疗目标非常重要。在某些情况下，患者的优先事项可能与护士所认为的不同，这就强调了患者作为其健康和福祉的决策者所发挥的关键作用。例如，如果护士认为过度疲劳负担（00477）是需要优先考虑的问题，但患者却强调愿意加强韧性（00212），那么承认和尊重患者的观点就很关键。

若不能解决患者最关心的问题，就会降低他们参与解决护士认为的优先事项的可能性。因此，在可行的情况下，协商优先事项可推动以患者为中心的护理，确保医疗护理计划与患者的目标保持一致并加强合作，以追求最佳的健康结局。

护理诊断是确定护理预期结局和护理干预顺序的指南针。该过程的一个重要方面是明确既具体又可测量的护理结局，以表明在治疗过程中取得的进展，这些治疗旨在减轻或解决导致诊断的根本原因。在无法改善的情况下，如缺乏改善潜力的慢性病，结局可能会转向症状控制的效果。

一个重要的注意事项是，护士应避免在没有仔细考虑预期结局的情况下，过早地从护理诊断直接转入护理干预。这一程序的顺序与精心制订的公路旅行计划如出一辙。简单地上车开车无疑会把人们带到某个地方，但这可能与他们真正想要去的目的地并不一致。更为谨慎的做法是，首先确定一个明确的目的地（结局），然后规划一条通往预期地点的路线（干预措施）。这种深思熟虑的策略可确保护理干预是有目的和针对具体结局的，并与患者的健康和福祉总目标一致。

正如对卡米苏鲁三元模型（2022；2008）的研究中所强调的那样，护理干预的基础在于三大支柱。自主的护理行动或干预构成了以护理知识标准为基础的治疗，由护士决定是否适合解决护理诊断的病因或控制症状。此外，护士有责任根据医学或其他学科领域的标准，在其执业范围内执行跨学科的干预措施。此外，遵守组织标准或规程也是当务之急，其中涉及的任务包括常规的患者卫生干预或使用工具评估危险因素，如家庭暴力、压伤或跌倒风险等，特别是在雇用机构被确定为高风险的人群中。

在所有类型的干预中，护士必须明智地运用其学科知识。他们有责任辨别哪些措施是对患者的适当护理，并划定其执业范围的界限。这种多维度方法能够确保护理干预符合最佳护理标准，包括自主行动、跨学科合作和组织协议。

必须区分护理诊断和医疗诊断，突出护士在提供整体护理方面的独特作用。例如，高血压是一种医疗诊断；然而，护士会积极为有不同医疗问题或风险状态的服务对象提供独立和跨学科的干预。护士通常会启动常备方案来管理医疗诊断，有时会将这些行动视为独立的护理干预，因为这些方案中的每个步骤都不需要直接的医嘱。然而，这些常备协议实际上是由护士执行和监督的依赖性医嘱，不属于独立护理干预的范畴。

真正的独立护理干预在处理被诊断为护理现象，如有血压失衡的危险（00362）的服务对象时尤为重要。这种护理诊断的定义是"血流对动脉壁施加的压力容易反复升高或降低，高于或低于个体期望的水平"，在许多医疗机构中都很常见。在评估与该诊断相关的危险因素时，护士要积极主动地为患者确定合适的治疗方案。随后，护士制定护理干预策略，旨在实现这些结局，特别是针对诊断中确定的危险因素。这种细致入微的方法体现了护士在提供以患者为中心的护理方面所发挥的独特而自主的作用。

1.11 评价

对干预措施和已确定结局的实现情况进行持续性评价是护理程序中不可或缺的一环，在每个阶段，尤其是在护理计划实施之后，都应采用这种常规做法。在评价过程中应注意以下几个关键问题："我可能忽略了哪些资料？我的判断是否正确？我对诊断的准确性有多大把握？我是否应该向更有经验的人请教？我是否与患者、家属或相关社区证实诊断结果？考虑到该地区护理实践的监管框架、患者病情的细微差别、患者的价值观和信仰、我的专业知识以及可用资源，预期结局是否符合该服务对象在这一特定环境中的独特需求？此外，所选择的干预措施是基于研究证据，还是基于传统经验，即'我们一直在做的事情'？"这些反思性的问题确保了对护理程序进行全面而细致的评估，促进了以患者为中心的护理服务的持续改进。

1.12 护理诊断原则：临床应用

护理诊断基础的概述最初是为新手量身定制的，但通过阐明护理诊断应用中的基本注意事项和提供潜在隐患的实例，对所有护士都有借鉴意义。值得持续强调的一个重要方面，是将基本护理概念与评估过程完美结合，最终形成护理诊断。护士对关键概念（通常称为诊断焦点）的把握不仅能够指导评估过程，还能影响对所收集资料的解释。在这个相互关联的框架中，护士会对一系列反应进行诊断，包括问题导向型诊断、危险型诊断和健康促进型诊断。在这些类别中确定的一个或多个优先诊断构成了护士细致入微的临床判断，反映了护士的专业知识和以患者为中心的护理承诺。

NANDA-I 分类中蕴含的护理科学知识有助于理解患者的人类反应，这些反应植根于我们学科相关的核心概念和现象。该分类作为一种结构化语言，为护士提供了一种交流护理诊断的标准化途径。借助 NANDA-I 分类体系中的诊断标签，护士不仅能在内部无缝交流信息，还能与医疗保健领域的其他专业人员共享知识，从而清晰地阐明护士专业认知的独特性。

在与患者互动的过程中，护理诊断是一种强有力的工具。它有助于阐明护理工作的具体重点领域，促进护士与患者或其家属之间的相互理解。这种共同语言使患者能够积极参与自己的护理工作，从而促进护患合作。NANDA-I 分类通过提供一种共同语言，成为护士解决健康问题、驾驭风险状态和利用健康促进机会的统一框架。这种标准化方法加强了医疗团队内部的沟通和协调，最终有助于提供更有效和以患者为中心的护理服务。

1.13 参考文献

American Psychiatric Association. Diagnostic and statistical manual of mental disorders. 5th ed, text rev. 2022. https://doi.org/10.1176/appi.books.9780890425 787.

Andersen T, Christensen FB, Bunger C. Evaluation of a Dallas Pain Questionnaire classification in relation to outcome in lumbar spinal fusion. Eur Spine J, 2006, 15(11): 1671–1685.

Bachion MM. I Simpósio Brasiliense de Sistematização da Assistência de Enfermagem. [Basic instruments for delivering care: observation, interaction and measurement]. Brasília, Brazil: 2009 (Portuguese).

D'Agostino F, Vellone E, Cocchieri A, et al. Nursing diagnoses as predictors of hospital length of stay: A prospective observational study. Journal of Nursing Scholarship, 2019, 51(1): 96–105.

D'Agostino F, Sanson G, Cocchieri A, et al. Prevalence of nursing diagnoses as a measure of nursing complexity in a hospital setting. Journal of Advanced Nursing, 2017, 73(9): 2129–2142.

Douglas ME, Randleman ML, DeLane AM, et al. A. Determining pain scale preference in a veteran population experiencing chronic pain. Pain Management Nursing, 2014, 15(3): 625–631.

Gordon M. Nursing diagnosis: Process and application, 3 rd ed. St. Louis, MO: Mosby, 1994.

Hansbauer M. A Short Note on Medical Diagnosis and types. Med Rep Case Stud, 2021, 06(S 6): 33.

Hashimoto H, Kanda K. Development and validation of the total dyspnea scale for cancer patients. European Journal of Oncology Nursing, 2019, 41: 120–125.

Herdman TH. Manejo de casos empleando diagnósticos de enfermería de la NANDA Internacional. [Case management using NANDA International nursing diagnoses]. XXX Congreso FEMAFEE 2013. Monterrey, Mexico: 2013.

International Standards Organization (ISO). International Standard ISO 18104: Health informatics–Categorial structures for representation of nursing diagnoses and nursing actions in terminological systems. 2023. Licensed to NANDA International. Downloaded: December 6, 2023.

Kalluri M, Cui Y, Wang T, et al. Validation of a Novel Clinical Dyspnea Scale–A Retrospective Pilot Study. American Journal of Hospice and Palliative Medicine®, 2023. https://doi.org/10.1177/10499091231167879.

Kamitsuru S. Shitte okitai henkou-ten: NANDA-I Kango shindan teigi to bunrui 2021 — 2023. [New things you need to know about the NANDA-I Nursing Diagnosis: Definitions and Classification, 2021–2023]. Tokyo, Igaku-Shoin: 2022 (Japanese).

Kamitsuru S. Kango shindan seminar shiryou. [Nursing diagnosis seminar handout]. Kango Laboratory: 2008 (Japanese).

Ko DG, Park Y, Kim Y, et al. Cognitive-Task-Based Information Aid Design for Clinical Diagnosis. In: Kang BH, Bai Q. (eds). AI 2016: Advances in Artificial Intelligence. Lecture Notes in Computer Science, vol 9992. Cham: Springer, 2016. https://doi.org/10.1007/978-3-319-50127-7_28.

Lerdal A. Fatigue severity scale. In: Encyclopedia of quality of life and well-being research. Cham: Springer International Publishing, 2021 (pp. 1–5).

Leininger M. Culture care theory: a major contribution to advance transcultural nursing knowledge and practices. J Transcult Nurs, 2002, 13(3): 189–201.

Levett-Jones T, Hoffman K, Dempsey J. The "five rights" of clinical reasoning: an educational model to enhance nursing students' ability to identify and manage clinically "at risk" patients. Nurse Educ Today, 2010, 30(6): 515–520. https://pubmed.ncbi.nlm.nih.gov/19948370/.

Meehan TC, Timmons F, Burke J. Fundamental care guided by the Careful Nursing Philosophy and Professional Practice Model. Journal of Clinical Nursing, 2018, 27: 2260–2273.

National Library of Medicine. National Center for Biotechnology Information. Available at: https://www.ncbi.nlm.nih.gov/mesh/?term=cardiac+arrhythmia. Accessed October 3, 2023.

National Institue of Health. National Heart, Lung, and Blood Institute. What is an arrhythmia? https://www.nhlbi.nih.gov/health/arrhythmias. Accessed Feb 18, 2023.

Prince SA, Butler GP, Roberts KC, et al. Developing content for national population health surveys: an example using a newly developed sedentary behaviour module. Archives of Public Health, 2019, 77(1): 53.

Roland M, Fairbank J. The Roland-Morris Disability Questionnaire and the Oswestry Disability Questionnaire. Spine, 2000, 25(24): 3115–3124.

Rosenberg DE, Norman GJ, Wagner N, et al. Reliability and validity of the Sedentary Behavior Questionnaire (SBQ) for adults. Journal of Physical Activity and Health, 2010, 7(6): 697–705.

Sanson G, Welton J, Vellone E, et al. Enhancing the performance of predictive models for Hospital mortality by adding nursing data. International journal of medical informatics, 2019, 125: 79–85.

Sanson G, Vellone E, Kangasniemi M, et al. Impact of nursing diagnoses on patient and organisational outcomes: a systematic literature review. Journal of Clinical Nursing, 2017, 26(23–24): 3764–3783.

Tanner CA. Thinking like a nurse: a research-based model of clinical judgment in nursing. J Nurs Educ, 2006, 45(6): 204–211. https://pubmed.ncbi.nlm.nih.gov/16780008/.

Von Korff M, DeBar LL, Krebs EE, et al. Graded chronic pain scale revised: mild, bothersome, and high impact chronic pain. Pain, 2020, 161(3):651.

Watson, J. Caring science as a sacred science. In: McEwen M, Wills E (eds). Theoretical basis for nursing. Lippincott Williams and Wilkins, 2005.

Walker LO, Avant KC. Strategies for theory construction in nursing. 6th ed. New York: Pearson, 2019.

World Health Organization. ICD-11 Implementation or Transition Guide. Geneva: World Health Organization 2019. License: CC BY-NC-SA 3.0 IGO. Available at: https://icd.who.int/en/docs/ICD-11%20Implementation%20or%20Transition%20Guide_v105.pdf.

Zeffro V, Sanson G, Welton J, et al. Predictive factors of a prolonged length of stay in a community Nursing-Led unit: A retrospective cohort study. Journal of Clinical Nursing, 2020, 29(23–24): 4685–4696.

2 从评估到诊断

Shigemi Kamitsuru, T. Heather Herdman

2.1 评估概述

评估是护理程序的初始阶段,也是最关键的阶段。缺乏全面的护理评估会对后续护理程序的顺利进行构成潜在威胁。没有全面的评估,就无法准确确定护理诊断。这反过来又阻碍了预期护理结局的确定和独立护理干预的规划。必须认识到,评估不仅仅是填写表格,无论是在纸上还是在电脑屏幕上,这种程序上的遵从并不能自动或准确地得出护理诊断。

护理通常被描述为一门科学和艺术,从评估到护理诊断的整个过程都体现了这种双重性。要在护理程序中成功实施评估和诊断,护士就必须全面理解护理概念,掌握沟通技巧,熟练掌握体格检查,对患者(家庭/社区)抱有真诚关爱的态度,并运用批判性思维。值得注意的是,在本章的下文中,"患者"一词包括群体和个体,因此可以指个体、家庭或社区。

本章详细介绍了从评估到护理诊断的全过程,并就做什么和怎么做提供了详细指导。

2.2 护士为什么要评估?

在护理程序的评估阶段,护士系统地收集患者资料,然后将这些原始资料转化为有意义的信息。护士将这些信息整理成有目的、有意义的知识类别,这些知识类别囊括了护理学科的核心知识概念,即临床推理的结果,通常称为护理诊断。除了分析层面,评估还是护士与患者建立稳固治疗关系的最佳机会。从本质上讲,评估体现了智力和人际关系两个方面。这一步骤的严格执行非常关键,因为患者对护士的任何不利印象都会严重影响接下来的治疗关系。因此,用心评估至关重要。

如图 2.1 所示,从评估到护理诊断的过程通过一系列动态、非线性的步骤展开,其目的是诊断以及确定这些护理诊断的优先次序。然后,这些已确定的诊断将作为辨别预期护理结局和确定适当干预措施的基础。这一过程看似复杂,但某些步骤可以迅速展开,尤其是对经验丰富的护士而言。请思考深夜查房时的一个情境:一名专业护士观察到一名患者在住院的第三天晚上醒着,叹气,不安地辗转反侧。护士可能会立即推断出该患者存在睡眠问题。从资料收集(如观察患者的行为)到确定潜在诊断[如睡眠模式无效(00337)]的转变可能就发生在一瞬间。然而,必须认识到,匆忙确定的诊断不一定总是准确的,也不一定是患者最优先考虑的。因此,诊断的准确性取决于全面的评估,以及对所收集资料的细致分析。

在下面的内容中,我们将深入探讨从评估到诊断这一过程的每一个步骤。在深入探讨这些细节之前,让我们先花点时间讨论一下评估的目的,因为它不仅仅是护士要完成的一项任务;理解评估的目的对于将其有效地融入我们

2 从评估到诊断

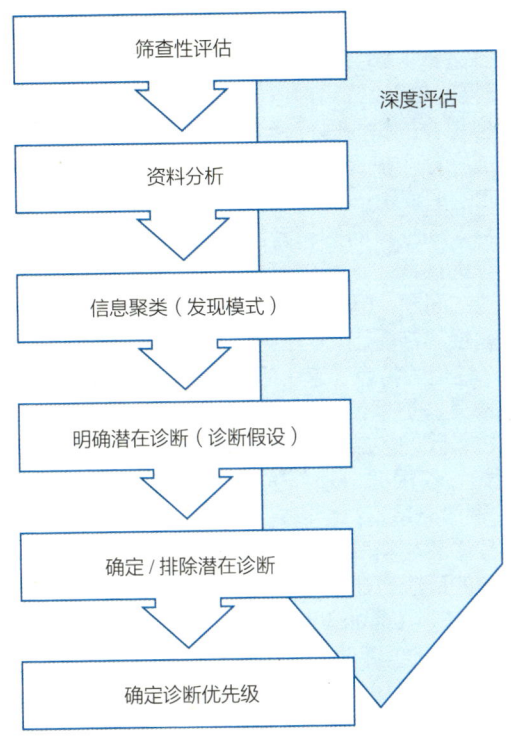

```
筛查性评估
    ↓
资料分析        深度评估
    ↓
信息聚类（发现模式）
    ↓
明确潜在诊断（诊断假设）
    ↓
确定/排除潜在诊断
    ↓
确定诊断优先级
```

图 2.1 从评估到诊断的综合框架

的专业角色非常重要。

其意义在于护士从护理学科的角度对患者进行评估，这是准确诊断和提供有效护理的关键。但"护理学科"究竟是什么呢？简单地说，它是包括护理科学在内的知识体系。与医学诊断概括医学专业知识的方式类似，护理诊断提供了具有明确定义和诊断指标（定义性特征、危险因素和相关因素）的标准化术语，代表了护理知识。

然而，必须强调的是，仅仅根据患者的医疗诊断或医疗信息来确定护理诊断，既不值得推荐，也不是安全的诊断过程。这种过于简单化的方法可能会导致不恰当的护理干预和（或）错过必要的护理，从而导致患者住院时间延长和不必要的再入院。它还可能导致使用稀缺的护理资源，对特定患者实施没有价值的干预。这强调了在护理科学的背景下全面了解患者的必要性，以此确保护理诊断的准确性，并作为护理干预的基础。

请谨记，护士会诊断人类对健康状况或生命过程的细微反应，包括对这些反应的易感性。这种诊断为选择护理干预措施奠定了基础，而护理干预措施的目的是达到护士应负责任的结局。在这种情况下，重点在于理解"人类反应"这一错综复杂的概念。人的复杂性凸显出来，因为每个人本身都很复杂，

25

对相同情况的反应也不尽相同。遗传学、生理学、健康状况以及过去遭遇的疾病或伤害等众多因素，都会对人类反应产生影响。此外，这些反应还与患者的文化背景、种族、宗教或精神信仰、性别和家庭教养结构等错综复杂地交织在一起。同样重要的是，医疗资源的可及性和医疗系统本身也会影响诊断的优先排序，或在整个护理过程中何时确定诊断。这种错综复杂的相互作用意味着人类反应的识别是一项具有挑战性的工作。

假定每个有特定医疗诊断的患者都会表现出相同的反应，可能会导致无意中治疗了不存在的疾病。这不仅浪费了护士的时间和资源，还可能导致忽略了真正需要关注的问题。因此，"对存在这种医疗诊断的患者的护理诊断是什么？"这个问题经常被提出，但由于人类在面对任何特定健康状况时的反应具有多样性和个性化的特点，这个问题本质上是无法回答的。

虽然可以想象某些护理诊断可能与医疗条件/诊断有密切联系，但必须承认，到目前为止，我们还缺乏足够的科学证据来明确护理诊断与医疗诊断之间的联系。例如，仅根据一项新的医疗诊断或程序来确定健康知识不足（00435）这一护理诊断是不符合逻辑的假设。患者的背景可能涉及其他家庭成员有相同的医疗诊断或相同手术史。此外，假设每位接受特定医疗诊断的患者都会做出一致的反应也是没有根据的；例如，并非所有接受外科手术的患者都一定会过度焦虑（00400）。

鉴于这种复杂性，护理评估必须从护理学科的独特视角出发。护理诊断的确定应完全源于以患者为中心的评估，承认个体因素与环境的独特相互作用。

遗憾的是，在你的专业实践中，很可能会遇到护士在没有对患者进行全面评估的情况下就过早地指定或"选择"诊断的情况。更麻烦的是，有些护士可能会完全忽视诊断过程，从评估跳到干预，而不确定他们试图干预的人类反应。是什么破坏了全面诊断过程？请思考这样一个情境：一名护士在患者到达手术室或接受护理评估之前，就根据过度焦虑（00400）的护理诊断为准备接受手术的患者启动了护理计划。在外科病房，护士通常会解决术前患者的焦虑问题，因为他们知道术前教育是减少焦虑的有效干预措施。虽然假设手术与过度焦虑之间存在联系，但"术前的患者存在过度焦虑"只是一种假设，而每一种假设都需通过每位患者进行验证。

这一点尤为重要，因为焦虑本身就是一种主观体验。尽管我们有自己的看法或期望，但只有患者才能表达出焦虑的感受。从本质上讲，过度焦虑（00400）作为一种问题导向型护理诊断，需要患者提供主观资料。看似过度焦虑，实际上可能代表躯体舒适受损（00380）或应对适应不良（00405）。只有对我们的研究发现进行仔细评估和验证，才能明确现实情况和这些差异。因此，在确诊之前，全面评估是绝对的先决条件。

了解和认识潜在的高频诊断——在特定环境或患者群体中经常遇到的诊断——是有益的。了解与这些护理诊断相关的诊断指标，可以指导护士确定评估的重点。这些知识有助于在评估过程中系统地排除或确认各种诊断假设。

然而，在未评估患者是否存在高频诊断的情况下就指定这些诊断，会否定诊断过程，忽视以患者为中心的护理，并可能使患者面临干预无效和错过必要护理的风险。

2.3 筛查性评估

现在，让我们从第一步——筛查性评估开始，细致地探讨从评估到护理诊断这一过程中的每一个环节。护士会进行各种类型的评估，包括紧急评估、问题焦点评估、简短评估和综合评估等。如图2.1所示，在从评估到诊断的过程中，护士会采用两种不同的评估方式：筛查性评估和深度评估。这两种评估都需要收集资料，但它们的目的各不相同。

筛查性评估是资料收集的初始阶段，通常包括一套最基本的评估项目，用于区分哪些人需要进一步评估或干预，哪些人不需要。必须认识到，这与本节中提到的"筛查性评估"略有不同，因为它包括多个评估项目，在性质上更加全面。

大多数医疗机构都为护士配备了标准化表格，可采用纸质或电子健康记录格式，以特定的护理理论或模式（如罗伊适应模式）、躯体系统回顾或其他系统方法为基础来组织收集的资料。初步筛查性评估的任务是在规定时间内完成对每位患者的评估。例如，入院患者可能需要在入院后24h内完成护理评估。相比之下，在非住院诊所就诊的患者可能需要在与主治医师（如医生或执业护士）会面之前填写一份自我评估表。随后，护士可在患者实际就诊时，或在患者见到初级医疗服务提供者之前，与患者一起查看该表格，以确保全面了解患者的健康状况和需求。

进行筛查性评估不仅需要娴熟的人际沟通技巧，还需要在执行各种资料收集程序方面具备特定的熟练度。建立安全感和信任感最重要；患者必须感到放心，才能轻松自如地回答个人问题，尤其是当患者担心自己的回答可能与所认为的社会、文化或精神规范不一致时。

虽然这一过程通常需要30min左右，但初步筛查性评估在某些方面可以说是相对简单的。从本质上讲，这是一个系统性的"填空"过程。这些评估表通常包括生命体征的空格，提示护士获取这些资料并将其输入到指定的部分。此外，筛查性评估表可能会要求提供有关各种生理系统的信息（如心律、有无杂音、足背动脉搏动、肺部听诊、肠鸣音等），以及基本的社会心理和精神方面的资料。

然而，旨在做出护理诊断的护理评估超出了初步筛查的范围。当护士分析筛查性评估收集的资料并开始辨别潜在诊断时，还需要更多的资料来证实或质疑拟定的假设。在这种情况下，护士需要探索其他可能令人担忧的潜在人类反应，确定患者的风险，或发现促进健康的机会。护士还必须深入研究潜在诊断的病因或诱发因素。这些深度评估项目很有可能未包括在组织机构的标准化表格中，因为每个潜在的人类反应都涵盖所有可能的问题是不切实际的。

基于对护理学科基础概念的深刻理解，护士会根据筛查性评估中获得的患者反应，进行更为全面和深入的评估。例如，如果一名老年患者在家中摔倒导致髋部骨折后，表示对独立生活失去信心，护士就会利用自己对各种概念的了解来收集更多资料，以验证或排除潜在的诊断。如果未掌握自尊、体像、韧性和躯体移动等概念，护士可能会难以确定正确的问题，从而阻碍评估和确定适当的诊断。

必须认识到，深度评估并非一个单一的、简单的步骤，而是一个持续的过程，交织在从评估到护理诊断的每一个环节。如图 2.1 所示，深度评估被置于所有 6 个步骤之下，强调其在整个护理诊断过程中不可或缺的作用。

护士收集的患者资料分为两种不同的类别：主观资料和客观资料。医生在进行医疗诊断时会优先考虑客观资料，护士则不同，他们在进行护理诊断时，对这两类资料同等重视（Gordon，2008）。在线《剑桥词典》（2023）将主观定义为"受个人信仰或情感影响，或基于个人信仰或情感，而非事实"，将客观定义为"基于真实事实，不受个人信仰或情感影响"，明确这些术语在护理评估领域中的细微含义非常关键。

2.4 获取主观资料

在护理工作中，"主观"并非指护士的信念或感受，而是指护理对象——患者、家庭或社区的信念或感受。相反，"客观"是指护士或其他医疗保健专业人员观察到的事实。这些区别强调了这两类资料在确定综合性护理诊断中的关键作用。

主观资料来源于患者的口头报告，包括他们对健康、日常生活、舒适度、人际关系等各个方面的看法和想法。例如，患者可能会说"我母亲是家里最支持我的人"或"我觉得我无法控制自己的生活"。虽然家属或好友也可以提供这类资料，但最好直接通过患者本人获取，因为这能准确反映他们的个人感知和想法。在患者无法提供主观资料的情况下，就必须依靠其他来源。例如，在患者昏迷的情况下，家属可以根据他们对患者日常生活的了解提供替代性的主观资料。

护士通过病史采集或访谈过程收集主观资料，这超越了单纯的标准化问题调查。为了确保这些资料的准确性，护士必须掌握积极倾听的技巧。此外，使用开放式问题可鼓励患者更详细的回答，有助于护士避免毫无根据的假设，并促进更全面地了解患者的观点。

2.5 获取客观资料

客观资料包括护士通过体格检查和诊断测验结果收集到的对患者的观察结果。在这种情况下，"观察"不仅仅是目测，还包括利用各种感官。例如，护士会评估患者的整体外观、倾听肺部的声音、检测气味（如恶臭的伤口引流液），并利用触觉来确定皮肤温度。此外，护士还利用各种仪器和工具收集数据性资料，如体重、血压、血氧饱和度和疼痛程度等。

为确保客观资料的可靠性和准确性，护士必须掌握进行身体评估所需的知识和技能。此外，熟练使用标准化工具或监测设备也必不可少，这就强调了资料收集的实践和技术能力的重要性。

2.6 评估框架

考虑到护士在不同的环境下为不同的患者群体提供护理服务，指导护理实践的框架应保持一定程度的抽象性。同时，支持护士进行筛查性评估的具体框架也很重要，因为它规定了需要收集哪些资料、收集的顺序以及所需信息的范围。根据NANDA-I立场声明（2010），强烈建议采用循证评估框架，如戈登的功能性健康模式（FHP；Gordon，1994），以确保准确的护理诊断和促进安全的患者护理。值得注意的是，NANDA-I分类系统不应被用作评估框架。

遗憾的是，NANDA-I分类系统Ⅱ（包括13个领域）与功能性健康模式（FHP）评估框架（包括11种模式）之间的区别仍然不明确。如果使用NANDA-I分类系统Ⅱ作为评估框架，你可能会面临一种仅仅检查每个领域中是否存在护理诊断的格式。然而，我们必须认识到，这种格式并不能准确反映从评估到护理诊断的过程。尽管NANDA-I分类系统Ⅱ是根据戈登的研究成果而开发，并由此导致这两个框架中的术语惊人地相似，但它们的目的和功能从根本上是不同的。

NANDA-I分类系统Ⅱ的主要目的是将护理诊断分为领域及其子类或类别。鉴于每个领域和类别都有精确的定义，该框架有助于护士在分类系统中，从概念相关的诊断中找出适当的护理诊断。相比之下，FHP框架是由戈登于1974年基于科学的方法而制定，旨在规范护理评估结构（Gordon，1982），强调以综合性方法了解患者的健康反应。

2.7 功能性健康模式评估框架

FHP评估框架是人与环境互动整体模式的缩影，与众多护理理论完美融合。其应用范围广泛，涵盖世界各地的各种护理专科、护理级别、年龄组和环境。该框架指导护士进行病史采集（收集主观资料）和体格检查（收集客观资料），提供了系统整理评估资料的基本要素和结构化方法。

根据戈登（1994）的观点，"模式"被定义为"在一段时间内连续发生的行为组合"。简单而言，模式不是来自孤立的观察，而是来自与个人健康某一特定方面相关的行为、活动或功能的有组织序列。随着资料收集和分析过程的展开，护士逐渐对患者有了整体、全面的了解，并逐渐形成了可辨别的"模式"。在FHP框架内，11种模式的顺序为护理评估提供了一个精简而有效的流程，每种模式都对理解患者的健康状况和人类反应做出了独特的贡献。关于每种模式的定义和顺序安排的详细介绍见表2.1。

表 2.1　功能性健康模式：模式定义和顺序 *

功能性健康模式	模式定义
健康感知 - 健康管理模式	描述服务对象感知到的健康和幸福感模式，以及如何管理健康
营养 - 代谢模式	根据新陈代谢的需要和当地营养供应的模式指标，描述服务对象的食物和液体消耗模式
排泄模式	描述排泄功能（肠道、膀胱和皮肤）的模式
活动 - 运动模式	描述运动、活动、休闲和娱乐的模式
睡眠 - 休息模式	描述睡眠、休息和放松的模式
认知 - 感知模式	描述感觉 - 感知和认知的模式
自我感知 - 自我概念模式	描述服务对象的自我概念模式和对自我的感知（如自我概念/价值观、体像、感觉状态）
角色 - 关系模式	描述服务对象的角色参与和关系的模式
性 - 生殖模式	描述服务对象对性模式的满意或不满意；描述生殖模式
应对 - 压力耐受模式	描述服务对象的基本应对模式以及该模式在压力耐受方面的有效性
价值观 - 信念模式	描述指导服务对象做出选择或决定的价值观、信念（包括精神信仰）和目标模式

* 源自 Gordon M. Nursing diagnosis: Process and application, 3rd ed. St. Louis, MO: Mosby, 1994: 70.

　　第一种模式，即"健康意识 - 健康管理"，提供了患者的综合概况，而随后的 10 种模式则侧重于健康管理的具体方面。从"营养 - 代谢模式"开始，一直到"睡眠 - 休息模式"，资料的获取相对简单，因为体型等方面往往一目了然，而且患者在回答大多数询问时通常不会遇到困难。然而，当评估从"认知 - 感知模式"开始进行时，就会进入更多的个人领域。此时，护士可能会观察到患者在交流过程中出现听力或记忆力问题等迹象，从而进行更具针对性的评估。

　　从"自我感知 - 自我概念模式"到最后的"价值观 - 信念模式"，评估引入了患者可能更倾向于保密的项目。因此，要获得准确的资料，最重要的是与患者建立信任关系。因此，这些模式被策略性地安排在评估的后半部分。虽然最初的顺序在大多数临床环境中都很有用，但戈登（Gordon, 2008）建议在精神心理健康领域对顺序进行修改。在该领域，评估从"健康意识 - 健康管理模式"开始，接着是"自我感知 - 自我概念模式"，然后是后面的四种模式。鉴于这些模式与精神心理健康领域的患者关系密切，这种调整尤其有益。

　　戈登（Gordon, 2008）针对个体、家庭和社区制定了不同的评估项目。不过，本章只讨论个体评估。为了全面了解 FHP 的个体、家庭和社区评估项目，我们建议读者查阅戈登的原始文献。在她的出版物中，她为每种模式都指定了多个潜在的评估问题。表 2.2 只按模式提供了几个问题示例，用于对患者个体进行病史采集（Jones et al., 2021）。虽然评估领域和项目的数量看似繁多，但必须认识到，并非所有项目都适用于每位患者。此外，某些项目可能需要根据国度或文化因素进行调整。

例如，在"睡眠－休息模式"的病史采集过程中，如果自驾不是患者的主要交通方式，那么将问题改成询问"您是否曾在乘坐公共汽车或火车时短暂打瞌睡？"可能更合适。

表 2.2　功能性健康模式（FHP）和问题示例

模式	问题示例
健康感知－健康管理模式	一般情况下，你如何评估自己的健康状况？原因是什么？
	健康对你生命的意义是什么？
	你对自己当前的健康满意吗？
	你经常做些什么来保持健康？
营养－代谢模式	描述你通常的进食模式以及每日食物和液体的摄入量。
	你每日进食三餐吗？
	你有足够的食物吗？
	你白天吃零食吗？
	你在感到有压力的情况下吃东西吗？请讨论。
排泄模式	你在 24h 内小便的次数是多少？
	你通常在晚上醒来小便吗？请描述你正常（通常）的排便方式。
	你经常吃泻药吗？
活动－运动模式	描述你的日常活动。
	你每周定期运动吗？请描述。
	你运动后感觉如何？
	爬楼梯对你来说是什么感觉？
睡眠－休息模式	你每晚睡眠多少小时？
	当你醒来的时候，你感觉休息好了吗？
	你有没有在开车时打过一会儿瞌睡？
	你有足够的精力进行日常活动吗？
	你睡午觉吗？请描述。
认知－感知模式	你怎样才能学得最好？
	你经常感到疼痛吗？
	你如何管理自己的疼痛？
自我感知－自我概念模式	是什么让你自我感觉良好？
	你对自己所取得的成就感到满意吗？你将来有什么想做的事吗？
	你认为自己的强项是什么？
	你有没有想要改变自己的地方？

续表

模式	问题示例
角色－关系模式	谁是你最大的支持者？
	你对目前的人际关系满意吗？
	请描述你目前在家庭中的角色和职责。在扩展家庭中呢？
	你对自己当前的工作满意吗？
性－生殖模式	你对自己的性取向满意吗？请讨论。
	你的性生活活跃吗？
	你在谈恋爱吗？
	你有孩子吗？
应对／压力耐受模式	你会如何描述你目前的压力水平？
	在你的生活中，有没有你会形容为有压力的事情？请讨论。
	你如何处理有压力的情况？
	压力会影响你的人际关系／工作吗？
价值观－信念模式	人生中你最看重的是什么？
	是什么赋予了你生命的意义？
	健康是生命的价值吗？你都做些什么来保持自己的健康？
	你希望在自己的一生中取得什么样的成就？

虽然使用 FHP 框架进行筛查性评估最初可能会耗费初学者的时间，但这是每个人都会经历的自然过程。在不同的患者群体和临床环境中使用 FHP 评估框架，有助于分辨哪些模式需要深度评估，哪些模式可以被有效地筛查出来。必须牢记，全面评估是不可或缺的。否则，患者潜在的健康问题、风险状态或促进健康的机会可能会被忽视。

对田中先生的筛查性评估 让我们以田中先生为例，进行筛查性评估。

> 田中先生是一名 76 岁的顺性别男子，一年前因食管癌Ⅳ期接受了放化疗。今天，他到门诊复诊，随后因疑似癌症转移而入院。

田中先生的筛查性评估、资料分析和深度评估所得出的综合信息见表 2.3。它详细介绍了形成护理诊断的评估过程。然而，需要注意的是，在实际临床环境中，护士不会以这种特定格式记录资料。设计该表格的目的，只是为了尽可能清楚地解释从评估到护理诊断的过程。

现在，让我们集中讨论每种模式中的筛查性评估部分。显而易见，这里并不包括通过 FHP 框架筛查性评估收集到的所有资料。为了讨论清晰起见，我们省略了某些无关的资料。

表 2.3　对田中先生进行筛查性评估、深度评估和资料分析

健康感知 – 健康管理模式

筛查性评估

田中先生在接受放化疗后一直表现良好。现在，他感到疲倦，腰部和臀部剧烈疼痛。他每天早餐后服用治疗高血压的药物，并使用药盒以确保服药的依从性。在过去的1个月里，田中先生接种了冠状病毒疫苗和流感疫苗，因为一旦感染，他可能会患重病。他不吸烟，也很少饮酒。遵守交通安全规范，如开车时使用安全带。无跌倒史。田中先生非常听从医生和护士的建议。

深度评估
- 他的疲劳和疼痛始于两周前。
- 他担心癌症会转移。
- 20年前，他被诊断出患有高血压，目前仍在服药，病情控制良好。

资料分析
- 问题症状：疲劳、下背部和臀部剧烈疼痛。
- 需要更多关于他对癌症转移感受的资料。
- 慢性病：高血压20余年。
- 遵守医护人员的用药建议。
- 维护健康和预防疾病的积极行为。

营养 – 代谢模式

筛查性评估

田中先生每天用餐两次：早餐和晚餐。他不服用任何补充剂或维生素，也不吃零食。在过去的一年里，他的体重下降了5kg。他没有食欲，但尽量多吃。无咀嚼、吞咽或反流问题。坚持低钠饮食。每天摄入1.5L液体，主要是绿茶或草药茶。一年前接受放射治疗时出现皮炎，现已痊愈。口腔黏膜和牙龈苍白，无损伤；每年都会去牙医那里洁牙。后牙装有活动义齿。最近感到疲倦，经常躺在沙发上。皮肤潮湿，无下肢水肿。体温36.8℃。骶尾部皮肤发红。身高168cm，体重52kg，体重指数（BMI）18.4kg/m^2。

深度评估
- 全血细胞计数：血红蛋白9.8g/dL，血细胞比容29.4%，红细胞309万/微升
- 皮肤发红面积为3cm^2。无疼痛感。按压无褪色。

资料分析
- 营养问题：一日两餐，不吃零食，没有食欲，体重下降5kg。
- 贫血：黏膜和牙龈苍白，血细胞计数异常。
- 坚持低钠饮食。
- 压力性损伤：骶尾部皮肤发红，按压无褪色，面积约3cm^2。
- 体重偏低。

排泄模式

筛查性评估

排便规律，通常每天饭后排便两次；从未使用过泻药。排尿次数减少，开始排尿时有困难；无漏尿现象。

深度评估
- 田中先生从未看过泌尿科医生。

资料分析
- 他可能需要去看泌尿科医生。

活动 – 运动模式

筛查性评估

最近全身乏力；一周中大部分时间的活动量都是"多数时间久坐不动"。他以前每天散步30min，但最近感觉太累，走不动了，过去两周躺在沙发上的时间更多。否认头晕。田中先生可以独立进行日常活动。生命体征：心率78/min，无心律失常；血压142/86mmHg；呼吸频率24/min，无肺部杂音。手握力：31kg，肌张力良好。可以轻松地拿起铅笔；无关节损伤的迹象。

深度评估
- 走路时出现呼吸困难。
- 由于疲劳和疼痛，"多数时间久坐不动"。

资料分析
- 问题症状：全身乏力、劳力性呼吸困难、疲劳和"多数时间久坐不动"。
- 长时间躺在沙发上，可能会造成他的压力性损伤。

续表

睡眠-休息模式

筛查性评估
最近早晨醒来时感到疲倦；无入睡困难，从不服用安眠药。夜间醒来如厕两次。晚上9点睡觉，早上5点醒来。认为睡前一个半小时洗澡有助于一夜好眠。尽量避免白天打盹，但偶尔会在看电视时打瞌睡。

深度评估
住院期间，他按照医院的时间表进行沐浴。

资料分析
- 睡眠无忧。
- 整日感觉疲劳。
- 住院期间睡眠卫生改变。

认知-感知模式

筛查性评估
报告说腰部和臀部剧烈疼痛，并伴有持续的重压感。大约两周前开始疼痛，站立时比坐着时更明显，贴止痛膏药也无法缓解。看报纸时戴眼镜，上次看眼科医生是两年前。无听力问题，也没有佩戴助听器。味觉、嗅觉或触觉无明显变化。记忆力、注意力和决策能力无问题。喜欢阅读并通过各种方式学习；毕业于日本N大学。能听到耳语，能进行抽象和具体的思考。精通日语和英语，能读、说两种语言。有方向感和意识。注意力集中，能持续理解语言信息。

深度评估
- 疼痛程度按数字评分表从0（无痛）到10（最剧烈疼痛），疼痛等级为6级。

资料分析
- 关注点：腰部和臀部疼痛，持续重压感，疼痛水平为10点数字等级表中的6级。

自我感知-自我概念模式

筛查性评估
他认为自己是一个认真、诚实的人，一直保持着积极的自我形象。食管癌的诊断并没有明显改变他的自我感知；主要担心的是癌细胞转移的程度。他决心接受任何可能的治疗，但认为如果无法治疗，他也无能为力。认为患癌是他的命运，并愿意接受它。在与人交流时保持目光接触，言谈举止中都流露出自信。情绪相当平静（2分），反应方式积极主动（1分）。

深度评估
- 担心妻子和儿子，因为潜在的癌症转移可能预示着死亡迫在眉睫。

资料分析
- 在令人焦虑的情况下仍能保持冷静。

角色-关系模式

筛查性评估
田中先生与75岁的妻子和50岁的儿子住在一起。直到6个月前，他98岁的母亲还和他们住在一起，但后来去世了。他的儿子有发育和精神残疾，需要持续的支持。虽然儿子能做一些简单的工作，但在日常生活的各个方面都需要他人的帮助，平日生活在附近的一家福利机构工作。抚养儿子给这对夫妇带来了巨大的挑战。目前，照顾儿子的重任完全落在了田中太太的肩上，她的双膝也患有骨关节炎。她原计划在本月进行手术，但由于田中先生住院而推迟了手术。这对夫妇最初希望尽可能长时间与儿子生活在一起，但现在正在考虑为他安排一个集体之家。田中先生70岁的弟媳住在附近，可以提供支持。田中先生发现很难建立社交关系，也没有亲密的朋友，主要通过问候与邻居交流。尽管环境如此，他和妻子仍

资料分析
- 家庭危机：田中先生住院期间，患有骨关节炎的妻子可能要承担照顾田中先生的重担。
- 田中先生和他的妻子关系融洽，互相帮助。

续表

保持着相互支持与合作的关系。虽然没有知心朋友，但田中先生并不感到孤独。在经济上，全家依靠田中先生的养老金，无任何直接的经济问题。

深度评估
- 1年前住院时，他的妻子能够独自照顾他们的儿子，因为儿子没有任何问题。
- 上个月，他的儿子被同事欺负，一个星期没去上班。目前没有任何问题。

性－生殖模式	
筛查性评估 报告没有性方面的问题。	**资料分析** - 该模式无问题。
应对－压力耐受模式	
筛查性评估 他说妻子是他沟通最多的人；他把克服各种困难归功于他们之间的相互支持。一般不会感到紧张；很少饮酒，也不吸毒。去年发生的重大事件包括被诊断出患有食管癌Ⅳ期并正在接受治疗，以及他98岁的母亲去世。他与妻子讨论出现的任何问题。焦虑水平为有点紧张（3分）。	**资料分析** - 田中先生具有良好的压力耐受性。 - 现在无法参加步行活动是否会影响压力水平？
深度评估 - 散步是他缓解压力的有效方法。 - 他的母亲去世时已经很老了，而且没有遭受任何痛苦，所以他能够接受母亲去世的现实。	
价值观－信念模式	
筛查性评估 承认生活并不总是按计划进行。目前，家庭是他生活中最重要的方面。他和妻子一直在寻找能让儿子独立生活的地方。他不信奉任何特定的宗教信仰。	**资料分析** - 为儿子寻找可用的资源。

2.8 深度评估

如前所述，深度评估是这一过程中每个阶段的内在组成部分（图2.1）。当筛查性评估得出的某些资料被解释为"异常"或引起护士的担忧时，进行充分的深度评估就变得势在必行。如果忽视对所收集资料的仔细检查，可能会导致关键信息的遗漏。在表2.3中，让我们关注每个模式中的深度评估部分。

例如，在完成"营养－代谢模式"的筛查性评估后，护士收集了以下资料：
- 全血细胞计数：血红蛋白 9.8g/dL
- 血细胞比容 29.4%
- 红细胞 309 万 / 微升
- 皮肤发红面积为 $3cm^2$。无疼痛感。按压无褪色。

你能看出护士收集这些额外资料的理由吗？由于她具有高水平的专业知识，筛查性评估、资料分析、信息聚类（识别模式）和潜在诊断识别等步骤在她的脑海中几乎同时展开。她很可能在田中先生身上发现了"贫血"和"压力性损伤"的模式。通过迅速、深入的评估，她可以及时确认或排除潜在诊断。

需要注意的是，这是一个高阶的例子，并不意味着每个护士都会以同样的速度进行操作。对于那些刚刚起步的护士来说，建议此时采用系统的、循序渐进的方法。请谨记，深度评估的使用并不局限于特定的时间；它的应用是灵活的，取决于患者的独特情况和护士的专业知识。

2.9 资料分析

从评估到护理诊断的第二个关键步骤是资料分析，护士在这一阶段将原始资料转换成有意义的信息。这一过程的关键目的是指导我们理解筛查性评估过程中收集的资料的意义，并指出可能需要的其他资料。尽管"信息"和"资料"这两个术语经常互换，但其内在特征却大不相同。为了更清楚地理解评估和护理诊断，让我们先花点时间来区分资料和信息。

资料是护士通过观察和倾听患者的倾诉而精心收集的未经处理的事实或"原始"事实。随后，护士利用自己的护理知识，将这些原始资料转化为信息。在这种情况下，信息可以视为被赋予了判断或意义的资料，表现为"高"或"低"，"正常"或"异常"，"没问题"或"有问题"等描述。

在表 2.3 中，让我们重点关注每种模式中的资料分析片段。

在对田中先生进行"营养－代谢模式"的筛查性评估时，护士收集了以下资料：

- 身高 168cm
- 体重 52kg
- 体重指数（BMI）18.42kg/m^2。

护士运用世界卫生组织评估标准（体重指数 <18.5kg/m^2 表示体重偏低）的护理知识，对这些资料进行了分析，并将其转化为有价值的信息：田中先生体重偏低。此外，在"活动－运动模式"的筛查性评估中，护士收集到的资料显示，田中先生在过去两周内躺在沙发上的时间增加了。护士运用自己在压力性损伤的机制和原因方面的护理专业知识，敏锐地分析了这些资料，并将其转化为深思熟虑后的信息：长时间躺在沙发上可能是造成患者压力性损伤的原因。

2.10 信息聚类 / 发现模式

该流程的后续步骤涉及信息聚类，这是一个重要阶段，关键在于对模式的识别。在对资料进行细致分析并将其转化为信息之后，我们就可以在后续步骤中利用这一新获得的理解。信息聚类的概念与我们错综复杂的记忆功能密切相关。我们不需要纠结于"我应该如何对信息进行聚类，从而找出一种模式"的问题。大脑会自动为我们完成这项任务，这一点令人欣慰。

在人类的记忆领域中，有两个主要方面：长期记忆和短期记忆。长期记忆拥有无限的容量，而短期记忆则受到米勒定律（1956）的限制，即有限的容量为 7±2 个项目。认识到这一限制后，我们的大脑采用了一种名为"聚类"的机制，以有效地在短时记忆中存储更多信息。这种机制包括将相似类型的信息联系起来，并将它们组织成有凝聚力的组。这种关联的成功与否取决于我们所掌握的知识储备。

请思考一个实际情境，你正在照顾一位有"体液平衡"问题的患者。你的"体液平衡"知识包括输入（如口服液、静脉输液、管饲）和输出（如尿液、粪便、引流液、大伤口、出汗、呕吐物）等多个方面。当你有条不紊地收集和分析与"体液平衡"相关的各种资料时，你现有的知识将有助于你巧妙地对相关信息进行聚类。

以田中先生的案例来说明这一过程，护士开始通过策略性的信息聚类来识别模式。如图 2.2 所示，这种可视化表示法概括了信息如何被无缝聚类并凝聚成可识别的模式。

2.11 明确潜在的护理诊断（诊断假设）

在这一过程的关键时刻，护士会仔细检查聚类的模式化信息，深入了解患者的潜在经历，特别是他们的人类反应。

遗憾的是，这一阶段往往是护理程序过早终止的地方。护士可能会编制

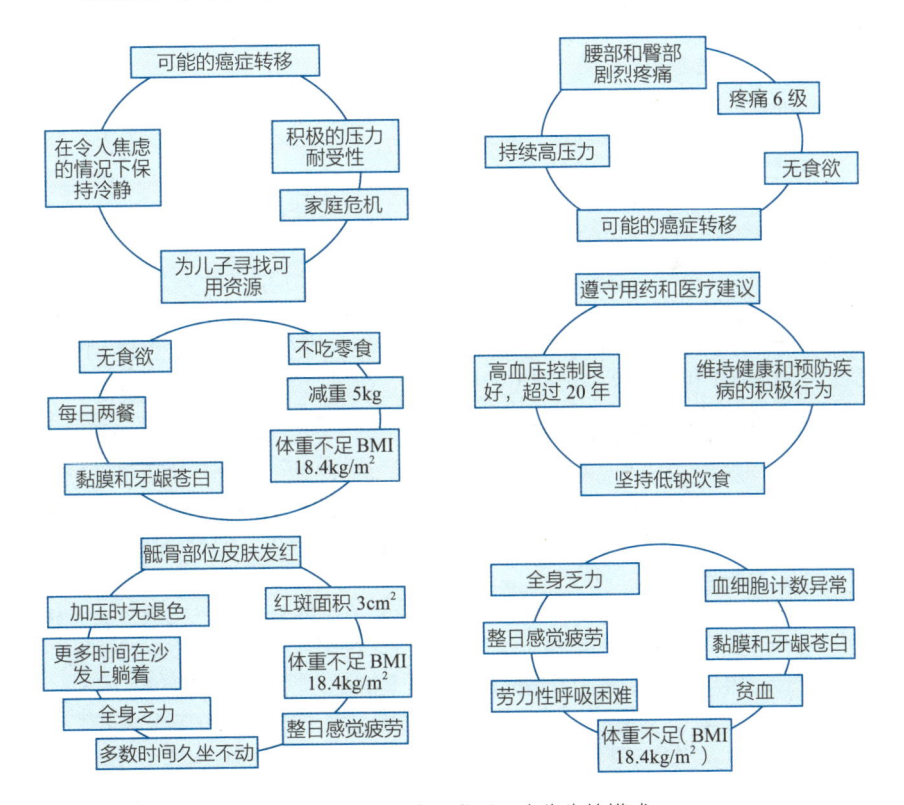

图 2.2 信息聚类：发现田中先生的模式

一份潜在诊断清单，然后匆忙实施干预措施，或者仅根据诊断标签选择诊断，随后针对所选诊断来选择干预措施。另外，一些护士可能会设定一个预期结局，并引导干预措施以实现该结局。然而，这些方法的内在缺陷在于干预措施与患者的具体问题及其根本原因之间可能不匹配。简而言之，这些方法不仅无效，而且是不恰当的行动方案。为确保诊断的准确性，必须进行验证，即通过广泛、深入的评估来确认或排除诊断，从而有效地"鉴别"诊断。

在这一步骤中，我们建议你考虑所有可能出现在脑海中的护理诊断。对于经验丰富的护理专家来说，这种思维探索通常会在几秒钟内迅速展开。相反，新手护士或护生可能会受益于更有经验的同行或教师的指导，为他们的思维过程提供支撑。从信息中识别模式的能力，取决于对支持每个潜在诊断的基本概念的深刻把握。在某些情况下，对每项护理诊断概念的理解可能会推动护士进行更全面、更详细的评估。

重温图2.2，有了护理知识的概念基础，包括韧性、疼痛、营养、健康自我管理、压力性损伤、活动耐受性和疲劳，护士就可以开始辨别潜在的护理诊断信息，如：

- 愿意加强韧性（00212）
- 急性疼痛（00132）
- 营养摄入不足（00343）
- 愿意加强健康自我管理（00293）
- 成人压力性损伤（00312）
- 活动耐受性降低（00298）
- 过度疲劳负担（00477）

在这一阶段，你可能会想到类似的护理诊断，并想知道哪一项诊断更合适。不过，现在还不必那么着急。下一步，我们将介绍如何区分类似的护理诊断。如图所示，田中先生的护士似乎也在处理两个类似的护理诊断：活动耐受性降低（00298）和过度疲劳负担（00477）。

2.12 确定/排除潜在的护理诊断

在这一关键阶段，你要严格验证或排除你所确定的潜在护理诊断（诊断假设）。这需要对每个诊断背后的依据进行严格的检查。具体而言，你必须重新复核所收集的信息，将其与你所使用的标准化术语（如NAN-DA-I护理诊断）进行细致比较。

使用标准化术语（如NANDA-I提供的术语）非常关键，因为这些术语不仅提供了一个标签（如愿意加强韧性），还提供了全面的定义和诊断指标（包括定义性特征和相关因素或危险因素）。这样，当出现新的患者资料时，其他护士就可以不断验证或质疑诊断结果。在没有这些标准化定义和指标的情况下，在床边编造的术语会缺乏一致的含义，也无法进行临床验证或确认。如果在患者身上发现的某种模式不存在适当的NANDA-I护理诊断，那么更谨慎的做法是提供病情的详细描述，而不是发明一个术语，因为不同的护士可能会对该术语有不同的解释。

患者安全取决于有效的沟通，强调需要使用具有明确定义的标准化术语和易于验证的诊断指标。构成潜在诊断基础的信息必须与 NANDA-I 诊断指标相一致。缺乏 NANDA-I 诊断指标有力支持的诊断通常不适合患者。一个有用的策略是将潜在诊断与 NANDA-I 手册中的相关页面进行详细对比，重点突出护理评估过程中确定的定义性特征和相关/危险因素。这有助于确保所得出诊断结论的严谨性和适宜性。

愿意加强韧性（00212）：田中先生的总体情况与这一诊断的定义十分吻合，体现了"一种从感知到的不利或不断变化的情况中恢复过来的能力模式，这种能力可以得到加强"。尽管面临潜在的癌症转移和家庭危机的挑战，田中先生仍表现出了值得称赞的抗压耐受性。他与妻子一起，积极主动地为儿子寻找合适的生活安排，这符合"希望加强支持系统"的定义性特征。然而，鉴于田中先生目前的问题症状需要及时关注，护士决定排除这一诊断。

急性疼痛（00132）：在过去两周里，田中先生的腰部和臀部持续感到剧烈疼痛，疼痛程度从 0（无痛）到 10（最剧烈疼痛）评为 6 级。这符合急性疼痛的定义，即"与实际或潜在的组织损伤有关或类似的不愉快感觉和情绪体验，持续时间少于 3 个月"。虽然疼痛有可能与癌症转移有关，并可能持续 3 个月以上，但目前仍无法预测未来的持续时间。田中先生报告的 6 级疼痛以及与之相关的食欲缺乏符合急性疼痛的定义性特征，包括"口头报告疼痛""使用标准有效的评估工具评估疼痛强度""食欲不振"。相关因素可能是"物理性伤害因素"，尽管护士缺乏独立改变这类因素的自主权。不过，护士可以通过调整体位、冷/热敷、引导想象和冥想等方法来帮助田中先生控制症状。如果医生开了止痛药，护士可以向田中先生传授结合药物的有效止痛方法。护士已经验证并确认了这一诊断。

营养摄入不足（00343）：田中先生的饮食习惯——每天进食两餐，不吃零食，导致黏膜和牙龈苍白，在过去一年体重下降了 5kg，被认为体重偏低——符合营养摄入不足的定义性特征，包括"食物摄入量低于估计需求量""黏膜苍白"和"与同年龄同性别相比体重偏低"。"营养摄入量不足以满足新陈代谢的需要"这一定义准确地概括了他的状况。然而，鉴于田中先生的治疗方案尚未确定，且取决于所选择的医疗策略，护士决定在对这一问题实施独立干预之前，先等待并审查医疗护理计划。因此，护士选择暂时取消这一诊断，尽管一旦医疗护理计划确定后，可能会重新考虑此诊断。

愿意加强健康自我管理（00293）：田中先生患有高血压 20 余年，他坚持低钠饮食和药物治疗，认真遵照医护人员的建议，并表现出维护健康和预防疾病的积极行为。这些行为符合该诊断的定义性特征，包括"希望加强日常生活的选择以实现健康目标""希望加强将治疗方案纳入日常生活""希望加强对危险因素的管理"。"处理与慢性病相关的症状、治疗方案、后果和生活方式改变的模式,该模式可以被加强"这一定义准确地描述了田中先生目前的状况。护士已经验证并确认了这一诊断。需要注意的是,根据医疗保健系统和住院时间的长短,自我管理型诊断可能要到患者临近出院时才会得到验证或确认。

成人压力性损伤(00312):田中先生的骶骨部位皮肤发红,面积达 $3cm^2$,按压无褪色。这符合成人压力性损伤的定义性特征,特别是"红斑"。无退色的红斑通常是压力性损伤的最初征兆。由于全身乏力、疲劳和疼痛,导致田中先生长期躺在沙发上,并被描述为"多数时间久坐不动",这与相关因素"骨突出部位受压"相吻合。该定义——"由于压力或压力与剪切力共同作用,导致年龄大于18岁者的皮肤和(或)皮下组织局部受损"——准确地概括了田中先生目前的状况。考虑到食欲下降导致营养状况受损,如果不及时治疗,压力性损伤有可能恶化。护士已经验证并确认了这一诊断。

活动耐受性降低(00298)和过度疲劳负担(00477):田中先生出现全身乏力、疲劳和劳力性呼吸困难,这促使护士考虑两种可能的诊断。为了区分这两种诊断,让我们先仔细研究一下定义。这两种诊断在NANDA-I分类系统Ⅱ中同属于"领域4.活动/休息"和"类别3.能量平衡",这表明两者在概念上具有相似性。然而,仔细观察,"活动耐受性降低"被定义为"耐力不足,无法完成所需或期望的日常活动",侧重于耐力。相反,"过度疲劳负担"被定义为"夸张的持续疲惫感,以及在通常水平上体力和脑力劳动能力的下降",侧重于疲惫感这一疲劳症状。虽然田中先生报告了疲劳,但他的经历不仅仅是疲劳。评估结果与活动耐受性降低的定义性特征一致:全身乏力、疲劳和劳力性呼吸困难。相关因素包括贫血导致的氧供需失衡、营养摄入不足导致的营养不良,以及疲劳导致的长时间不活动。因此,护士已经确定了上述诊断。

田中先生的护士仔细研究了可能的护理诊断,最终确定了以下四个诊断。
- 急性疼痛(00132)
- 成人压力性损伤(00312)
- 活动耐受性降低(00298)
- 愿意加强健康自我管理(00293)。

如上所述,根据医疗资源或系统的不同,自我管理型诊断可能要到患者临近出院时才能得到验证或确认。

2.13 鉴别相似诊断

在确认/排除潜在护理诊断的过程中,有时会出现一项额外的任务——在概念相似的诊断中确定最合适的护理诊断。当标签中包含共同术语或诊断在概念上有相似之处时,护理诊断的相似性往往会变得很明显。在这种情况下,以下方法会有所帮助:

领域和类别 首要的方法是仔细研究诊断在NANDA-I分类系统Ⅱ中的

位置。每个领域（代表一个广泛的护理知识领域）和类别（由具有相似属性的诊断组成）都有明确的定义，为全面了解它们之间的区别奠定了基础。同一领域和类别中的诊断通常具有共同属性。举例说明，通过仔细研究健康素养不足（00339）和健康知识不足（00435）在分类系统中的位置，就可以区分它们。这两个诊断标签不仅非常相似，而且"知识"和"素养"也密切相关。健康素养不足属于领域 1. 健康促进，类别 2. 健康管理。相反，健康知识不足则属于领域 5. 感知/认知，类别 4. 认知。这些领域和类别的定义如下：

- 领域 1. 健康促进：对健康或正常功能的认识，以及用于保持控制和加强健康或正常功能的策略。
- 类别 2. 健康管理：明确、控制、执行和整合活动，以维持整体健康状态。
- 领域 5. 感知/认知：包括注意力、定向力、感觉、感知、认知和沟通的人类信息处理系统。
- 类别 4. 认知：记忆力、学习、思维、解决问题、抽象、判断力、洞察力、智力、计算和语言的应用。

从这些信息中可以看出，健康素养不足是与健康管理有关的诊断，而健康知识不足则是与认知功能有关的诊断。

定义 如果两个护理诊断属于同一领域和类别，建议采用第 2 种方法。这需要仔细研究每个诊断术语的定义。NANDA-I 提供了具有特定定义的标准化术语，确保对每个诊断术语的一致理解。尽管如此，一些护士可能仅凭对标签的初步印象来选择护理诊断，从而导致对其含义的武断假设。如果护士和护生无视提供的定义，以自己的方式解释护理诊断，就会阻碍标准化术语最终目标的实现。因此，在使用护理诊断时，充分理解定义至关重要。例如，护士经常会遇到过度焦虑（00400）和过度恐惧（00390）之间的混淆。这两种诊断都属于分类系统的领域 9. 应对/压力耐受性和类别 2. 应对反应。要区分概念相似的诊断，必须仔细研究每个诊断的定义。这两个诊断的定义如下：

- 过度焦虑：涉及对被视为具有威胁性的情况和事件的过度持续的担忧。
- 过度恐惧：涉及发现迫在眉睫的威胁时引发的过度强烈情绪反应。

虽然这两种诊断都会引起过度的情绪反应，但必须注意的是，过度焦虑的特点是对感知到的威胁持续担心，而过度恐惧的特点是对迫在眉睫的威胁产生强烈的情绪反应。

包容性 NANDA-I 分类包含了从广泛到更具体的不同抽象程度的护理诊断。当遇到一种护理诊断包含其他护理诊断的情况时，建议采用第 3 种方法：确定更具体的护理诊断。这是因为更具体的护理诊断在预测护理结局和确定适当的护理干预措施方面起着关键作用。要确保诊断的包容性，就必须对诊断的定义和界定特征进行仔细斟酌。例如，排尿受损（00016）、压力性尿失禁（00017）、急迫性尿失禁（00019）和混合性尿失禁（00310）都属于分类系统的领域 3. 排泄与交换和类别 1. 排尿功能。排尿受损的定义和定义性特征概述如下：
- 定义：排尿功能障碍。
- 定义性特征：排尿困难、尿频、夜尿增多、排尿迟缓、尿失禁、尿潴留和尿急。

从这些信息中可以看出，排尿受损是一个高度抽象的护理诊断，它包含了其他更具体的护理诊断。通常情况下，全面而抽象的护理诊断很少单独作为最终诊断。然而，事实证明，护士逐步完善自己的诊断推理并缩小护理诊断的选择范围是有益的。

护理概念　　如果上述策略证明无效，作为最后一种方法，重新审视你对护理诊断相关的护理概念——人类反应或诊断焦点——的理解。每个护理诊断都以护理概念为基础，代表着学科知识。掌握这些基本概念有助于护士综合（聚类）相关信息，如分类系统中的领域和类别、定义和诊断指标，使之成为一个有聚类的模式。因此，如果护士缺乏对诊断基本概念的理解，仅仅回顾分类系统中的位置是不够的。

例如，如果未掌握自我效能和自尊，区分缺乏健康自我效能（00338）和缺乏自我同情（00325）可能会使领域和类别信息失去意义：
- 缺乏健康自我效能：领域6. 自我感知和类别2. 自尊。
- 缺乏自我同情：领域9. 应对/压力耐受性和类别2. 应对反应。

此外，如果不了解这些概念，以下定义可能会让护士更加困惑：
- 缺乏健康自我效能：对自己促进、保持或恢复适当健康状态的能力缺乏足够的信心。
- 缺乏自我同情：在失败、受限或痛苦的时候，没有足够的能力来扩展自我仁慈和理解、承认自己与更广泛的人类经验之间的联系，以及注意和意识到自己的想法和感受。

要理解不熟悉的概念，快速查阅字典是一种有用的方法。在线《剑桥词典》（2023）将自我效能定义为"一个人相信自己能够成功完成某项任务"。查阅这一定义后，前面提到的定义就变得更容易理解了。相反，"自我同情"一词在上述字典中却找不到。虽然"自我同情"源于东方哲学，但这一概念却在最近引起了关注和研究。由于它的复杂性，我们建议探索各种信息来源，以获得更全面的理解。

2.14　确定诊断的优先排序

从评估到护理诊断的最后过渡，涉及确定诊断的优先排序这一关键步骤。面对多项护理诊断时，护士必须分清哪些诊断应首先处理。虽然在某些情况下，可以同时处理多项诊断，但护理工作量繁重、人手有限的现实凸显了资源节约型护理的重要性。

有几项指导原则可以帮助护士确定护理诊断的优先排序：
- 考虑紧迫性：

·优先处理构成直接威胁，或者如不及时处理，情况可能迅速恶化的护理诊断。直接影响患者生命的诊断应优先处理。

－评估相互作用：

·评估护理诊断之间的相互作用。优先考虑那些会导致或加重其他护理诊断的诊断。例如，某些患者的过度焦虑可能会导致无效睡眠模式，而另一些患者的无效睡眠模式可能会导致焦虑加重。解决了根本原因，相关诊断也就迎刃而解了。

－尊重患者的偏好：

·考虑患者的意见，并根据他们的偏好和关注点确定诊断的优先排序。但是，如果护士和患者之间在优先顺序的选择上存在分歧，则需要双方进行坦诚的沟通，这一点很重要。护士解释所选择的优先顺序背后的理由，有助于促进患者的理解与合作。

－应用马斯洛的需求层次理论：

·利用马斯洛的需求层次理论（1943）作为确定优先排序的框架。首先处理与患者生理需求相关的护理诊断，然后逐步处理与高阶需求相关的护理诊断。

坚持这些原则，护士就能系统地确定护理诊断的优先排序，确保在工作环境的限制下，采取重点突出的有效方法护理患者。

田中先生的护士仔细考虑了每项诊断的紧迫性、各诊断之间可能产生的相互作用，以及患者的偏好。护士确定了以下优先事项：

－成人压力性损伤（00312）

－急性疼痛（00132）

－活动耐受性降低（00298）

－愿意加强健康自我管理（00293）。

护士的优先排序策略符合马斯洛需求层次理论的基本原则，即在处理其他方面的护理之前，优先考虑即时的生理需求。优先顺序的安排如下：

－成人压力性损伤（00312）：

·由于病情有可能迅速恶化，如果不及时治疗，有可能出现严重的并发症，因此这被确定为第一优先事项。受压部位的红斑按压无退色，再加上营养状况受到影响，这都凸显了干预的紧迫性。防止病情进一步恶化对田中先生的健康非常重要。

－急性疼痛（00132）：

·虽然疼痛不会立即威胁生命，但无法控制的疼痛会严重影响整体健康，并妨碍对其他健康问题的处理。缓解急性疼痛被列为第二优先事项，旨在提升田中先生的舒适度并增强其应对并存健康挑战的能力。

－活动耐受性降低（00298）：

·第三个优先事项符合优先考虑患者期望的诊断原则。田中先生的全身乏力、疲劳和劳力性呼吸困难直接妨碍了他的日常活动。通过解决活动耐受性降低的问题，护士关注了一个严重影响患者生活质量的问题，这与患者表达的愿望相符。

- 愿意加强健康自我管理（00293）：
  - 最后一个优先事项与利用个人优势可以支持整体治疗计划的理念一致（请参阅前面关于验证/确认自我管理型诊断的说明）。田中先生一直希望尽其所能管理自己的健康，因此护士在支持患者管理任何既定的治疗计划时，都可以利用患者的这一优势。

这种确定优先顺序的方法不仅考虑了生理需求的紧迫性，还结合了患者的偏好和优势，确保以患者为中心的护理计划既能解决紧迫的威胁，又能解决影响田中先生日常生活和舒适度的问题。

2.15 总结

本章强调了评估在护理程序中的关键作用，强调全面准确的评估是有效护理诊断和后续护理计划的基石。从评估到护理诊断的过程包含了科学知识、熟练的沟通技巧、体格检查、富有同情心的态度和批判性思维。护理诊断采用了具有精确定义的标准化术语，是护理知识的一个独特领域，有别于医疗诊断。从评估到护理诊断的步骤包括：

- 筛查性评估：
  - 是资料收集的第一步，以确定是否需要进一步、更详细地评估个体。
- 深度评估：
  - 当筛查性资料表明存在问题时，就会触发一个不可或缺的阶段，并与护理程序的每个方面无缝整合。
- 资料分析：
  - 通过应用护理知识，将原始资料转化为有意义的信息，从而对所收集的资料进行解释并赋予其意义。
- 信息聚类/发现模式：
  - 将信息聚类成组或模式，便于高效存储和识别相关资料。
- 识别潜在的护理诊断：
  - 考虑所有合理的护理诊断，并将其建立在信息聚类、识别模式和理解患者的人类反应的基础上。
- 确认/排除潜在护理诊断：
  - 通过对照NANDA-I诊断仔细核查信息，验证或删除潜在的护理诊断。
- 诊断的优先排序：
  - 根据诊断的紧迫性、诊断之间的相互作用、患者的偏好，以及是否符合马斯洛需求层次理论等因素来确定诊断的优先排序。

这一综合流程强调了在提供以患者为中心的循证护理过程中，评估与诊断之间错综复杂的相互作用。

2.16 参考文献

Cambridge University Press. Cambridge Dictionary online. 2023. Available at: https://dictionary.cambridge.org/.

Gordon, M. Nursing diagnosis: Process and application. New York, NY: McGraw-Hill, 1982.

Gordon, M. Nursing diagnosis: Process and application, 3rd ed. St. Louis, MO: Mosby, 1994.

Gordon M. Assess Notes: Nursing assessment and diagnostic reasoning, Philadelphia, PA: FA Davis. 2008.

Jones DA, Herdman TH, Butcher RCGS. Clinical reasoning: from assessment to diagnosis. In: Herdman TH, Kamitsuru S, Takao Lopes C (eds). NANDA International nursing diagnosis: definitions and classification, 2021—2023. New York, NY: Thieme, 2021.

Miller GA. The magical number seven, plus or minus two: Some limits on our capacity for processing information. Psychological Review, 1956, 63(2): 81–97.

NANDA International. Position Statement: The use of Taxonomy Ⅱ as an assessment framework, 2010. Available at: https://nanda.org/publications-resources/resources/position-statement/.

World Health Organization. Body mass index (BMI). 2023. Available at: https://www.who.int/data/gho/data/themes/topics/topic-details/GHO/body-mass-index.

第 2 部分
NANDA-I 分类：结构与诊断

3 NANDA-I 护理诊断分类 /48

4 NANDA-I 的轴结构 /66

5 分类系统结构中诊断的排序原则 /76

3 NANDA-I 护理诊断分类

T. Heather Herdman

3.1 本体论、分类和 NANDA-I 分类系统概述

标准化分类系统是用于描述护理相关现象的结构化系统。它们为护士提供了一种共同语言，确保沟通的一致性和准确性。护理术语是指在特定情况下使用的一系列术语和定义。这些术语提高了医护人员之间交流的准确性。

3.1.1 本体论

本体论是哲学的一个分支，致力于研究存在或现实的本质。在计算机科学中，本体论是一种对共享概念化的形式化、显式规范。它提供了一种结构化的方法来表示特定领域的知识，并定义了该领域中的概念以及概念之间的关系。本体论用于以计算机可处理的方式捕获和形式化知识（Noy and McGuinness, no date; Tiwari, Sanju & Abraham, 2020），从而使系统更容易理解、组织和共享信息。

护理记录系统中的本体论是指护理科学领域内护理知识、概念及其相互关系的结构化表述。它为组织护理诊断、结局和干预等护理概念，以及评估资料或诊断指标等其他相关信息提供了一个正式框架。护理本体论在多个方面与护理分类密切相关。

概念的清晰性

本体论以多种方式支持概念的清晰性，包括展示概念之间的联系和相互关系，从而提供更全面、更清晰的领域视图。本体论将知识和用于表示知识的逻辑正规化。知识表述的一致性和连贯性对于保持对概念的明确理解至关重要，因为不一致会导致混淆和误解。共享词汇和正式结构有助于人与人之间、系统与系统之间的交流。本体论包括支持逻辑推理的公理和规则，这有助于从现有概念中推导出新的知识，从而对领域有更全面、更清晰的理解（Tiwari & Abraham, 2020）。

NANDA-I 本体论通过明确定义对护理学科具有重要意义的概念（护理诊断）、规定概念之间的关系、分层组织知识，同时确保一致性、标准化并支持逻辑推理，从而支持概念的清晰性。通过 NANDA-I 领域及其相关类别，NANDA-I 护理诊断框架对护理实践中使用的概念（诊断）、它们之间的关系以及它们与患者护理的相关性进行了结构化表述。这些领域和类别可用于支持批判性思维和资料汇总，并促进学科间和学科内的清晰交流。

标准化

明确界定概念的定义有助于澄清每个概念的含义，避免歧义，并确保用户之间的共同理解。这确保了在不同背景下对概念的统一理解，从而实现不同系统和应用程序之间的互操作性。护理本体论定义了护理中使用的关键概念和术语，并建立了一种标准化的语言来描述患者的资料、诊断、结局和干

预措施。NANDA-I采用一种形式化的流程来定义、描述（使用诊断指标）和分类护理诊断。这些诊断基于对护理概念的共同理解——而不仅仅是资料或观察结果——从而确保其全面性、相关性以及针对护理知识的特异性。标准化确保了医疗保健专业人员使用一致的术语，促进了护士之间的有效沟通和理解。

互操作性

在计算机化时代，你可能经常听到这个词，但你是否静下心来思考过它对护理工作以及患者护理和安全的重要性？在医疗保健领域，互操作性使不同的电子健康记录（EHR）平台能够安全地交换患者信息。跨临床和跨地区实时查看和共享资料的能力可以减少医疗差错，使临床工作者能够在电子病历中获得最新信息，从而提高诊断和治疗的准确性。

本体论的应用增强了不同医疗系统和应用程序之间的互操作性。当护理分类以通用本体论为基础时，整合不同来源（如电子病历和临床决策支持系统）的资料就变得更加容易。互操作性提高了护理工作的连续性，使医护人员能够跨地区、跨临床环境和跨地理位置访问和共享标准化护理信息。

受本体论的影响，NANDA-I标准化护理诊断增强了医疗环境中的互操作性。世界各地的护士可以使用这些标准化诊断进行有效沟通，确保使用相同的术语来描述人类反应和护理干预。这种一致性对于提供高质量和安全的患者护理至关重要。

研究和资料分析

拥有本体论可为组织研究资料提供结构化框架，从而为护理研究提供支持。研究人员可以使用标准化的护理分类，如NANDA-I，对资料（护理诊断和评估资料）进行一致的分类和分析。概念之间的定义关系支持自动分析和临床推理。这种一致性提高了研究结果的效度和信度，允许在不同地区进行有意义的比较，并支持循证实践。

质量改进

植根于本体论的标准化护理分类可使医疗机构始终如一地收集和分析资料，从而促进医疗质量改进计划的实施。通过使用标准化语言来记录护理诊断、结局和干预措施，医疗机构可以更有效地分析资料、识别趋势并实施循证实践，从而提高为患者提供护理服务的效果和效率。

3.1.2 关键定义

你经常会听到三个术语交替使用：分类、术语和分类法。虽然它们之间的区别有时难以把握，但将它们视为一回事是完全不正确的。因此，让我们花点时间来了解一下它们之间的异同。

术语集

术语涵盖了在特定语境下使用的更广泛的专业用语，确保了交流的精确性。ISO 17115将临床术语定义为"直接或间接用于描述健康状况和医疗保健活动的术语"（International Standards Organization, 2020）。

术语是用来描述特定事物的语言，也是某一学科用来描述其知识的语言。因此，护理诊断构成了特定学科的语言，当我们谈论诊断本身时，我们谈论的是护理判断的术语，即护理诊断。

分　类

分类是根据共同的特征、属性或标准，对物体、概念或现象进行的系统排列；它包括将相似的事物归为一类，并将不同的事物分为不同的类别，以便于检索。分类用于护理和医学等多个领域，通过识别不同元素的模式及其之间的关系来组织、分析和理解这些元素。分类的目的是简化复杂的信息，加强理解，并通过创建一个结构化的框架来促进交流，从而对分类项目进行比较和区分。

ISO 17115 将分类定义为"一套详尽的、相互排斥的类别，用于将资料汇总到预先规定的专业化水平，以实现特定目的"（International Standards Organization, 2020）。NANDA-I 分类使我们能够关注特定的护理现象，并为护理诊断提供标准化语言。因此，NANDA-I 分类代表了我们基于本体论的诊断安排：一个主题领域或领域中的概念和类别，显示了它们的属性以及它们之间的关系。

医疗的分类系统表示学科知识，展示了特定的专业人员群体如何感知该学科的重要知识领域。因此，医疗分类系统具有多种功能，包括：

· 提供一个特定专业的知识和实践领域的视图。
· 以专业人员关注的健康、流程和机制方面的变化来组织现象。
· 显示专业人员可以控制或操纵的因素之间的逻辑联系（von Krogh, 2011）。

学习和使用一套通用的护理诊断，可使护士深入理解护理概念，从而提高临床推理和决策技能。这有助于了解 NANDA-I 分类是如何将护士对护理实践中所关注的现象的判断（护理诊断）按照其观察到的相似性进行系统化分组的。

为了更好地理解 NANDA-I 分类，我们需要明确护理诊断的定义及其界限。然后，我们需要了解如何使用分类系统来组织这些诊断，以及 NANDA-I 分类如何代表我们的学科知识——反映了护士根据学科概念来评估资料和患者/家属意见，结合护理理论知识以及对人类反应的理解，对患者状况做出的判断。

用分类系统组织护理知识

分类系统是用于对信息进行分类和组织的分层系统。它们可以帮助护士理解各种概念之间的关系，并为护理实践提供框架。ISO 18104 是记录护理诊断和干预措施的全球标准，其中对分类系统的定义如下，以确保护理记录的一致性：

"……直接或间接描述健康状况和医疗保健活动所需的临床概念，这些概念采用结构化、人机可读的表示形式，并允许其后续检索或分析，也是术语与组织、交流和解释此类概念集的规范之间的关系"（ISO, 2014）。

分类系统是一门分类科学，通常应用于生物体，但也用于各种学科，根据不同实体的特征对其进行分类和归类。它提供了一种分层组织概念的方法，有助于系统地理解知识。分类系统有助于我们将护理现象的多样性组织到一个系统化和结构化的框架中，使我们更容易研究、理解和交流本学科感兴趣的不同概念。

NANDA-I 分类系统是一种分类模式，帮助我们组织护理实践中的相关概念（护理判断或护理诊断）。当我们要讨论如何构建或分类 NAN-DA-I 诊断时，我们就是在讨论分类系统。

所有的这三个概念——术语、分类和分类系统——都旨在加强交流、提高准确性并确保护理实践的一致性。NANDA-I 设计其分类、术语和分类系统的目的，是为护士提供一个基于护理本体论的通用框架，从而促进协调一致和有效的医疗保健服务。

3.1.3　NANDA-I 分类系统 II

NANDA-I 是将其诊断纳入一个被称为分类体系的结构中呈现的。NANDA-I 分类系统的定义可以是"对作为临床推理结果的现象进行系统排序，并确定护理学科的知识"。它是一种分类模式，帮助我们组织护理实践中关注的概念（护理判断或护理诊断）。换句话说，我们的分类系统关注的是根据假定的自然关系对护理所关注的诊断焦点进行有序分类。当我们要讨论如何对 NANDA-I 诊断进行结构化或归类时，我们就是在讨论分类系统。

NANDA-I 分类系统提供了一种对护理专业人员关注的领域（即诊断焦点）进行分类和归类的方法。如前所述，NANDA-I 分类系统将护理诊断分为 13 个领域和 48 个类别。领域是一个"知识范畴"，NANDA-I 领域确定了护理学科的独特知识。13 个 NANDA-I 领域又进一步划分为类别（具有共同属性的分组）。例如，感染、躯体伤害、暴力、环境危害、防御过程和体温调节就是安全/防护领域中的类别。每个类别都包含相关的护理诊断。成人压力性损伤（00312）是安全/保护（领域 11）中躯体伤害（类别 2）的护理诊断。

了解 NANDA-I 分类系统的结构有助于护士识别和审查同一类别中的诊断。例如，在应对/压力耐受性领域的应对反应类别中，护士可以找到代表与焦虑、应对、悲伤、恐惧、韧性和自我同情相关的护理诊断标签。

NANDA-I 分类系统的编码结构

分类系统 II 中，针对诊断标签和诊断指标（定义性特征、相关因素、危险因素、相关条件和高危人群）的代码结构是 32 位整数（如果用户的数据库使用其他符号，则代码结构为 5 位数的编码）。虽然执业护士没有必要学习或记忆诊断代码，但它们的存在却很重要。在医疗保健分类中，含有字母和数字的代码用于代表医疗保健的各个方面，如患者护理相关的诊断或干预。所有护理概念都需要一个机器可读的唯一代码，这样才能在不同的电子病历系统之间交换信息。依据联邦企业数据资源（2023）的定义，机器可读是指"信息或数据的格式可以由计算机轻松处理,无须人工干预,同时确保不会丢失语义"。这些代码必须具有通用性,以确保医疗保健专业人员能够安全地访问,支持他们有效地了解有关患者病情和治疗的重要信息。

分类系统Ⅱ的代码结构符合关于代码不包含分类概念信息的建议。这种结构避免了在增加新诊断、改进和修订时改变代码的需要,从而保证了分类结构的稳定性或成长与发展。新代码分配给新通过的诊断,或在修订过程中标签发生变化的已有诊断。

值得注意的是,NANDA-I确实要求在出版物中使用诊断标签代码,以确保母语不同于出版物语言的读者能够理解相关诊断。

分类系统:一个实例

让我们思考一下分类系统,因为它和我们日常生活中处理的很多事情相关。当你需要购买食物的时候,你会去商店。假设你家附近开了一家新商店——分类食品公司,你会决定去那儿购物。你进入商店的时候,发现店里的布局和其他商店非常不同,但门迎会递给你一份图解,帮助你熟悉店里的布局(图3.1)。

你会发现这家商店已经将食品项目分为8个主要的类别或通道,即蛋白质、谷物制品、蔬菜、水果、加工类食品、快餐食品、熟食和饮料。这些类别/通道也被称为"领域"——它们是广泛的分类水平,将现象分为主要的类型。在这个例子中,现象代表"食品"。

你也会注意到,图解并未展示这8个通道;每一个通道都有一些主要标识,使我们能够理解每一个通道的食品种类。例如,在标有"饮料"的通道(领域),我们看到了6个亚分类:"咖啡""茶""苏打""水""啤酒/烈性苹果酒"和"葡萄酒/日本米酒"。换句话说,这些亚分类是在饮料"领域"下的食品"类别"。

当人们建立了一种分类系统时,他们尝试遵循的原则之一是类别应该互不相交——也就是说,一种食品类型不应在多种类别中出现。虽然实际情况

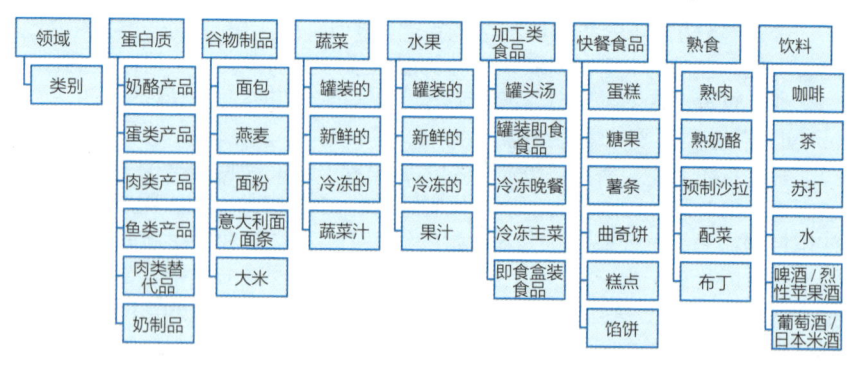

图3.1 分类食品公司的领域和类别

3 NANDA-I护理诊断分类

并非总是如此，但类别不相交仍然是分类的目标，这是因为分类的方法可以让采用该方法的人思路更加清晰。如果你在蛋白质通道发现了车达芝士，但又发现车达芝士分布在快餐食品通道，这样会使人们很难理解所采用的分类系统。

让我们再看一下商店的图解，还有许多其他需要添加的信息（图 3.2）。每一个食品通道都有进一步的说明，为各种通道的食品提供了更详细的信息。作为例子，它显示了"饮料"通道的详细信息。你会看到 6 种"类别"均有附加的详细说明。这些代表了不同的饮料产品类型或定义，所有这些产品共享相似的特征，将它们纳入同一类别。

根据已提供的信息，我们很容易管理购物清单。如果我们想找一些草本苏打，我们能够很快找到标有"饮料"的通道和标有"苏打"的货架，并确定在这里能够找到草本苏打。同样，如果我们想要一些绿茶，我们还会先找到"饮料"通道和"茶叶"货架，然后找到"绿茶"。

这个食品分类系统的目的是帮助购物者快速确定其待购物品在商店里的分布区域。如果没有这个信息，购物者会在每一个通道徘徊，并尝试确定每一个通道内的食品种类；根据商店的规模，这将会是一个非常疲惫和混乱的经历！因此，由商店工作人员提供的图解展示了一份指南，来帮助顾客快速理解所有食品在商店里的归类方式，以达到改善购物体验的目的。

现在，你可能对制定一种尽可能以清晰、简洁和一致的方式对概念进行归类的分类系统的难度有了清晰的认识。思考一下食品店的例子，你能想到将店里的食品进行归类的不同方法吗？

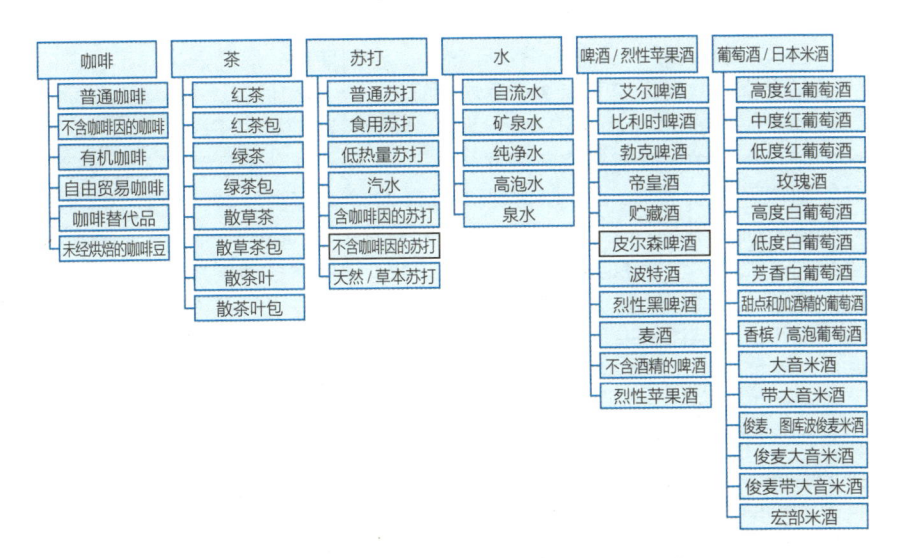

咖啡	茶	苏打	水	啤酒/烈性苹果酒	葡萄酒/日本米酒
普通咖啡	红茶	普通苏打	自流水	艾尔啤酒	高度红葡萄酒
不含咖啡因的咖啡	红茶包	食用苏打	矿泉水	比利时啤酒	中度红葡萄酒
有机咖啡	绿茶	低热量苏打	纯净水	勃克啤酒	低度红葡萄酒
自由贸易咖啡	绿茶包	汽水	高泡水	帝皇酒	玫瑰酒
咖啡替代品	散草茶	含咖啡因的苏打	泉水	贮藏酒	高度白葡萄酒
未经烘焙的咖啡豆	散草茶包	不含咖啡因的苏打		皮尔森啤酒	低度白葡萄酒
	散茶叶	天然/草本苏打		波特酒	芳香白葡萄酒
	散茶叶包			烈性黑啤酒	甜点和加酒精的葡萄酒
				麦酒	香槟/高泡葡萄酒
				不含酒精的啤酒	大音米酒
				烈性苹果酒	带大音米酒
					俊麦，图库波俊麦米酒
					俊麦大音米酒
					俊麦带大音米酒
					宏部米酒

图 3.2 分类食品公司的饮料类别和类型（定义）

这个食品分类系统的例子可能没有达到以适合所有购物者的方式来避免概念和类别之间重叠的目标。例如，番茄汁见于蔬菜（蔬菜汁）领域，而不是在饮料领域。虽然一部分人能够恰当和明确地找到这种分类，其他人则会认为所有饮料都应该放在一起。重要的是，不同领域之间的区别已经有了明确的定义，即所有的蔬菜和蔬菜产品都见于蔬菜领域内，而饮料领域则包括非蔬菜类饮品。这种分类的问题在于，我们会对葡萄酒和烈性苹果酒是否应该在水果通道，以及啤酒和日本米酒是否应该在谷物类通道而争论！同样，这使得为每个领域和类别提供的定义至关重要，以便理解术语组织方式背后的规则。

分类系统是持续发展的成果——随着研究领域知识的不断积累，它们会持续增长、演变，甚至发生显著变化。关于何种结构最适合分类不同学科所关注的现象，往往存在重大争议。分类方法多种多样，事实上并不存在一种"绝对正确"的方式。其目标是找到一种逻辑一致的方法来分类相似事物，同时避免概念与类别之间的重叠。对于分类系统的使用者而言，目标在于理解其如何将相似概念分类到不同的领域和类别中，以便根据需要快速识别特定概念。

3.2 组织护理知识

专业人员将其规范的专业知识组织成一致、具有逻辑性和概念化的维度，从而使这些知识能够反映专业性领域，并使其与临床实践相关。对医疗保健专业人员而言，诊断知识是专业知识的重要组成部分，对临床实践也必不可少。因此，护理诊断知识必须通过将专业护理实践合法化和巩固护理专业权限的方式加以组织（Abbott，1988）。

在 NANDA-I 护理诊断的分类系统中，我们使用分层图形来显示我们的领域和类别。分类系统 II 有 3 个层次：领域、类别和护理诊断。图 3.3 显示了分类系统 II 的 13 个领域和 48 个类别。所有诊断都被置于或"投放"到这些领域和类别中，以支持临床推理。熟悉 NANDA-I 分类系统的人会发现，我们规定了 48 个类别，而以前的版本只有 47 个。在领域 12·舒适中增加了一个新类别，即类别 4·心理舒适。该类别被定义为"心理幸福感或轻松感"。这是为了反映两个新的以舒适为重点的诊断，这两个诊断不属于原有 3 个类别（物理、环境、社会）中的任何一类。诊断本身并没有在该图中描述，尽管它们可以被描述出来。我们不将这些诊断纳入图中的主要原因是，这些诊断有 277 项之多，这将使图变得非常庞大，也很难阅读！

在护理专业中，以具有临床意义的方式对诊断进行分类很重要，从而使护士在尝试确定一种在实践中不常见的诊断时，能够合理采用分类系统找到关于潜在诊断的适当信息。虽然 NANDA-I 分类系统 II 的功能并不是作为护理评估框架，但它的确提供了将护理诊断归入不同领域和类别的架构，每一个领域和类别都有明确的定义。

3 NANDA-I护理诊断分类

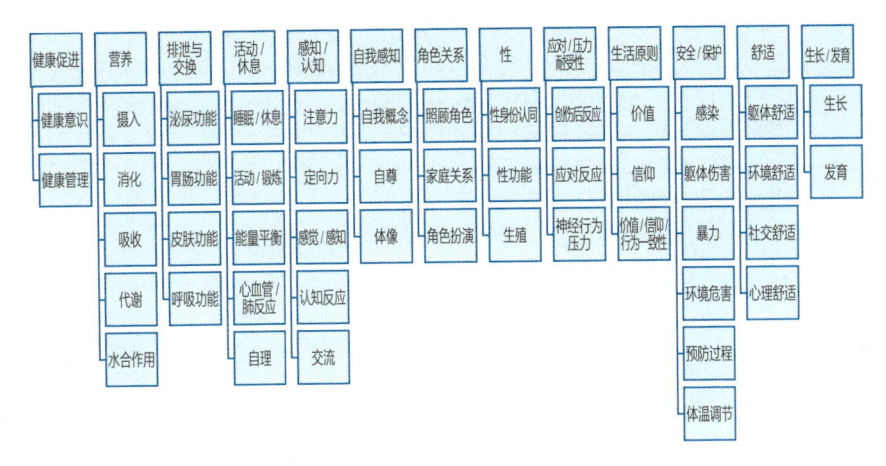

```
健康促进 | 营养 | 排泄与交换 | 活动/休息 | 感知/认知 | 自我感知 | 角色关系 | 性 | 应对/压力耐受性 | 生活原则 | 安全/保护 | 舒适 | 生长/发育
健康意识 | 摄入 | 泌尿功能 | 睡眠/休息 | 注意力 | 自我概念 | 照顾角色 | 性身份认同 | 创伤后反应 | 价值 | 感染 | 躯体舒适 | 生长
健康管理 | 消化 | 胃肠功能 | 活动/锻炼 | 定向力 | 自尊 | 家庭关系 | 性功能 | 应对反应 | 信仰 | 躯体伤害 | 环境舒适 | 发育
  | 吸收 | 皮肤功能 | 能量平衡 | 感觉/感知 | 体像 | 角色扮演 | 生殖 | 神经行为压力 | 价值/信仰/行为一致性 | 暴力 | 社交舒适
  | 代谢 | 呼吸功能 | 心血管/肺反应 | 认知反应 |  |  |  |  |  | 环境危害 | 心理舒适
  | 水合作用 |  | 自理 | 交流 |  |  |  |  |  | 预防过程
  |  |  |  |  |  |  |  |  |  | 体温调节
```

图 3.3 NANDA-I 分类系统 II 的领域和分类

如果我们在分类系统的图示中纳入护理诊断，该图看起来会怎样呢？为了举例，图 3.4 仅展示了一个领域及其类别和护理诊断。就像你所看到的，这是一个以图的形式展示的庞大信息。

护理知识包括以个体、家庭和社区问题为焦点，以风险（恶化的潜在性）

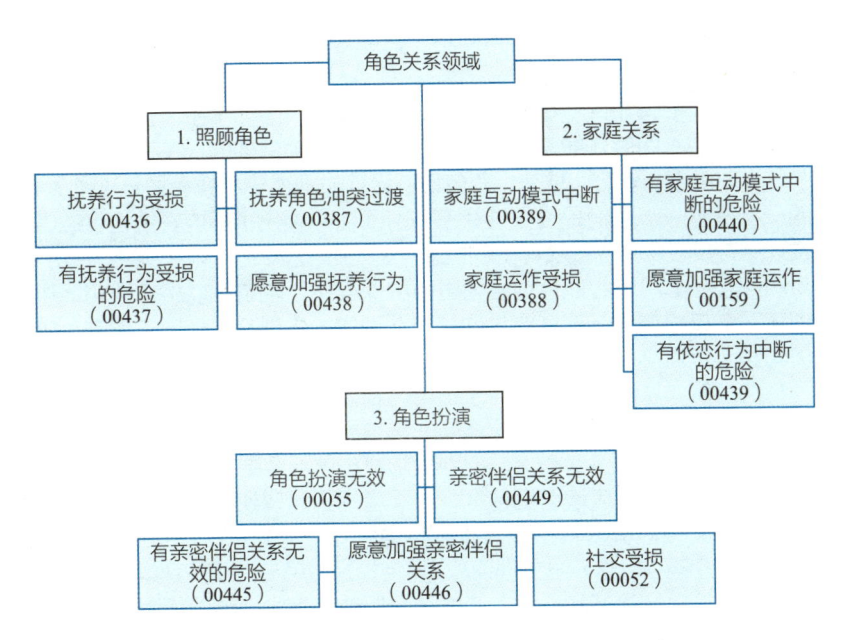

```
角色关系领域
├── 1. 照顾角色
│   ├── 抚养行为受损（00436）
│   ├── 抚养角色冲突过渡（00387）
│   ├── 有抚养行为受损的危险（00437）
│   └── 愿意加强抚养行为（00438）
├── 2. 家庭关系
│   ├── 家庭互动模式中断（00389）
│   ├── 有家庭互动模式中断的危险（00440）
│   ├── 家庭运作受损（00388）
│   ├── 愿意加强家庭运作（00159）
│   └── 有依恋行为中断的危险（00439）
└── 3. 角色扮演
    ├── 角色扮演无效（00055）
    ├── 亲密伴侣关系无效（00449）
    ├── 有亲密伴侣关系无效的危险（00445）
    ├── 愿意加强亲密伴侣关系（00446）
    └── 社交受损（00052）
```

图 3.4 NANDA-I 领域 7. 角色关系的类别和护理诊断

55

和优势（改善的潜在性）为基础的人类反应。根据冯·克罗（von Krogh, 2011）的观点，NANDA-I 分类系统旨在通过以下方式发挥作用，它应该：

- 提供护理学科知识的模型，或认知地图
- 交流护理知识，以及相关观点和理论
- 为该专业知识提供结构和序列
- 作为临床推理的支持性工具
- 在电子健康记录中提供一种组织护理诊断的方式。

3.3 NANDA-I 分类系统的应用

虽然分类系统提供了将护理现象进行归类的方式，但它还具有其他功能。例如，分类系统能够帮助教师规划护理课程，并且有助于护士明确不常使用、但需要用于特定患者的诊断。让我们来看一看这两种情况。

3.3.1 建构护理课程体系

护理课程可围绕 NANDA-I 领域和类别进行开发，从而能够讲授基于护理实践核心理念的课程，并将其归类于 NANDA-I 的各个领域。

例如，在家庭健康课程的讲授过程中，一个单元可以围绕角色关系领域（图 3.4）构建，每个单元则基于每个类别。在单元 1 中，重点将放在照护角色上，并将深入探讨抚养的概念。什么是抚养？它对个体和家庭健康有何影响？患者遇到的一些常见的抚养问题是什么？在哪些类型的患者中，我们最有可能发现这些情况？主要原因是什么？如果这些情况没有得到诊断和（或）处理，会有什么后果？我们如何预防、处理和（或）改善这些情况？我们怎样才能控制这些症状？

围绕这些护理知识的关键概念设置护理课程，能让学生真正理解和掌握护理科学知识，同时还能学习和理解日常实践中会遇到的相关医疗诊断和病症。行为、关系、养育、依恋、角色和社会互动是领域 7. 角色关系（图 3.4）中的一些概念——它们是"中性状态"，我们必须先了解这些中性状态，才能发现这些反应中潜在或实际的问题。

例如，在一门以心血管内容为重点的课程中，教授可以将循环功能作为护理实践的核心概念。这就要求学生对解剖学、生理学、病理生理学（包括相关的医学诊断）以及可能与适当的循环功能问题相吻合的其他领域的反应有深刻的理解。了解循环功能对于理解与血压、心排血量、心血管功能、血栓形成、组织灌注等有关的护理诊断非常重要。一旦真正理解了循环功能的概念（"正常"或中性状态），识别异常状态就会容易得多，因为你知道如果循环功能有效，你应该看到什么；如果看不到这些现象，你就会开始怀疑可能存在问题（或可能存在导致问题的风险）。

围绕这些核心概念开发护理课程，可使护理教师专注于护理学科的知识，然后将相关的医学诊断和（或）跨学科问题纳入其中。这使护士能够首先关注护理现象，然后将其特定知识与跨学科的患者观点相结合，以改善患者的护理。这些内容应包括实际的患者结局和护士将使用的循证干预措施（依赖性和独立性护理干预措施），从而尽可能为患者提供优质护理，以实现护士负责的结局。

3.3.2 明确专科领域之外的护理诊断

护士通过其临床实践中最常见的护理诊断获得经验。如果你的实践领域是超重青少年的护理，那么你的专科知识可能会包括以下概念，如行为、发育、身份认同、自我护理和压力反应，仅举几例。尽管护理的患者主要是希望控制体重，但他们也会有其他需要关注的问题，需要你来处理。NANDA-I 分类系统可以帮助你识别这些患者的潜在诊断，并通过澄清所需的评估资料/诊断指标来快速且准确地诊断患者，由此支持你的临床推理技能。

请看下面 K 女士的案例。

> 你收治了一位 36 岁的顺性别女子，K 女士，妊娠 34 周，需要治疗中度先兆子痫。你注意到她非常不安和紧张。她告诉你，由于前伴侣的家庭暴力和纠缠行为，她没有得到产前护理；过去 3 个月，她一直带着 3 岁的女儿住在收容所。K 女士从小就成了孤儿，在多个寄养家庭中长大，在她的记忆中，这些经历都是负面的。她的体重指数（BMI）为 38.6kg/m^2，常常久坐不动。主要吃快餐，因为快餐便宜，而且在收容所也能买到。患有高血压，但已经数月没有服用降压药了，因为买不起处方药。目前的血压是 168/110mmHg，自今天早上在收容所测量血压以来一直保持稳定；今天早上到达诊所时血压略有升高，在两个小时的就诊过程中连续测量血压也是如此。很担心可能会早产。K 女士还陈述，怀第一个女儿的时候患有妊娠糖尿病。

你没有护理过很多背景复杂的患者，例如你现在遇到的 K 女士。你是产科领域的新手，之前的工作背景是青少年健康。由于这一背景，你在考虑与应激反应相关的潜在诊断时非常得心应手，但对心血管和生殖系统并发症却不在行。你想反映 K 女士的危险型和（或）问题导向型反应，但你不确定在这种情况下，哪种护理诊断对 K 女士来说最准确。通过查询 NANDA-I 分类系统，你可以快速形成"认知地图"，帮助你找到更多与该患者相关的诊断信息（图 3.5）。

你特别关注 K 女士的心血管反应，并查看了分类系统，以确定这些反应可能出现在哪个领域：即领域 4，然后你确定了最有可能找到与血压和潜在后遗症问题相关诊断的类别，即分类 4. 心血管/肺反应。你查看了有血压失衡的危险（00362），但很快排除了该诊断，因为她的血压反复升高，已经表现出失衡：她已经超出了危险型诊断的范围。然后，你还识别出有心血管功能受损的危险（00311），该诊断的定义与你对 K 女士的关注点一致。此外，你很容易就能从她的评估资料中找出危险因素，这些因素均体现在该诊断中（压力过大、血压自我管理不足、超重自我管理无效，以及日均躯体活动量低于同年龄同性别的推荐运动量）。她的经济状况对她的健康有一定影响，

第 2 部分　NANDA-I 分类：结构与诊断

| 有心理社会问题和有重度子痫前期危险的患者：根据初步评估，哪项护理诊断最能反映她的问题或危险？

- 妊娠 34 周
- 不安和紧张
- 单亲
- 产前护理不足
- 创伤性事件史
- 克服重重困难
- 长期高血压
- 不坚持用药
- 担心孩子
- 超重自我管理无效
- 对可能的紧急分娩感到焦虑 | ⇒ | 识别代表人类反应的 NANDA-I 领域／分类

领域 1：分类 2
（健康管理）
- 健康自我管理无效（00276）
- 超重自我管理无效（00398）

领域 4：分类 4
（心血管／肺反应）
- 有血压失衡的危险（00362）
- 有心血管功能受损的危险（00311）

领域 9：分类 2
（应对反应）
- 韧性受损（00210）
- 有韧性受损的危险（00211）
- 愿意加强韧性（00212） | ⇒ | 完成有针对性的评估，删除潜在诊断或确定最佳护理诊断

- 我的评估资料是否明确支持一种诊断？
- 我错过了什么？
- 我还需要哪些资料来确定或排除这些诊断？ |

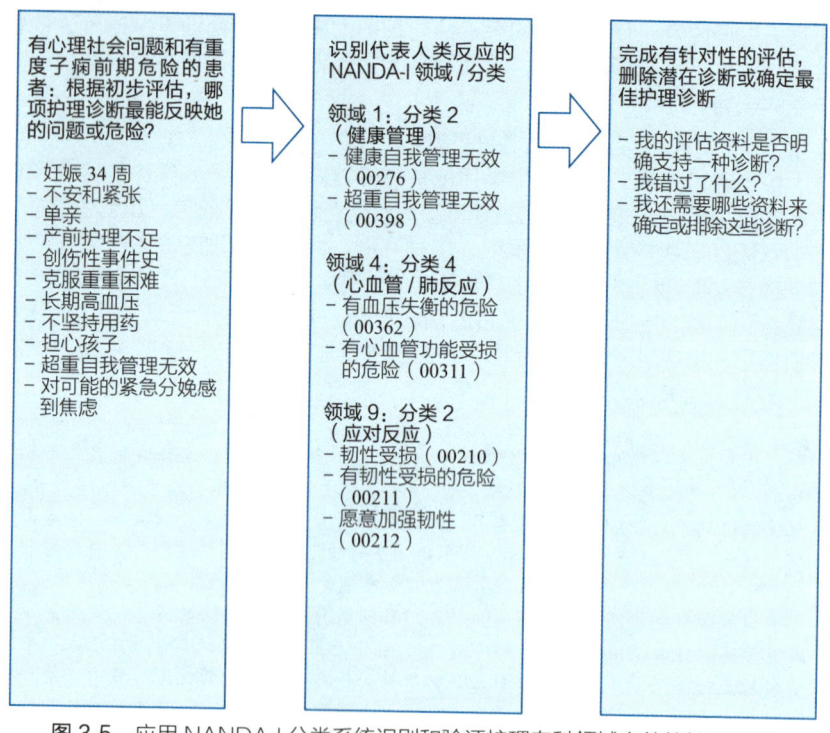

图 3.5　应用 NANDA-I 分类系统识别和验证护理专科领域之外的护理诊断

你还担心她的妊娠糖尿病史。该诊断是 K 女士一个强有力的假设。你还发现了与她的体重（超重）和一般健康自我管理有关的自我管理方面的人类反应。现在，你可以考虑通过收集更多资料，与 K 女士进一步交谈，以及咨询在这方面更有经验的同行来确认这些诊断。

在完成了更深入的评估后，你排除了一项诊断（有血压失衡的危险），并发现 K 女士认为自己非常有韧性，并将此视为自己的优势。她对自己有能力应对不利情况并"脱颖而出"充满积极性。她表示这是她最重要的品质之一，她希望利用自己的韧性来度过这次潜在的紧急情况。这有助于你将与韧性相关的健康促进型诊断确定为护理她的关键诊断。这反过来又排除了两项诊断，即韧性受损（00210）和有韧性受损的危险（00211）。虽然你承认自我管理型诊断与 K 女士相关，但你也认识到，在目前的医院环境中，她很可能只是短期住院，你的重点将放在她有心血管功能受损的危险上，并借鉴她愿意强化韧性（00212）的情况，来面对她所经历的压力状况。在 K 女士因当前的医疗危机出院后，你可以将自我管理型诊断［超重自我管理无效（00398）和健康自我管理无效（00276）］记录在案，作为门诊环境中护士的转诊病例。

以这种方式应用分类系统可支持临床推理，并帮助你以有效和高效的方式浏览大量信息/知识。回顾潜在诊断的危险因素、相关因素和定义性特征可以：①为你提供做出明智决定所需的额外资料；②使你能够将自己的评估与这些诊断指标进行比较，从而准确诊断患者。

思考一位你近期护理的患者——你是否纠结诊断该患者的反应？你是否发现很难知道如何明确潜在诊断？应用分类系统可以支持你识别潜在诊断，因为诊断被归类为领域和分类的方式代表了特定的知识范畴。然而，请不要忘记，单纯的查找诊断标签和"挑选诊断"并非安全的护理！你需要回顾所识别的每一项潜在诊断的定义和诊断性指标（定义性特征、相关因素或危险因素），这将有助于你确定应该收集的其他资料，或者你是否有足够的资料针对患者的反应做出准确诊断。

3.4 关于 NANDA-I 的简要说明

最初，NANDA-I 发布了分类系统Ⅰ，其结构反映了北美的护理理论模型（North American Nursing Diagnosis Association, 1986）。2002 年，分类系统Ⅱ被采用，它改编自马乔里·戈登博士的功能性健康模式评估框架（North American Nursing Diagnosis Association, 2002）。这一评估框架可能是全世界使用最多的护理评估框架。截至目前，NANDA-I 分类中已接受公布的诊断有 277 项，本书对这些诊断进行了描述，并附有完整的定义和诊断标准。

NANDA-I 的护理诊断在国际上得到了广泛应用，并被翻译成 20 多种语言。在日益全球化和电子化的世界中，NANDA-I 还使从事学术研究的护士能够以标准化的方式在手稿、会议、教育和临床实践中交流与护理有关的现象，从而推动护理学科的发展。

护理诊断以证据为基础，经过盲法同行评审，并由全球临床护士、护理教育者和护理研究者提交至 NANDA-I 来进行接收/修订。新诊断和（或）修订现有诊断的提交数量在 NANDA-I 护理诊断术语系统 50 余年的历史中不断增加。向 NANDA-I 继续提交（和修订）诊断将会进一步扩展术语系统的范围、深度和支持性证据。

3.5 NANDA-I 护理诊断应用的国际化思考

NANDA-I 公司最初是作为一个北美的专业护理会员协会而成立的，因此，最早的护理诊断主要由美国和加拿大的护士制定。然而，认为 NANDA-I 仍然是一个北美协会，或认为 NANDA-I 诊断仅在北美使用的说法显然是错误的。NANDA-I 公司目前包括来自近 40 个国家的护士，其中近 2/3 的成员来自北美以外的国家。在课程、临床实践、研究和信息学应用中使用 NANDA-I 护理诊断的工作遍及各大洲。诊断的开发和完善正在多个国家进行，与 NANDA-I 护理诊断相关的大部分研究都在北美以外进行。我们的翻译量逐年明显增加，表明我们的分类系统在国际上得到了广泛应用。

作为这种不断增加的国际化活动、贡献和应用的体现，**北美护理诊断协会于 2002 年将其领域扩展为国际化组织，更名为 NANDA-I 公司**。因此，请勿将该组织等同于北美护理诊断协会（或北美护理诊断国际协会），除非特指 2002 年以前发生的事情——它并未体现我们的国际化领域，而且也不是该组织的法定名称。我们在名称中保留了"NANDA"，是因为其在护理专业中的地位。因此，NANDA 被更多地作为一种标志或品牌名称，而不是一个缩写，因为它不再"代表"该协会的原有名称。

随着越来越多的全球性应用，NANDA-I 必须妥善解决与护理实践领域差异、护士实践模式多样化、不同的法律和法规、护士资格以及教育差异相关的问题。2009 年，NANDA-I 举行了一场国际智囊团会议，包括来自 16 个国家的 86 名代表。在这次会议中，针对如何处理这些问题进行了深入讨论。一些国家的护士无法使用更具有躯体特征的护理诊断，因为他们自身仍处于当前的护理实践领域冲突之中。其他国家的护士则面临着确保在护理实践范围内所做的每一项工作都有明确循证依据的规定，因此，他们难以应对部分旧护理诊断和（或）那些与干预关联、但缺乏研究文献有力支持的护理诊断。关于护理诊断的使用和研究在国际护理领导人之间进行了讨论，以寻求能够满足全球交流需求的方向。

这些讨论引起了全体一致的决策，保持该分类在所有语言中作为一个完整的知识体系，以便全球护士能够在国内外查阅、讨论和思考所使用的诊断性概念，并对所有诊断的合理性进行讨论、研究和探索。关键的声明已达成，因为在引入护理诊断之前，萨米特（Summit）在此已经做出了声明：

> NANDA-I 分类系统中，不是每一项护理诊断对每一位护士在实践中都适用——从来也不曾这样。部分诊断具有特定性，不是所有护士在临床实践中都必须使用……在分类系统中，有些诊断可能会超出护士所管理的特定区域的护理实践范围或标准。

在这种情况下，这些诊断和（或）相关/危险因素可能不适用于护理实践，如果它们超出了特定区域的护理实践范围和标准，则不应继续使用。然而，这些诊断继续保留在分类系统中是合理的，因为分类系统代表了全球护士所做的临床判断，而不是局限于某一个区域或国家。每一位护士应知晓并在其获得从业资格地区的法律或法规，以及实践范围和标准内工作。然而，所有护士明确全球现有的护理实践领域也很重要，因为这预示着讨论和长期支持在各个国家不断扩展的护理实践。反过来说，这些护士还可以提供从当前分类系统中删除诊断的支持性证据。如果他们没有在译文中展示这些证据，那么删除诊断不太可能发生。

即便如此，不回避使用诊断很重要，依据地方专家或已出版教材的观点，回避使用诊断是不合理的。我遇到的一位护士指出，手术室护士"不能做诊断，因为他们不做评估"，或重症监护室的护士"必须在严格的医生指导下工作，而这些指导不包括护理诊断"。这些陈述虽然都不真实，但却代表了这些护士个人的观点。因此，在每个人自己的国家和实践领域范围内认真进行关于法规、法律和专业实践标准的自我教育很重要，而不是依赖一个人或一群人的看法，他们并未准确地定义或描述护理诊断。

最后，护士必须明确这些诊断是否适用于他们的实践领域，适合他们的实践范围或法律法规，以及他们所取得的资格。护理教育者、临床专家和护理管理者在确保护士明确特定区域范围内、护理实践领域之外的诊断方面起着关键作用。有许多可以参考的各种语言版本的教材，它们纳入了完整的 NANDA-I 术语；因此，各个国家从 NANDA-I 文本中删除诊断无疑会引起严重的全球性混乱。护理诊断分类的出版绝不会要求护士在分类系统范围内使用每一项诊断，亦不会要求护士在个人的护理资格或执业规定范围外进行实践。

3.6 制定护理诊断并提交给 NANDA-I

在 2024—2026 版的分类中，有 50 项诊断被删除；除 5 项诊断外，世界各地的护士都对其进行了更新，或提出了支持删除这些诊断的证据。NANDA-I 继续强烈鼓励将重点放在使这些余下的诊断达到最低证据等级，并提高其他诊断的证据等级上。这并不是说我们不接受或审查新的诊断——我们会一直这样做——而是说，如果不努力提高证据等级，我们将在下一个周期删除余下的诊断，而且我们认为护士在实践中不会使用这些诊断。

NANDA-I 的另一个重点是加强诊断指标（定义性特征和相关/危险因素）的临床适用性。我们的期望是能够通过临床研究和荟萃分析/荟萃综合，明确在各种情况下做出诊断所需的定义性特征（"关键定义性特征"），并剔除那些对临床无用的特征。这将加强我们为临床护士提供决策支持的能力。验证同一组相关因素在多种情况下对不同人群进行因果解释的程度（即广义效度），对于确定能够解决这些影响因素的干预措施至关重要。遗憾的是，迄今为止，有关干预措施的大部分文献都是针对症状控制（即处理定义性特征），尽管这很重要，但并不能使我们完全解决诊断针对的问题。

虽然这些类型的研究需要大量的投入，但达到这些效度等级将会支持临床先进的决策工具，并为下一代护士提供重要的教育内容。

如果个人正在开发新的诊断，或正在对特定患者群体的诊断进行临床验证，我们鼓励他们在提交新诊断之前，查看我们的指南。此外，如果你的工作与研究项目的成果相关，我们强烈建议你将你的项目列入 NANDA-I 研究注册表（有关信息可在以下网址找到：https://nanda.org/research-registry/）。

护理诊断标签是由轴 1（诊断的主要焦点，以及在适用的情况下，次要或背景/症状焦点）、轴 2（护理对象）和轴 3（判断）的概念组合而成，并添加了其他轴的相关清晰度术语。研究人员或感兴趣的专业护士将从诊断焦点（轴 1）开始，并添加适当的判断术语（轴 3）。

接下来，他们将说明护理对象（轴 2）。如果对象是"个体"，则无须明确说明。NANDA-I 支持护理诊断标签在多轴方面的发展，以提高诊断过程的特异性和准确性，众所周知，这是临床推理和实践的核心。因此，我们鼓励提交者考虑，使用额外的轴进行区分是否能够产生更精确的诊断，从而有助于诊断推理。例如，对新生儿体温下降（00474）和体温下降（00472）这两个诊断的审查表明，根据轴 5 的下限 0 天和上限 28 天（表示新生儿期），在定义性特征和相关因素方面存在显著差异。因此，如果重点是儿童或老年人，在标签中注明这一点会有所帮助。

所有有兴趣开发或修订诊断的个人，请访问提交要求和网站：https://nanda.org/connect-engage/committees-task-forces/diagnosis-development/

NANDA-I 不支持诊断性概念的随意构建，这种情况见于在患者评估的基础上，简单匹配两个轴的术语，以生成一个诊断标签来代表判断。应在记录中仔细描述已识别但没有 NANDA-I 标签的临床问题/护理重点领域，以确保其他护士/医疗保健专业人员对临床判断解释的准确性。

通过匹配来自不同轴的术语而做出一项将要用于临床和（或）记录的诊断，且未以循证的方式发展诊断的定义和其他构成要素（定义性特征、相关因素、危险因素、相关条件和高危人群，在合适的情况下），会使作为真实表达、预示和指导临床判断和实践方法的标准化语言的目标失去作用。

这是关于患者安全的一个严重问题，因为缺乏诊断构成要素内在的知识不可能保证诊断的准确性。从照护的角度武断生成的护理术语，会导致对临床问题/重点领域的误解，继而引起不合理的结局设定和干预措施选择。它也不可能正确研究护理诊断的影响，或者实施与诊断相关的结局或干预措施研究，因为没有明确的诊断构成要素（即定义、定义性特征、相关因素或危险因素），就不可能知道所研究的概念是否真正代表了相同的现象。

因此，本章在讨论诊断性概念的结构时，目的是告知临床护士诊断性概念的发展方式，以及它们是如何为制定诊断者提供明确说明，从而提交至 NANDA-I 分类系统；而不应被误解为建议 NANDA-I 支持临床护士以患者照护的角度制定诊断标签。

3.7 术语词汇表

T. Heather Herdman, Shigemi Kamitsuru, Camila Takáo Lopes

3.7.1 护理诊断

护理诊断是关于个体、家庭或社区对健康状况/生命过程的反应，或对反应易感性的临床判断。护理诊断为护理干预措施的选择提供了基础，以达到护士所负责的结局（第 9 次 NANDA 大会审批；2009、2013、2019、2023 年增补）。

问题导向型护理诊断

关于个体、家庭或社区对健康状况/生命过程产生不良人类反应的临床判断。

若将人类反应诊断为问题导向型诊断，必须具备以下要素：聚集在相关线索或推断模式中的定义性特征，以及相关因素。

健康促进型护理诊断

关于改善潜在性的临床判断：增加幸福感和实现当前存在的人类健康潜力的动机和愿望（Pender et al., 2006）。

这些反应通过愿意加强特定健康行为来表达，并且能够用于任何健康状态。对于无法表达自身愿意加强健康行为意愿的个体，护士可确定健康促进现存的状态，代患者表达。健康促进反应可存在于个体、家庭或社区。

若将人类反应诊断为健康促进型诊断，必须具备以下条件：聚集在相关线索或推断模式中的定义性特征，这些线索或推理反映了增强当前行为或反应的愿望，或者在无法表达自己意愿的患者中代表了这种可能性。

危险型护理诊断

关于恶化潜在性的临床判断：未来对健康状况/生命过程产生不良人类反应的易感性。这种状态在 NANDA-I 标签中使用"危险"来表示，可在个体、家庭或社区中识别。

制定危险型诊断应具备以下要素：诊断必须有促进易感性增加的危险因素。

综合征

关于集中出现的特定护理诊断群的临床判断，这些诊断群能够通过相似的干预措施共同得到最佳解决。

制定综合征型诊断必须具备以下条件：定义性特征，必须是两个或两个以上护理诊断，以及相关因素。可以使用不属于护理诊断的其他定义性特征，只要可以使用类似的干预措施来解决它们。

3.7.2 诊断轴

4.3 章将对轴进行详细讨论和说明，本节不再重复定义。

3.7.3 护理诊断的构成要素

诊断标签

为护士诊断的人类反应提供名称，至少反映诊断焦点（轴1）和护理判断（轴3）。它是一个简单的术语或短语，代表了相关线索的类型。它也可能包括修饰语。

定 义

提供清楚简洁的描述；描述诊断的含义，并帮助与相似诊断进行区别。

定义性特征

可观察的线索/推断是问题导向型诊断、健康促进型诊断和综合征型诊断的集中表现。它不仅体现了护士可以看到的事物，也体现了能够通过视觉、听觉（如患者/家属陈述）、触觉或嗅觉等方式观察到的事物。

危险因素

增加个体、家庭或社区对不良人类反应的敏感性的先行因素。这些因素必须能够通过独立的护理干预来改变，并且只要有可能，干预就应该针对这些因素。
相关因素
　　先行因素显示出与人类反应有某种关系的模式。这些因素可被描述为与该反应相关、关联或导致该反应。这些因素必须通过独立的护理干预措施来改变，只要有可能，干预措施应针对这些病因因素。问题导向型护理诊断和综合征型护理诊断必须有相关因素；健康促进型护理诊断可能有相关因素，如果它们有助于澄清诊断。
高危人群
　　具有共同的社会人口学特征、健康／家族史、生长／发育阶段、暴露于导致每个成员容易受到特定人类反应影响的某些事件／经历的人群。这些特征无法通过独立护理干预改变。
相关条件
　　医疗诊断、诊断性／外科手术、医疗／外科器械或药物制剂。这些条件无法通过独立护理干预改变。

3.7.4　与护理诊断相关术语的定义
自主护理干预
　　可由专业护士独立发起的干预措施，不限于基础监测、转介给其他专业人员、遵守组织规定和（或）不需要其他卫生专业人员的指令。他们受到专业护士执业法案或法规的认可。
护理敏感性结局
　　可测量的个体、家庭或社区状态、行为或对护理干预的感知。
护理照护计划
　　包括护理诊断、结局和个体化护理干预，基于对接受护理的个体、家庭或社区的目标和愿望的完整护理评估和理解。

3.7.5　护理诊断分类的定义
分　类
　　"一套详尽无遗的相互排斥的类别划分，用于按照预先规定的专业化水平汇总资料，以实现特定目的"（International Standards Organization, 2020）。NANDA-I 分类使我们能够关注特定的护理现象，并为护理诊断提供标准化语言。
抽象水平
　　描述概念的具体性／抽象性
　　－非常抽象的概念具有理论性特点，可能无法直接测量，通过具体概念进行定义，且包含具体概念，与任何特定情况无关，独立于时间和地点，有多种通用描述，对制订治疗计划可能无临床适用性。
　　－具体概念可观察和测量，受时间和地点限制，构成具体的类别，更具有排他性，命名真实的事物或事物的类别，受特征限制，对制订治疗计划有临床适用性。

术　语

　　ISO 17115 将临床术语定义为"直接或间接描述健康状况和医疗保健活动所需的术语"（International Standards Organization, 2020）。护理诊断构成了一门特定的学科语言，因此，当我们谈论诊断本身时，我们谈论的是护理判断术语，即护理诊断。

分类系统

　　分类学通常应用于生物体，但也用于各学科，根据不同实体的特征对其进行分门别类。分类系统可以提供一种分层组织概念的方法，促进对知识的系统理解。NANDA-I 分类系统的定义可以是"对作为临床推理结局的现象进行系统排序，并确定护理学科的知识"。

3.8　参考文献

Abbott A. The Systems of Professions. Chicago, IL: The University of Chicago Press, 1988.

Cambridge University Press. Cambridge Dictionary Online. 2023. Available from: https://dictionary.cambridge.org/us/.

Federal Enterprise Data Resources. Glossary: Machine readable file. Available at: https://resources.data.gov/glossary/machine-readable-file/.

International Standards Organization (ISO) (2020). ISO 17115: Health informatics: vocabulary of compositional terminological systems. Available at: https://www.iso.org/standard/32881.html.

International Standards Organization (ISO) (2023). International Standard ISO 18104: Health informatics–Categorial structures for representation of nursing diagnoses and nursing actions in terminological systems. Licensed to NANDA International. Downloaded: December 6, 2023.

International Standards Organization (ISO) (2014). International Standard ISO 18104: Health informatics–Categorial structures for representation of nursing diagnoses and nursing actions in terminological systems. Licensed to NANDA International. ISO Store Order: OP-626322 / Downloaded: August 26, 2022.

North American Nursing Diagnosis Association. Nursing Diagnosis Taxonomy Ⅰ. St. Louis: Author, 1986.

North American Nursing Diagnosis Association. Nursing Diagnoses: definitions and classification 2001/2002. Philadelphia: Author, 2001.

Noy NF, McGuinness DL. Ontology development 101: a guide to creating your first ontology. Stanford, CA: Stanford University (no date). Available at: https://protege.stanford.edu/publications/ontology_development/ontology101-noy-mcguinness.html.

Pender NJ, Murdaugh CL, Parsons MA. Health Promotion in Nursing Practice. 5th ed. Upper Saddle River, NJ: Pearson Prentice-Hall, 2006.

Tiwari S, Abraham A. Semantic assessment of smart healthcare ontology. International Journal of Web Information Systems 2020; 16(4): 475-491.

Von Krogh G. Taxonomy Ⅲ Proposal. NANDA International Latin American Symposium. Sao Paulo, Brazil: May, 2011.

4 NANDA-I的轴结构

T. Heather Herdman, Silvia Caldeira

4.1 轴结构概述

NANDA-I 术语是美国护士协会首次认可的护理术语（Lundberg et al., 2008）。公认的护理语言的好处在于，它表明该分类系统通过提供临床有用的术语而被认可为支持护理实践的系统。该术语还在医疗信息学标准的国际健康水平 7（Health Level Seven International，HL7）进行了注册，并在临床信息系统(www.HL7.org)的电子信息中用于识别护理诊断术语。我们的术语作为最初的护理术语之一被映射到系统化医学命名法（SNOMED）中；今天，我们继续要求在 SNOMED 临床术语（CT）中更新我们的术语。SNOMED CT 成员国的人员可以通过联系其 SNOMED CT 国家发布中心来支持这项工作，要求在 SNOMED CT 中全面更新最新版的 NANDA-I 术语。

4.2 NANDA-I 分类系统 II：一种多轴系统

NANDA-I 护理诊断是一个概念系统，代表了护士根据评估结果做出的判断：诊断是临床推理的结果。用于代表该诊断的标准化术语是通过一个术语系统构建的，该系统被归类为轴。就 NANDA-I 分类系统 II 而言，轴在操作上被定义为诊断过程中所考虑的人类反应的一个维度。NANDA-I 模型中有 8 个轴。什么是轴？为什么我们有这么多轴？采用多轴系统进行诊断的主要原因是为了：

"临床描述、专业交流、治疗计划、预后、临床研究和专业培训。此外，更具体地说，多轴诊断有其目的，这些目的是制订特定计划和模式的实际动机。这些目的和对临床状况的适当范围进行有序、系统和简洁描述以及编码（即诊断）的特定概念相对应。"（Mezzich et al, eds., 1994）。

临床实践中的护士需要非常熟悉 NANDA-I 轴吗？这个问题的简短答案是否定的，使用这些诊断并不是必需的。其他临床领域，如心理学，已经调整了记录系统，取消了多轴诊断和记录，因为人们认为这在临床上并无用处（American Psychiatric Association, 2013）。我们认为，轴对护士的信息学、在电子健康记录中使用标准化术语系统、应用程序以及开发临床支持工具最有用。不过，通过轴进行思考也是有帮助的，尤其是当你作为临床护士处理一种新的或在临床实践中不常见的人类反应时。

首先，让我们来看看这些轴，然后举例说明如何将它们用于临床实践。重要的是，要认识到以下要点：

· 大多数诊断不会确定所有轴术语，但所有诊断至少应确定护理对象（轴 2）、判断术语（轴 3）和主要焦点（轴 1）（尽管轴 1 和轴 3 有时会合并为一个术语，如污染）；

· 每个诊断的轴值在本书中显示在每个诊断页面的顶部；但是——理解

这一点很关键——会有诊断标签中没有的轴术语被识别出来。相反，轴术语代表标签中的概念/术语。本章稍后将举例说明。

护理诊断的 NANDA-I 模型图（图 4.1），显示了 NANDA-I 的轴及其相互之间的关系。需要提醒的是，轴在操作上被定义为在诊断过程中考虑的人类反应的一个维度。经修订的 NANDA-I 多轴模型共有 8 个轴。

4.3 轴的定义

这里将简要介绍 NANDA-I 的 8 个轴，然后对其进行深入讨论。

- 轴 1：
  - 主要焦点——诊断的概念焦点（行为、发育、呼吸功能、体温调节功能，等）；关注领域（International Standards Organization, 2014）。
  - 次要焦点——背景/症状焦点（过敏、沟通、决策、健康管理、哺乳、育儿，等）。
- 轴 2：护理对象（个体、家庭、社区）
- 轴 3：判断（延迟、过度、无效、适应不良，等）
- 轴 4：解剖部位（心肺系统、泌尿生殖系统、感觉神经系统，等）
- 轴 5：年龄
  - 年龄下限（1 天、1 岁、120 天、61 岁，等）
  - 年龄上限（28 天、365 天、9 岁、18 岁、60 岁，等）。
- 轴 6：临床过程（急性、慢性、间歇性）
- 轴 7：诊断状态（问题导向型、改善的潜在性、恶化的潜在性）
- 轴 8：情境限制（职业环境、围手术期、临终期）

尽管在标签中可能找不到确切的轴术语，但轴可能包含值。在某些情况下，它们会被明确命名，如问题导向型诊断，社区应对适应不良（00456）和家庭健康管理无效（00080），其中的护理对象是用轴 2（护理对象）中的两个值"社

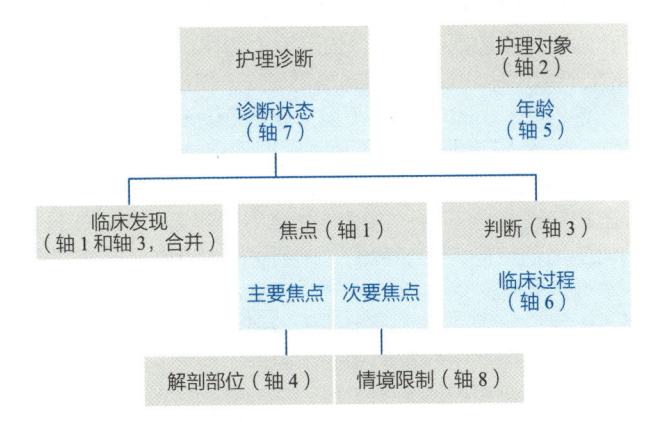

图 4.1 NANDA-I 护理诊断模型，2024

区"和"家庭"来命名的。术语"适应不良"和"无效"是轴3（判断）中的两个值。主要焦点不在这两个标签中。例如，对于社区应对适应不良，主要焦点（你首先想到的）由轴术语应激反应表示，而次要或背景/症状焦点（你接下来想到的）由轴术语适应表示。在家庭健康管理无效中，主要焦点是行为，次要或背景/症状焦点（诊断标签的一部分）是健康管理。

再如，在我们使用一个英文原版词汇的术语中，如体温过高（00007），标签中并没有单独的判断术语或护理对象。但是，我们可以很容易地识别出，判断意图是产热过高（"hyper-"），我们用判断术语过度来表示；对象被推断为个体。同样，在这个诊断中，我们首先想到的是体温调节出现了问题，因此，这个诊断的主要焦点是体温调节功能。

这就意味着，我们的诊断结果是体温过高（00007），由以下轴表示：
– 轴1（主要焦点）：体温调节功能
　　・次要或背景/症状焦点：[无]
– 轴2（护理对象）：个体
– 轴3（判断）：过度
– 轴4（解剖部位）：[无]
– 轴5（年龄）：[无]
– 轴6（临床过程）：[无]
– 轴7（状态）：问题导向型
– 轴8：情境限制：[无]。

有时，轴的命名很模糊，如活动耐受性降低（00298），其中的护理对象（轴2）通常是患者个体。有些情况下，轴可能与特定诊断无关，因此不作为护理诊断标签的一部分。例如，时间轴并非和每一项诊断有关。在缺乏特定护理对象的情况下，谨记NANDA-I对患者的定义为"个体、家庭或社区"具有帮助作用。

轴1（诊断焦点）和轴3（判断）是护理诊断必不可少的组成部分。然而，有些情况下，诊断焦点包括了判断，如污染（00181）；此时，判断并未从诊断标签中明确分离出来。如上所述，虽然轴2（护理对象）也必不可少，但它可以隐含在诊断中，因此，可以不包括在诊断标签内。诊断发展委员会要求提交这些轴；其他轴在需要进行明确说明时可以使用。

最后，你会注意到，在某些诊断中，即使不是全部，也是大部分轴术语实际上不会出现在诊断标签中。这很可能会引起混淆，所以让我们花点时间思考一下如何使用轴结构。正如我们之前所述，使用轴的主要原因是实现机器可读数据，这些数据对信息学领域的护士非常有用，尤其是在开发临床支持工具方面。这就意味着，轴术语存在于电子病历系统的后台——护士在日常工作中并不使用它们——但它们却非常重要，因为它们是支持机器学习和支持护士根据评估资料考虑诊断的工具，并能够通过可检索的数据库查找代表类似概念的术语。

护理诊断非自杀性自残行为（00467），由以下轴术语表示——其中只有一个术语实际出现在其标签中：
- 轴1（主要焦点）：行为
  - [次要或背景/症状焦点：暴力]
- 轴2（护理对象）：个体
- 轴3（判断）：适应不良
- 轴4（解剖部位）：[无]
- 轴5（年龄）：[无]
- 轴6（临床过程）：[无]
- 轴7（状态）：问题导向型
- 轴8：情境限制：[无]。

让我们以 E.G. 为例，她是一名在校的顺性别女性青少年患者。

> E.G. 被老师转介接受评估，原因是发现她有割伤行为，而且在课堂上表现出明显的愤怒行为。在评估过程中，E.G. 明显受到了非法药物的影响，老师也陈述 E.G. 表现出过度焦虑和冲动。护士观察到 E.G. 的大腿、小腿和手臂上有结痂的伤口。可以看到已经完全愈合的旧伤疤痕。有两处较新的伤口需要清洁和包扎，其中一处伤口较深，因此护士在伤口贴上了消毒贴。
>
> E.G. 声称她的大部分时间都花在了网络游戏和社交媒体上。她承认自己睡眠质量很差。在接受询问时，E.G. 说她的父母几乎不参与她的日常生活："他们忙着为离婚的事吵架，甚至不记得我还活着。"她否认自己有自杀倾向，并称割伤"有助于我释放所有的紧张情绪"。

在完成初步评估后，护士首先明确了 E.G. 的躯体完整性受到威胁（割伤行为越来越严重，出现了许多新的伤口，其中一些伤口较深，而且没有得到护理）；背景或次要焦点是，这种躯体完整性受到的威胁是自我导向的暴力。这种行为被认为是适应不良（护士的判断），诊断属于问题导向型。护士将在 E.G. 身上观察到的人类反应诊断为非自杀性自残行为（00467）。这种人类反应对这名护士来说并不陌生，她经常护理具有这种诊断的学生。然而，对于第一次出现这种反应的患者，护士该怎么办呢？

在机器学习和人工智能领域，分类系统的轴可用于对数据集进行分类和组织，这对于资料汇总和预测至关重要。依据诊断过程所考虑的人类反应的更广泛维度（轴）将评估数据进行分类，有助于通过计算机化的临床决策支持工具来辅助临床决策和诊断。这些工具可为面对陌生患者情况的护士提供支持，并根据护士经过评估而获得的信息为潜在诊断提供建议。

4.3.1　轴1：诊断焦点

诊断焦点是诊断性概念的原则要素、基本和必要组成部分以及基础。它描述了"人类反应"，这是诊断的核心。

诊断焦点可能由一个或多个名词组成。当使用一个以上的名词时（如情绪调节），每个名词对诊断焦点都有独特的意义，就好像这两个名词是一个名词一样；然而，合并术语的意义不同于单独陈述两个名词时的意义。通常，一个名词（功能）可与另一个作为形容词的名词（认知）一起使用，以表示焦点，即认知功能。形容词描述或修饰名词，提供有关其属性的更多信息。在这种情况下，认知描述的是我们所指的功能类型；功能是一个名词，代表一个特定的概念或事物。

我们选择了双重焦点法。理解这一点的方法是问自己："在考虑对患者的评估时，我首先想到的是什么？"你的答案可能是某个明确的问题或风险——或者它可能是更广泛的事物。你可能会想"患者的体温调节功能有问题"。或者，你可能会想，"J先生的血糖模式出了问题。他的血糖值最近在正常范围之外上下波动很大，而他平时的血糖值非常稳定。我想知道是否有什么因素影响了他管理自己健康的能力"。这可能会让你考虑J先生的自我管理能力。这些大类可以被视为下述诊断的焦点：体温调节功能和自我管理。

轴1. 主要焦点　这可以被看作是你在考虑所识别的人类反应时"首先想到的"推断。例如，在上文提到的社区应对适应不良的案例中，主要焦点（你首先想到的）是表示应激反应的轴术语。例如，当观察到社区居民在环境灾难中挣扎，采取指责而不是加强预防和控制后遗症时，护士首先会想到这可能是一种应激反应。

轴1. 次要（背景/症状）焦点　这是更细化的推断，或者"下一步是什么"。在进一步收集资料后，这个与应激反应作斗争的社区的焦点可以用轴术语"适应"来表示。

在某些情况下，很难确定诊断焦点到底是什么。尽管我们花了近两年的时间来澄清和明确我们的轴术语，但这是一个过程，我们知道在使用这些新的轴术语的过程中，可能还会有更多的修订。

NANDA-I护理诊断的诊断焦点见表4.1。

表4.1　NANDA-I护理诊断的诊断焦点

活动	排便控制	蠕动
适应	体液容量	恢复
老龄化	哀伤	生殖
过敏	健康意识	韧性
吸入	健康维持	角色
依恋	健康管理	自我概念
血糖管理	家庭维持	自我控制
血容量	卫生	自我效能
呼吸模式	感染	自尊
心输出量	信息处理	睡眠
心血管功能	哺乳	社交

续表

照顾	素养	社会文化转型
沟通	肝功能	精神健康
决策	淋巴水肿管理	物质戒断
眼干管理	道德困扰	吞咽
口干管理	运动发育	威胁
反射障碍	肌肉骨骼功能	组织灌注
饮食模式	恶心管理	组织创伤
电解质平衡	神经行为	创伤反应
排泄	营养摄入	尿失禁
私自出走	氧合	暴力
耐力	疼痛管理	体重管理
能量管理	抚养	
环境危害	感知	

4.3.2 轴2：护理对象

护理对象被定义为护理诊断决定的对象。该术语在轴2中的含义为个体、家庭和社区，代表了NANDA-I对"患者"的定义：

- **个体**：与他人有明显区别的单一个体，一个人。

  ·非正式照顾者被纳入个体：定期照顾孩子或患者、老人或残疾人的家庭成员或帮手。

- **家庭**：具有持续或稳定关系的两个或以上的人，感知相互的义务，感受共同的意义，对他人共享特定的义务；通过血缘和（或）选择关联。

- **社区**：在相同管理下居住在同一区域的一群人。例如，邻居、城市、群体等。

  ·群体包括社区：具有共同特征的一些人。

在上述社区应对适应不良（00456）的例子中，标签中明确指出社区是护理对象。

如果没有明确说明护理对象，则默认为个体。然而，将此类诊断应用于其他诊断对象也是完全合适的。护士可能会诊断出过度恐惧（00390）的个体，他们对威胁有习得性反应，处于陌生的环境中，与支持系统分离，有忐忑不安、警觉性增加、强烈恐惧和精神运动性躁动的感觉，或有恶心、血压心率升高和腹泻的症状。然而，过度恐惧（00390）也可作为一种适当的诊断，用于收容新移民社区的邻居，这些社区的成员曾遭受创伤（如战争），生活在暴力事件增加的地区，在新的陌生环境中面临沟通障碍，居民会出现痛苦的症状，如忐忑不安、自信心下降、食欲缺乏，并专注于恐惧的来源。

不过，NANDA-I认为，随着对个体反应和群体反应的研究越来越多，可能会出现不同的病因——或定义性特征——如果是这样，诊断的特异性将增强临床相关性。

4.3.3 轴3：判断

判断是限制或指定诊断焦点含义的描述符或修饰符。国际标准化组织之前将判断定义为"与焦点相关的意见或鉴别"（International Standards Organization, 2014）。诊断焦点与护士的判断共同构成了诊断。轴3的值可在表4.2中找到。

在上述社区应对适应不良的例子中，我们现在可以确定判断术语是适应不良，其定义是"不能充分或适当地适应环境或现状"。

在其最新版本中，国际标准化组织（2023）似乎不再强调护理判断，我们认为这对护理专业的自主性可能是灾难性的。目前，尽管国际标准化组织将护理诊断定义为"对评估资料的判断；这些判断构成了设定目标和决定护理行动的基础"（ISO, 2023, p.27），但在其模型中不再包含判断术语，而且在其新版本中似乎更侧重于观察结果，正如我们之前所述，观察结果不需要临床推理。显然，这与当前的诊断定义不一致，因为诊断不仅仅是观察结果。这种变化令人担忧，因为它表明制定标准的人员对临床推理在保证诊断准确性中的重要作用缺乏了解，而我们的专业需要遵循这些标准，从而威胁到研究人员从电子健康记录中获取可验证护理信息的能力。

表4.2 NANDA-I分类系统Ⅱ，轴3判断术语的定义

判断	定义
降低的	在规模、数量、强度或程度方面小于或低于预期或公认的标准。
延迟的	进展缓慢或未能达到预期的里程碑，或达到某种状态或结局所需的时间比预期的要长。
中断	功能、程序或反应的正常过程或持续性受到干扰。
过度的	数量超过预期或公认的标准。
失衡的	在相应的两种事物之间缺乏比例或关系。
受损的	削弱或受到损害（某物，尤其是某项能力或功能）；身体结构或功能缺失，或存在显著差异。
不足的	没有足够的特定品质或成分；缺乏某些元素或特征。
无效的	未产生任何有意义的或期望的效果。
适应不良	没有充分或适当地适应环境或情况。
准备就绪的	愿意做某件事。
不稳定的	容易改变、失败或妥协；不稳定。

4.3.4 轴4：解剖部位

解剖部位（原先为"部位"）描述人体系统和（或）其相关功能——所有组织、器官、解剖位置或结构。使用这种粒度的术语可以防止术语重叠，从而提高清晰度。轴4中的术语如表4.3所示。在NANDA-I模型中，此轴位于焦点（轴1）之下，因为它与诊断焦点有关。

表4.3　NANDA-I分类系统II，轴4的部位及其定义

术语	定义
心肺系统	包括心脏及其血管和血液、气管、支气管和细支气管。这些相互依存的系统负责吸收氧气并将其输送到人体细胞，同时输送并排出二氧化碳。
脑血管系统	由输送血液进出脑的血管组成。
胃肠道系统	消化系统的通道，从口腔通向肛门；包含消化系统的所有主要器官，包括食管、胃和肠。
生殖泌尿系统	又称泌尿生殖系统，包括生殖系统和泌尿系统的所有器官。
皮肤系统	人体外层；由皮肤、指甲、毛发以及皮肤腺体和神经组成。
淋巴系统	作为免疫系统一部分的器官系统，与循环系统相辅相成；由淋巴管、淋巴结、淋巴器官、淋巴组织和淋巴组成的庞大网络。
肌肉骨骼系统	包括支撑和移动身体的骨骼、肌肉、韧带、肌腱和关节。
外周血管系统	包括除心脏外的所有血管，分类如下：主动脉及其分支、动脉血管、毛细血管、小静脉和向心脏回流血液的静脉。
感觉神经系统	由感觉神经元、神经通路和脑中涉及感觉知觉和互感的部分组成。

4.3.5　轴5：年龄

年龄是指护理对象的年龄组（轴2）。在NANDA-I模型的图形描述中，该轴被嵌入轴2（护理对象），因为它提供了有关个人的具体信息。在轴的修订工作中，我们注意到，找到不重叠的术语异常困难。例如，在儿童的概念中，我们可以进一步划分新生儿、婴儿和青少年。然而，这样做会造成术语重叠，违反创建轴的规则。因此，轴5中没有任何术语，而是以天数（d）或岁数（y）来划分年龄的上限和下限。如果诊断标签中使用了与年龄相关的术语（如新生儿、儿童、青少年、老年），则需要在诊断的定义中酌情标明具体年龄。

4.3.6　轴6：临床过程

临床过程，以前称为"时间"，描述诊断焦点的开始和（或）持续时间，嵌入NANDA-I模型中间层右侧的判断框中。轴6中的术语有：

– 急性：持续时间<3个月
– 慢性：持续时间≥3个月
– 间断性：间隔性、周期性、循环性反复停止或开始。

4.3.7　轴7：诊断状态

NANDA-I认为有三类诊断：问题导向型诊断和两类潜在诊断——恶化的潜在性和改善的潜在性。轴7中的NANDA-I术语及其定义如下：

– 问题导向型：当前存在的健康状况/生命过程的不良人类反应（包括综合征型诊断）。注：在问题导向型诊断中，标签本身假定此状态，并没有为每个问题导向型诊断使用标准化术语。

– 改善的潜在性：提高幸福感和实现当前存在的人类健康潜力的动机和愿望（Pender et al., 2006）。这种状态在NANDA-I标签中采用"愿意加强……"来表示。

－恶化的潜在性：未来对健康状况/生命过程产生不良人类反应的易感性。这种状态在 NANDA-I 标签中采用"有……的危险"来表示。

目前，在任何 NANDA-I 护理诊断标签中都没有明确表达轴 7（诊断状态）的术语（Miguel et al., 2019）。然而，每个诊断中都隐含有该轴，因为这与标签所代表的诊断类型有关。

4.3.8 轴 8：情境限制

该轴指的是与诊断概念相关的环境（环境定位，如职业环境）或情境时期（如围手术期）。例如，诊断专家已经讨论过需要使用术语来明确临终期的时间和环境（Bragança et al., 2021），这也的确是需要考虑的问题。首次发布的轴 8 的术语包括：职业环境、围手术期和临终期。预计还可增加其他术语，如学校（环境）或青春期（情境期），以表示在这些情境期出现的诊断。NANDA-I 选择了一个可以提供与情境期和环境相关信息的轴，从而通过使用具有机器可读术语的独立轴来支持临床决策。例如，了解在特定时间段（如临终期）或地点（如工作环境）限制下出现的人类反应，对于在这些环境或时间段中与服务对象合作的护士来说会很有帮助。轴 8 中的术语及其定义如下：

－临终期：预后为数月或更短的进行性生命限制性疾病的时间段，通常伴有功能受损，症状加重，需要更高级别的护理（Bragança et al., 2021; Hui et al., 2014; National Institutes of Health, 2014）。

－职业环境：在个体家庭环境之外从事有偿或自愿工作的地点。

－围手术期：围绕手术行为的时间间隔，分为三个阶段，即术前、术中和术后。

4.4 未来的考虑

最近对诊断标签的基线统计分析表明，2018—2020 版 NANDA-I 护理诊断中，除了标签为单个词（如焦虑、恐惧、肥胖）的情况外，轴 1（焦点）与其他轴不同的术语也进行了结合使用。轴 3（判断）是第 2 类最常用的轴，在护理诊断的构建中占 82%。其余的轴使用频率较少，在护理诊断中仅占 18%（Miguel et al., 2019）。

目前，我们有 62 项诊断没有隐含判断术语；这些诊断将成为下一周期的研究重点。迄今为止，NANDA-I 中很少有诊断在诊断标签中明确涉及老年人（$n=2$）、成年人（$n=4$）、儿童和青少年（$n=10$）、婴儿（$n=7$）或新生儿（$n=6$）群体。同样，明确涉及非个体护理对象的诊断也只有少数几个，即家庭（$n=8$）和社区（$n=2$）。因此，护理诊断对这些人群的适用性似乎仍然有限，因为与普通人群相比，这些人群的特殊性使其更具有独特性。由于缺乏符合这些服务对象实际情况的临床描述——包括不同的定义性特征、相关因素和（或）危险因素——以及护士在护理他们时所做出决定的复杂性，使我们认为护理诊断标签远未得到充分开发（Miguel et al., 2019）。

将护理诊断标签调整至特定背景、环境和人群——隐含了Levett-Jones等（2010）倡导的临床推理的权利——可能会提升护理质量。此外，临床推理将为NANDA-I术语提供必要的证据基础，支持分类系统Ⅱ中护理诊断的层次结构，或推动更恰当和清晰的领域与类别的需求（Miguel et al., 2019）。

4.5 参考文献

American Psychiatric Association. Diagnostic and statistical manual of mental disorders. 5th ed.Arlington, VA: Author, 2013.

Bragança J, Martins L, Campos de Carvalho E, et al. End-of-life: An urgent update in nursing terminology. Jpn J Nurs Sci, 2021, 18(4): e12439. doi: 10.1111/jjns.12439. Epub 2021 Jul 1. PMID: 34196489.

Hui D, Nooruddin Z, Didwaniya N, et al. Concepts and definitions for "actively dying", "end of life", "terminally ill", "terminal care" and "transition of care": a systematic review. J Pain Symptom Manage, 2014, 47(1): 77–89. doi: 10.1016/j.jpainsymman.2013.02.021. Epub 2013 Jun 21. PMID: 23796586; PMCID: PMC 3870193.

International Standards Organization (ISO) (2023). International Standard ISO 18104: Health informatics–Categorial structures for representation of nursing diagnoses and nursing actions in terminological systems. Licensed to NANDA International. Downloaded: December 6, 2023.

International Standards Organization (ISO) Second edition. (2014). International Standard ISO 18104:2014(en): Health informatics–Categorial structures for representation of nursing diagnoses and nursing actions in terminological systems. Licensed to NANDA International. ISO Store Order: OP-626322 / Downloaded: August 26, 2022.

Levett-Jones T, Hoffman K, Dempsey J, et al. The 'five rights' of clinical reasoning: An educational model to enhance nursing students' ability to identify and manage clinically 'at risk' patients. Nurse Education Today, 2010, 30(6): 515–520.

Lundberg C, Warren J, Brokel J, et al. Selecting a standardized terminology for the electronic health record that reveals the impact of nursing on patient care. Online J Nurs Inform, 2008, 12(2). Available at: http://ojni.org/12_2/lundberg.pdf.

Mezzich JE, et al. (eds), Psychiatric Diagnosis©. New York: Springer, 1994: 167.

Miguel S, Romeiro J, Martins H, et al. "Call for the Use of Axial Terms": Toward Completeness of NANDA-I Nursing Diagnoses Labels. Int J Nurs Knowl, 2019, 30(3): 131–136.

National Institutes of Health (NIH) State-of-the-Science Conference Statement on improving end-of-life care. NIH Consens State Sci Statements, 2004, 21: 1–26.

Pender NJ, Murdaugh CL, Parsons MA. Health Promotion in Nursing Practice. 5th ed. Upper Saddle River, NJ: Pearson Prentice-Hall, 2006.

5 分类系统结构中诊断的排序原则

除了轴的变化，用户可能还会注意到每个类别中诊断出现的顺序也发生了变化。这种有意识的改变，是为了让用户能够将与焦点关系更密切的诊断归入同一个类别。我们尝试使用以下规则来创建我们的排序策略：

- 与分类名称最接近的概念将首先出现。
- 先有更宽泛的概念，再有更细化的概念。
- 轴1（焦点）将用于对类别内的诊断进行分组，首先列出从宽泛到细化的诊断，然后按字母顺序将这些轴内的诊断称为"束"。
- 当类似的诊断有不同的年龄轴术语时，我们将使用生命周期的顺序（依次为新生儿、婴儿、儿童、青少年、成年、老年）。
- 概念相同但状态不同的诊断（轴7）将按以下顺序排列：问题导向型诊断、危险型诊断、健康促进型诊断
- 概念相同但护理对象（轴2）不同的诊断将按以下顺序排列：个体、家庭、社区。

让我们来看看表5.1中的领域1（健康促进）分类2（健康管理），其中确定了主要和次要焦点，以及将每项诊断归入其中的理由。

表5.1 分类系统Ⅱ，健康促进领域分类2. 健康管理中的诊断排序

诊断编码	诊断标签	主要焦点	次要焦点	建议
00276	健康自我管理无效	行为	健康管理	与分类紧密匹配，宽泛的概念
00369	有健康自我管理无效的危险	行为	健康管理	
00293	愿意加强健康自我管理	行为	健康管理	
00080	家庭健康管理无效	行为	健康管理	宽泛的概念，与分类紧密匹配，家庭先于社区
00410	有家庭健康管理无效的危险	行为	健康管理	
00356	社区健康管理无效	行为	健康管理	
00413	有社区健康管理无效的危险	行为	健康管理	
00489	有血糖模式自我管理无效的危险	行为	血糖模式管理	更细化的诊断，与分类紧密匹配；轴1（焦点）用于在类别内对诊断进行分组，诊断按字母顺序排列在这些轴术语的"束"内；问题导向型诊断先于危险型诊断和健康促进型诊断（注：健康促进型诊断排在第一位，因为它比其余的问题导向型诊断和危险型诊断更宽泛）
00277	眼干自我管理无效	行为	眼干管理	
00352	口干自我管理无效	行为	口干管理	
00412	有口干自我管理无效的危险	行为	口干管理	
00397	疲劳自我管理无效	行为	能量管理	
00278	淋巴水肿自我管理无效	行为	淋巴水肿管理	
00281	有淋巴水肿自我管理无效的危险	行为	淋巴水肿管理	
00384	恶心自我管理无效	行为	恶心管理	

续表

诊断编码	诊断标签	主要焦点	次要焦点	建议
00418	疼痛自我管理无效	行为	疼痛管理	
00447	愿意加强体重自我管理	行为	体重管理	
000398	超重自我管理无效	行为	体重管理	
00487	有超重自我管理无效的危险	行为	体重管理	
00485	体重不足自我管理无效	行为	体重管理	
00486	有体重不足自我管理无效的危险	行为	体重管理	
00292	健康维持行为无效	行为	健康维持	宽泛的概念,与分类不完全匹配,因此遵循所有管理型诊断;问题导向型诊断先于危险型诊断
00395	有健康维持行为无效的危险	行为	健康维持	
00300	家庭维持行为无效	行为	家庭维持	宽泛的概念,与分类不完全匹配,因此按字母顺序排列所有管理型诊断;问题导向型诊断先于危险型诊断和健康促进型诊断
00308	有家庭维持行为无效的危险	行为	家庭维持	
00309	愿意加强家庭维持行为	行为	家庭维持	
00307	愿意加强锻炼参与度	行为	活动	更细化的诊断,与分类不完全匹配;与"行为"导向型诊断聚类,按次要焦点的字母顺序排列
00339	健康素养不足	行为	素养	更细化的诊断,与分类不完全匹配;与"行为"导向型诊断聚类,按次要焦点的字母顺序排列;问题导向型诊断先于危险型诊断和健康促进型诊断
00411	有健康素养不足的危险	行为	素养	
00262	愿意加强健康素养	行为	素养	
00340	愿意加强健康老龄化	幸福感	老龄化	宽泛的诊断,与分类不完全匹配
00353	老年衰弱综合征	衰弱	健康管理	更细化的诊断,与分类不完全匹配;与"老龄化"导向型诊断聚类,因为年龄轴上的焦点相似;问题导向型诊断先于危险型诊断
00357	有老年衰弱综合征的危险	衰弱	健康管理	

第 3 部分
NANDA-I 分类：新内容和未来建议

6　NANDA-I 2024—2026 版的新增内容　/80

7　NANDA-I 分类的未来改进　/117

8　提交诊断的证据等级标准的修订　/122

NANDA-I 护理诊断：定义与分类（2024—2026），原著第 13 版
希瑟·赫德曼（T.Heather Herdman）、上原重美（Shigemi Kamitsuru）和卡米拉·塔卡奥·洛佩斯（Camila Takáo Lopes）主编
© 2024 NANDA-I，2024，蒂姆医学出版有限公司，纽约
配套网站：www.thieme.com/nanda-i

6　NANDA-I 2024—2026版的新增内容

Camila Takáo Lopes, T. Heather Herdman

6.1　NANDA-I 2024—2026版的变化和修订概述

　　本章概述了新版本的主要变化：新的和修订的诊断，废弃的诊断，继续修订使诊断指标术语标准化，诊断提交的证据等级标准，轴术语的变化，以及对护理诊断需要进一步发展的建议。

　　希望第13版的组织编排能够使其得到高效和有效地使用。欢迎各位读者的反馈。如果有任何建议，请通过电子邮件发送至：admin@nanda.org。

　　许多诊断由国际合作的诊断发展委员会工作组成员进行了修订，以提升其证据等级。诊断指标经过修订以减少歧义并提高清晰度。编者们尽可能参考了医学主题词表（MeSH®），以提供标准化定义，这些定义可供临床工作者使用，以确保对术语的一致理解，并为翻译人员提供跨语言的一致性保障。MeSH是由美国国家医学图书馆编制的受控词汇表，用于索引、编目和检索生物医学及健康相关信息和文献（National Library of Medicine, 2023a, 2023b）。修订后的证据等级标准旨在确保未来提交纳入分类的所有诊断均达到适当的证据等级，以反映当前护理知识的强度。支持每个诊断的研究文献可在网上查阅，以减少印刷篇幅。我们鼓励读者查阅这些参考文献，以更好地理解诊断内容。

　　在本版中，我们为每个诊断提供了指定的所有轴值。并非每个诊断都有每个轴值，这也不是必需的。但在适当情况下，轴值提供了额外的信息，可以支持临床推理模块、应用程序和电子病历中的支持性工具。这些轴值并不是用来记忆的；它们甚至可能对实际工作中的护士并无用处。然而，它们对于信息学专家、电子健康记录结构工作者，以及应用程序开发人员来说非常重要。

　　在分类中，读者会注意到术语的差异，因为我们正在使用尊重全人类的包容性术语。在可能的情况下，特定性别的术语已被改为中性术语（例如，"妇女分娩……"改为"个体分娩……"；"男性"改为"顺性别男子"）。然而，作为一种以证据为基础的术语，我们不能简单地将某些术语改为性别中性的术语。例如，如果支持某种诊断的文献表明"女性"获得某种诊断的风险更高，我们就不能简单地说"个体"。这就需要进行更深入的调查，以确定"女性"的哪些方面使这些个体面临风险。例如，这是否与生物因素或社会文化因素有关？再如，尽管我们能够将诊断标签中的"乳房喂养"改为"胸式喂养"，但在这一版本中，我们并没有更改有母胎二联体受损的危险（00349）这一标签。诊断发展委员会将在下一个周期与多样性和包容性委员会及其他专家合作，促进对术语的复杂性审查，以确保包容性，同时也确保最高水平的循证实践。

　　为了与性别中性代词的使用保持一致，读者会注意到我们在提及患者个体时使用了代词"他们（they）"。尽管我们认识到，由于使用单数名词和复数代词，这在某些语言中将是一个困难的改变，但为了尊重所有个体，我们还是采用了这种结构。此外，我们对与所有代表性不足的群体和个体相关的术语进行了严格审查，以确保本书的术语具有尊重性和包容性。

6.2 新的护理诊断

代表新的和修订的护理诊断的大量工作已提交给 NANDA-I 诊断发展委员会。我们祝贺那些提交和（或）修订的诊断成功达到证据等级标准的提交者。诊断发展委员会批准了 56 项新诊断（表 6.1），这些诊断被提交给 NANDA-I 董事会，现已将其纳入了相应的领域及其分类。每个诊断的提交者参见表 6.5。

表 6.1 新增的 NANDA-I 护理诊断（2024—2026）*

领域	分类	诊断标签
1	1	有多样化活动参与减少的危险
		有过度久坐行为的危险
	2	有健康自我管理无效的危险
		有家庭健康管理无效的危险
		有社区健康管理无效的危险
		口干自我管理无效
		疲劳自我管理无效
		疼痛自我管理无效
		愿意加强体重自我管理
		超重自我管理无效
		有超重自我管理无效的危险
		体重不足自我管理无效
		有体重不足自我管理无效的危险
		有健康维持行为无效的危险
		健康素养不足
		有健康素养不足的危险
		愿意加强健康老龄化
2	1	有营养摄入不足的危险
		蛋白质能量营养摄入不足
		有蛋白质能量营养摄入不足的危险
		有胸式喂养无效的危险
		有纯胸式喂养中断的危险
		有母乳产量不足的危险

续表

领域	分类	诊断标签
	5	有体液容量过多的危险
3	2	肠道排泄受损
		有肠道排泄受损的危险
		有排便控制受损的危险
4	1	睡眠模式无效
		有睡眠模式无效的危险
		睡眠卫生行为无效
		有睡眠卫生行为无效的危险
	2	有躯体移动受损的危险
	5	自理能力下降综合征
		有自理能力下降综合征的危险
		梳洗能力下降
		口腔卫生行为无效
		有口腔卫生行为无效的危险
5	5	有语言交流受损的危险
6	1	愿意加强跨性别社会认同
	2	健康自我效能不足
7	2	有家庭互动模式中断的危险
9	2	自我同情不足
11	2	有烧伤的危险
		有冻伤的危险
	4	有患职业病的危险
	6	有体温过高的危险
12	1	躯体舒适受损
		愿意加强躯体舒适
		临终期舒适受损综合征
	3	愿意加强社交舒适
		社会支持网络不足
		过度孤独
	4	心理舒适受损
		愿意加强心理舒适
13	1	儿童生长延迟
		有儿童生长延迟的危险

* 出于系统分类的目的,在修订诊断标签和定义时,原始代码将被废弃,同时分配新代码。重新标记的诊断列于表 6.3

6.3 修订的护理诊断

本周期内，有 123 项诊断由 NANDA-I 成员、用户和诊断发展委员会对内容进行了修订。表 6.2 展示了这些诊断。本表未显示因短语精练或微小编辑更改而严格修订的诊断；此处仅显示内容发生更改的诊断（标签修订、诊断定义修订或诊断指标更改）。

表 6.2 修订的 NANDA-I 护理诊断（2024—2026）*

原始领域：分类	诊断编码	诊断标签	领域变更	类别变更	定义变更	编辑变更 DC/ReF/RiF	编辑变更 AC	编辑变更 ARP	新增内容 DC/ReF/RiF	新增内容 AC	新增内容 ARP	删除 DC/ReF/RiF	删除 AC	删除 ARP
健康促进：健康意识	00097	多样化活动参与减少			X	X						X		
	00262	愿意加强健康素养		健康管理	X	X						X		
健康促进：健康管理	00290	有企图私自出走的危险	安全/保护	躯体损伤	X	X	X							X
	00276	健康自我管理无效			X	X			X			X		
	00293	愿意加强健康自我管理			X	X			X					
	00292	健康维持行为无效				X			X			X		
	00300	家庭维持行为无效				X	X		X			X		
	00308	有家庭维持行为无效的危险			X	X			X					
	00309	愿意加强家庭维持行为			X									
	00307	愿意加强锻炼参与度				X			X					
营养：摄入	00271	婴儿进食动力无效			X	X	X		X	X			X	
	00270	儿童进食动力无效			X	X		X						
	00269	青少年进食动力无效			X	X			X	X			X	
	00103	吞咽受损				X			X					X
	00295	婴儿吸吮-吞咽反应无效	生长/发育		X	X				X			X	

续表

原始领域：分类	诊断编码	诊断标签	领域变更	类别变更	定义变更	编辑变更 DC	编辑变更 ReF/RiF	编辑变更 AC	编辑变更 ARP	新增内容 DC	新增内容 ReF/RiF	新增内容 AC	新增内容 ARP	删除 DC	删除 ReF/RiF	删除 AC	删除 ARP
营养：新陈代谢	00194	新生儿高胆红素血症			×	×	×	×									
	00230	有新生儿高胆红素血症的危险			×	×	×	×									
营养：水合作用	00026	体液容量过多			×			×									
排泄和交换：排尿功能	00016	排尿受损			×	×	×				×						
	00297	残疾相关性尿失禁				×			×		×						
	00310	混合性尿失禁				×											
	00017	压力性尿失禁			×	×	×	×			×						
	00019	急迫性尿失禁			×	×	×				×						
	00022	有急迫性尿失禁的危险			×	×					×						
	00322	有尿潴留的危险				×	×										
排泄和交换：胃肠功能	00235	慢性功能性便秘			×	×	×	×			×						
	00236	有慢性功能性便秘的危险			×	×	×	×			×						
排泄和交换：呼吸功能	00030	气体交换受损	活动/休息	心血管/肺反应													
活动/休息：活动/锻炼	00085	躯体移动受损				×	×	×	×		×	×	×				
	00091	床上活动受损				×	×	×	×		×	×	×				
	00089	轮椅移动受损				×	×	×	×		×	×	×				
	00298	活动耐受性降低				×				×							

续表

原始领域：分类	诊断编码	诊断标签	领域变更	类别变更	定义变更	编辑变更 DC ReF/RiF	编辑变更 AC	编辑变更 ARP	新增内容 DC ReF/RiF	新增内容 AC	新增内容 ARP	删除 DC	删除 ReF/RiF	删除 AC	删除 ARP
活动/休息：能量平衡	00299	有活动耐受性降低的危险			X									X	
	00273	能量场失衡	健康促进	健康意识	X	X	X						X		
活动/休息：心血管/肺反应	00311	有心血管功能受损的危险			X		X	X							
	00240	有心输出量减少的危险			X				X						
	00201	有脑组织灌注无效的危险			X					X					
	00204	周围组织灌注无效			X	X			X	X	X				
	00228	有周围组织灌注无效的危险			X	X			X	X	X				
	00032	呼吸模式无效			X		X		X	X			X		
	00033	自主通气受损			X				X	X					
	00278	淋巴水肿自我管理无效	移至健康促进	转至健康管理	X	X			X	X	X				
	00281	有淋巴水肿自我管理无效的危险	健康促进	健康管理	X	X			X	X	X				
感知/认知：认知	00128	急性精神错乱				X			X	X	X		X	X	
	00173	有急性精神错乱的危险			X	X				X	X		X	X	
	00129	慢性精神错乱				X				X	X		X		X

86

续表

原始领域:分类	诊断编码	诊断标签	领域变更	类别变更	定义变更	编辑变更 DC	编辑变更 ReF/RiF	编辑变更 AC	编辑变更 ARP	新增内容 DC	新增内容 ReF/RiF	新增内容 AC	新增内容 ARP	删除 DC	删除 ReF/RiF	删除 AC	删除 ARP
	00222	冲动控制无效			X	X				X				X			
	00131	记忆力受损			X	X		X		X							
	00184	愿意加强决策			X												
	00242	自主决策受损	感知/认知	认知		X	X										
	00244	有自主决策受损的危险				X	X										
	00243	愿意加强自主决策			X												
感知/认知:交流	00051	语言交流受损			X	X	X		X		X						
自我感知:自我概念	00167	愿意加强自我概念			X												
角色关系:家庭运作	00159	愿意加强家庭运作				X											
角色关系	00055	角色扮演无效	角色扮演	角色关系		X	X	X									
角色关系	00052	社交受损				X	X										
性:生殖	00221	分娩过程无效	角色扮演	角色关系		X				X				X			
	00227	有分娩过程无效的危险	角色扮演	角色关系		X				X				X			
	00208	愿意加强分娩过程	角色扮演	角色关系										X			

87

续表

原始领域:分类	诊断编码	诊断标签	领域变更	类别变更	定义变更	编辑变更 DC	编辑变更 ReF/RiF	编辑变更 AC	编辑变更 ARP	新增内容 DC	新增内容 ReF/RiF	新增内容 AC	新增内容 ARP	删除
应对/压力耐受性:创伤后反应	00141	创伤后综合征					X	X						
	00145	有创伤后综合征的危险					X	X	X					X
应对/压力耐受性:应对反应	00158	愿意加强应对			X						X			
	00075	愿意加强家庭应对			X						X			X
	00076	愿意加强社区应对			X									
	00301	适应不良性哀伤			X		X	X						
	00302	有适应不良性哀伤的危险			X		X	X						
	00285	愿意改善哀伤			X		X							
	00185	愿意加强希望			X		X							
	00210	韧性受损			X									
	00211	有韧性受损的危险			X		X	X			X			X
	00212	愿意加强韧性					X							
应对/压力:神经行为反应	00010	有自主神经反射异常的危险			X		X	X			X			
	00241	情绪调节受损			X		X				X	X		X
	00258	急性物质戒断综合征									X			X
	00259	有急性物质戒断综合征的危险			X						X	X		X

续表

原始领域：分类	诊断编码	诊断标签	领域变更	类别变更	定义变更	编辑变更 DC	编辑变更 ReF/RiF	编辑变更 AC	编辑变更 ARP	新增内容 DC	新增内容 ReF/RiF	新增内容 AC	新增内容 ARP	删除 DC	删除 ReF/RiF	删除 AC	删除 ARP
生活原则：价值观/信念/行动一致性	00175	道德困扰				×											
	00068	愿意加强精神健康			×	×											
	00169	宗教信仰受损			×	×											
	00170	有宗教信仰受损的危险			×	×											
	00171	愿意加强宗教信仰			×						×						
安全/保护：感染	00004	有感染的危险			×												
安全/保护：躯体伤害	00245	有角膜损伤的危险			×			×	×								
安全/保护：躯体伤害	00087	有围手术期体位性损伤的危险			×		×	×			×						
	00287	新生儿压力性损伤			×			×	×								
	00288	有新生儿压力性损伤的危险			×	×		×	×								
	00313	儿童压力性损伤			×	×			×	×							
	00286	有儿童压力性损伤的危险			×	×			×	×							
	00312	成人压力性损伤			×				×					×			
	00304	有成人压力性损伤的危险			×				×					×			
	00250	有尿道损伤的危险			×			×			×						

续表

原始领域：安全/保护：暴力

诊断编码	诊断标签	领域变更	类别变更	定义变更	编辑变更 DC	编辑变更 ReF/RiF	编辑变更 AC	编辑变更 ARP	新增内容 DC	新增内容 ReF/RiF	新增内容 AC	新增内容 ARP	删除 DC	删除 ReF/RiF	删除 AC	删除 ARP
00044	组织完整性受损			X	X		X	X	X	X						
00248	有组织完整性受损的危险			X	X		X	X	X	X						
00046	皮肤完整性受损				X				X	X						
00047	有皮肤完整性受损的危险				X		X		X	X						
00277	眼干自我管理无效	健康促进	健康管理	X		X										
00045	口腔黏膜完整性受损			X	X		X	X	X	X				X	X	
00247	有口腔黏膜完整性受损的危险			X	X		X	X	X	X				X	X	
00219	有眼干的危险			X	X		X	X	X	X					X	X
00039	有吸入的危险			X	X			X	X							
00031	气道清除无效			X	X	X		X	X							
00205	有休克的危险			X	X			X								
00291	有血栓形成的危险			X	X		X							X		
00156	有婴儿猝死的危险			X	X		X	X	X	X						
00306	有儿童跌倒的危险			X	X			X						X		
00303	有成人跌倒的危险			X	X			X	X							
00138	有他人指向性暴力的危险			X				X	X	X		X	X			
00272	有女性割礼的危险			X				X								

续表

原始领域分类	诊断标签	诊断编码	领域变更	类别变更	定义变更	编辑变更 DC	编辑变更 ReF/RiF	编辑变更 AC	编辑变更 ARP	新增内容 DC	新增内容 ReF/RiF	新增内容 AC	新增内容 ARP	删除 DC	删除 ReF/RiF	删除 AC	删除 ARP
安全/保护: 环境危害	污染	00181			X		X	X									
安全/保护: 环境危害	有污染的危险	00180			X		X	X									
安全/保护: 防御过程	有过敏反应的危险	00217			X		X	X	X							X	
安全/保护: 防御过程	有乳胶过敏反应的危险	00042			X		X	X	X							X	
安全/保护: 体温调节	体温调节无效	00008			X		X	X		X							
安全/保护: 体温调节	有体温调节无效的危险	00274			X		X	X		X							
安全/保护: 体温调节	体温过高	00007				X	X	X		X							
舒适: 躯体舒适	急性疼痛	00132				X	X										
舒适: 躯体舒适	慢性疼痛综合征	00255					X			X							
舒适: 躯体舒适	慢性疼痛	00133			X	X	X	X									
舒适: 躯体舒适	分娩痛	00256				X											
成长/发展: 发展	儿童发育迟延	00314			X		X	X	X								
成长/发展: 发展	有儿童发育迟延的危险	00305					X	X	X								
成长/发展: 发展	婴儿运动发育迟延	00315			X		X	X								X	X
成长/发展: 发展	有婴儿运动发育迟延的危险	00316			X		X	X								X	X

* DC=定义性特征; ReF=相关因素; RiF=危险因素; AC=相关条件; ARP=高危人群

6.4 护理诊断标签的更改

本周期对 98 项护理诊断标签进行了更改，以确保诊断标签与当前文献一致，并体现人类反应。在可能的情况下，为以前未包含判断术语的标签中添加了明确的判断术语。对 NANDA-I 轴术语的修订减少了判断术语的数量，其中许多术语是同义词，同时也对若干标签做了更改。

诊断标签更改如表 6.3 所示。

表 6.3　NANDA-I 护理诊断中更改的护理诊断标签（2024—2026）

领域	新诊断标签	原领域	原诊断标签
1	过度久坐行为		静坐的生活方式
	家庭健康管理无效		家庭健康自我管理无效
	社区健康管理无效		社区健康缺陷
	有血糖模式自我管理无效的危险	2	有血糖水平不稳定的危险
	有口干自我管理无效的危险	11	有口干的危险
	恶心自我管理无效	12	恶心
	老年衰弱综合征		衰弱老年综合征
	有老年衰弱综合征的危险		有衰弱老年综合征的危险
2	营养摄入不足		营养失衡：低于机体需要量
	愿意加强营养摄入		愿意加强营养
	胸式喂养无效		乳房喂养无效
	纯胸式喂养中断		乳房喂养中断
	愿意加强胸式喂养		愿意加强乳房喂养
	母乳产量不足		乳房泌乳不足
	有水电解质平衡受损的危险		有电解质失衡的危险
	有体液容量平衡受损的危险		有体液容量失衡的危险
	体液容量不足		体液容量缺乏
	有体液容量不足的危险		有体液容量缺乏的危险
3	胃肠运动受损		胃肠运动功能障碍
	有胃肠运动受损的危险		有胃肠运动功能障碍的危险
4	愿意改善睡眠模式		愿意改善睡眠
	坐位能力受损		坐位受损
	站立能力受损		站立受损
	转移能力受损		移动能力受损
	步行能力受损		步行受损
	过度疲劳负担		疲劳
	手术恢复受损	11	手术恢复延迟
	有手术恢复受损的危险	11	有手术恢复延迟的危险

6 NANDA-I 2024—2026 版的新增内容

续表

领域	新诊断标签	原领域	原诊断标签
	有血压失衡的危险		有血压不稳定的危险
	儿童通气戒断反应受损		通气戒断反应性功能障碍
	成人通气戒断反应受损		成人通气戒断反应性功能障碍
	愿意加强自理能力		愿意加强自理
	沐浴能力下降		沐浴自理缺陷
	更衣能力下降		更衣自理缺陷
	进食能力下降		进食自理缺陷
	如厕能力下降		如厕自理缺陷
5	思维过程中断		思维过程障碍
	健康知识不足		知识缺乏
	愿意加强健康知识		愿意加强知识
	决策受损	10	决策冲突
	愿意加强语言交流		愿意加强交流
6	自我认同中断		自我认同障碍
	家庭认同中断综合征	7	家庭认同障碍综合征
	有家庭认同中断综合征的危险	7	有家庭认同障碍综合征的危险
	有人格尊严受损的危险		有人格尊严妥协的危险
	长期自尊不足		长期低自尊
	有长期自尊不足的危险		有长期低自尊的危险
	情境性自尊不足		情境性低自尊
	有情境性自尊不足的危险		有情境性低自尊的危险
	体像中断		体像障碍
7	抚养行为受损		抚养受损
	有抚养行为受损的危险		有抚养受损的危险
	愿意加强抚养行为		愿意加强抚养
	父母角色冲突过度	*	抚养角色冲突
	家庭互动模式中断		家庭运作中断
	家庭运作受损		家庭运作功能障碍
	有依恋行为中断的危险		有依恋受损的危险
	亲密伴侣关系无效		关系无效
	有亲密伴侣关系无效的危险		有关系无效的危险
	愿意加强亲密伴侣关系		愿意加强关系
8	性功能受损		性功能障碍
	有母胎二联体受损的危险		有母胎二联体障碍的危险

93

续表

领域	新诊断标签	原领域	原诊断标签
9	有移民过渡中断的危险		有复杂的移民过渡危险
	应对适应不良		应对无效
	家庭应对适应不良		家庭应对妥协
	社区应对适应不良		社区应对无效
	过度照顾负担	7	照顾者角色紧张
	有过度照顾负担的危险	7	有照顾者角色紧张的危险
	过度焦虑		焦虑
	过度死亡焦虑		死亡焦虑
	过度恐惧		恐惧
	情绪调节无效	5	情绪控制不稳
10	精神健康受损		精神困扰
	有精神健康受损的危险		有精神困扰的危险
11	免疫反应受损	1	保护无效
	有手术伤口感染的危险		有术区感染的危险
	有躯体创伤的危险		有损伤的危险
	乳头-乳晕复合体完整性受损		乳头-乳晕复合体损伤
	有乳头-乳晕复合体完整性受损的危险		有乳头-乳晕复合体损伤的危险
	有意外窒息的危险		有窒息的危险
	有出血过多的危险		有出血的危险
	有外周神经血管功能受损的危险		有外周神经血管功能障碍的危险
	有自杀性自残行为的危险		有自杀行为的危险
	非自杀性自残行为		自残
	有非自杀性自残行为的危险		有自残的危险
	有意外中毒的危险		有中毒的危险
	有职业性躯体损伤的危险		有职业性损伤的危险
	新生儿体温下降		新生儿体温过低
	有新生儿体温下降的危险		有新生儿体温过低的危险
	体温下降		体温过低
	有体温下降的危险		有体温过低的危险
	有围手术期体温下降的危险		有围手术期体温过低的危险
12	社会联系不足		社交隔离
	有过度孤独的危险		有孤独的危险
13	婴儿神经发育组织性受损	9	婴儿行为紊乱
	有婴儿神经发育组织性受损的危险	9	有婴儿行为紊乱的危险
	愿意加强婴儿神经发育组织性	9	愿意加强婴儿行为的有序性

* 该诊断以前归入领域 7 分类 3，现在归入同一领域的分类 1。

6.5 废弃的护理诊断

在上一版 NANDA-I 分类体系中,有 40 项护理诊断被列入移除计划,除非通过补充研究使其达到足够的证据水平或确定合适的诊断指标。最终,其中 16 项诊断被删除,24 项得以保留并更新。

本次分类系统中共移除了 46 项护理诊断;具体清单见表 6.4。

表 6.4 从 NANDA-I 护理诊断 2024—2026 中删除的诊断

领域	分类	诊断标签	编码
1	2	有危险倾向的健康行为	00188
2	1	肥胖	00232
		超重	00233
		有超重的危险	00234
	4	有肝功能受损的危险	00178
		有代谢综合征的危险	00296
3	1	尿潴留	00023
	2	便秘	00011
		有便秘的危险	00015
		感知性便秘	00012
		腹泻	00013
4	1	失眠	00095
		睡眠剥夺	00096
		睡眠模式紊乱	00198
	2	有失用综合征的危险	00040
	3	漫游	00154
	4	心输出量减少	00029
		有心脏组织灌注减少的危险	00200
	5	自我忽视	00193
5	1	单侧忽略	00123
6	1	绝望	00124
		有自我认同障碍的危险	00225
8	2	性模式无效	00065
9	1	强奸创伤综合征	00142
		住址改变应激综合征	00114
		有住址改变应激综合征的危险	00149
	2	活动计划无效	00199
		有活动计划无效的危险	00226
		防御性应对	00071

续表

领域	分类	诊断标签	编码
		家庭应对失能	00073
		否认无效	00072
		无能为力	00125
		有无能为力的危险	00152
		愿意加强能力	00187
		长期悲伤	00137
		压力过载	00177
	3	自主神经反射异常	00009
		新生儿戒断综合征	00264
11	2	牙齿受损	00048
		有烫伤的危险	00220
		有躯体创伤的危险	00038
		有血管创伤的危险	00213
	3	有自我指向性暴力的危险	00140
	5	有碘化造影剂不良反应的危险	00218
12	1, 2, 3 *	舒适受损	00214
	1, 2, 3 *	愿意改善舒适	00183

* 这些诊断被归入领域 12 的 3 个分类中

在这一周期内，我们邀请了多位专家对诊断进行了审查。在审查过程中修订了多个诊断，也废弃了一些诊断。这些诊断被废弃的原因可归纳为以下几类：①研究表明以前的术语已经过时，或在护理文献中已被取代；②缺乏相关因素或可通过独立护理干预来改变的危险因素；③将判断术语纳入新的护理诊断标签；④将诊断指标术语纳入另一个护理诊断标签，以及⑤诊断不符合护理诊断的定义。

以下是对每项标签修订的解释，先按理由列出，然后再按分类中废弃诊断所处的领域列出。

6.5.1 与文献保持一致的术语更新

领域 2：乳房喂养中断（00105- 废弃）、乳房泌乳不足（00216- 废弃）、有乳房泌乳不足的危险（00381- 废弃）、乳房喂养无效（00104- 废弃），以及愿意加强乳房喂养（00106- 废弃）被删除，因为内容专家在文献审查过程中发现了更适合描述诊断焦点的术语。具体来说，这些英文术语被认为不能涵盖那些被认定为跨性别和非双性别的父母，以描述他们如何为婴幼儿提供母乳。此外，这些文献综述还提供了清晰的定义和相关因素。有研究表明，NANDA-I 需要根据当前的研究文献，淘汰旧术语，采用支持和认可所有为子女提供母乳的父母的术语。因此，这些术语被替换为：胸式喂养无效（00371）、母乳产量不足（00333）、有母乳产量不足的危险（00334）、纯胸式喂养中断（00347），以及愿意加强胸式喂养（00479）。

领域5：知识缺乏（00126-废弃）和愿意加强知识（00161-废弃）进行了修订，以反映护士处理健康知识而非一般知识或与其他特定学科有关知识的现实情况。新的诊断为：健康知识不足（00435）和愿意加强健康知识（00499）。

领域8：内容专家对诊断性模式无效（00065-废弃）进行了审查，发现与当前的文献不符。新的诊断为性功能受损（00386）。

领域9：专家审查了诊断防御性应对（00071-废弃）和否认无效（00072-废弃），将其废弃并做了更新，以反映当前的知识和文献；取而代之的是应对适应不良（00405）。

领域11：有术区感染的危险（00266-废弃）进行标签审查后，发现文献中的术语是有手术伤口感染的危险（00500），因此对标签进行了调整，以反映实际情况。在某些情况下，人们认为文献支持更具体的诊断，从而使诊断指标更清晰。因此，诊断有热损伤的危险（00220-废弃）被废弃，另提出并接受了两个新的诊断：有烧伤的危险（00350）和有冻伤的危险（00351）。诊断有自我导向暴力的危险（00140-废弃）现已被纳入新的诊断有非自杀性自残行为的危险（00468）。

领域12：舒适受损（00214-废弃）在舒适领域内跨越了3个类别，违反了分类规则。内容专家建议取消这一诊断，其内容现在包括躯体舒适受损（00380）、心理舒适受损（00379）、精神幸福感受损（00454），以及社会支持网络不足（00358）。

6.5.2 缺少可通过独立护理干预改变的相关因素或危险因素

文献中未见可通过独立护理干预改变的相关因素或危险因素，导致删除了：

领域2：有肝功能受损的危险（00178-废弃）

领域4：有失用综合征的危险（00040-废弃）

领域5：单侧忽略（00123-废弃）

6.5.3 将判断术语纳入护理诊断标签

通过加入一个判断术语，对多个标签进行了修改。这项工作尚未完成，但应在下一版分类中最终完成。在本节中，我们将确定新的诊断标签，并在适用的情况下，提供分类系统中位置编排的变化。

领域2：有超重的危险（00234-废弃）、超重（00233-废弃）和肥胖（00232-废弃）的诊断已被取消，原因有两个方面：一是缺乏明确的判断术语，二是根据文献重新将焦点放在自我管理方面，而不是体重状况本身。这些诊断已被有超重自我管理无效的危险（00487）、超重自我管理无效（00398）和愿意加强体重自我管理（00447）取代。这些新诊断被归入领域1(健康促进)、类别2（健康管理）。疲劳（00093-废弃）现被标记为过度疲劳负担（00477）。

领域7：照顾者角色压力（00061-废弃）和有照顾者角色压力的危险（00062-废弃）现在用过度照顾负担（00366）和有过度照顾负担的危险（00401）这两个标签来表示，并移至领域9，从而体现这是一种应对反应。抚养角色冲突（00064-废弃）现在用抚养角色冲突过度（00387）来表示。

领域9：焦虑（00146-废弃）、死亡焦虑（00147-废弃）和恐惧（00148-废弃）现在分别用过度焦虑（00400）、过度死亡焦虑（00399）和过度恐惧（00398）来表示。

领域11：有出血的危险（00206-废弃）现在用有出血过多的危险（00374）来表示。乳头-乳晕复合体损伤（00320-废弃）和有乳头-乳晕复合体损伤的危险（00321-废弃）现在分别用乳头-乳晕复合体完整性受损（00461）和有乳头-乳晕复合体完整性受损的危险（00462）来表示。

领域12：社交隔离（00053-废弃）现在用标签社会联系不足（00383）来表示。有孤独的危险（00054-废弃）现改为有过度孤独的危险（00335）。

6.5.4 将诊断指标术语合并到另一个护理诊断标签中

我们在这些诊断中发现，代表许多诊断的定义性特征和（或）相关因素——或标签本身——都包含在其他诊断的诊断标准中。经过专家对文献的审查，确定了在某些情况下，一种诊断总体上比另一种诊断更合适。这往往是因为一种诊断比另一种诊断有更多的文献支持，或对护理学科有更强的针对性。

领域1：有危险倾向的健康行为（00188-废弃）被纳入诊断健康维持行为无效（00292）（领域1）。

领域2：有代谢综合征的危险（00296-废弃）被有心血管功能受损的危险（00311）取代。

领域3：溢出性尿失禁（00176-废弃）被尿潴留（00023）取代，这应该是护理干预的实际重点。感知性便秘（00012-废弃）被健康维持行为无效（00292）取代，而有便秘的危险（00015-废弃）——一种症状——则体现在新诊断中，即有肠道排泄受损的危险（00346）。

领域4：睡眠模式紊乱（00198-废弃）、失眠（00095-废弃），以及睡眠剥夺（00096-废弃）均在新诊断睡眠模式无效（00337）中体现；漫游（00154-废弃）——一种症状——则体现在新诊断有企图私自出走的危险（00290）和有成人跌倒的危险（00303）中。有心脏组织灌注减少的危险（00200-废弃）在有心血管功能受损的危险（00311）中得到体现；自我忽视（00193-废弃）体现为健康维持行为无效（00292）。

领域6：绝望（00124-废弃）是一种症状，体现为韧性受损（00210）和长期自尊不足（00483）。

领域9：住址改变应激综合征（00114-废弃）和有住址改变应激综合征的危险（00149-废弃）的诊断指标包括应对适应不良（00405）、韧性受损（00210）和社会支持网络不足（00358）。活动规划无效（00199-废弃）在健康维持行为无效（00292）（领域1）中得到了体现。无能为力（00125-废弃）是一种症状，以及有无能为力的危险（00152-废弃）表现为韧性受损（00210）和长期自尊不足（00483）。压力超载（00177-废弃）现在由相关因素压力过多表示，并体现在多个诊断中 [例如，健康自我效能不足（00338）；临终期舒适受损综合征（00342）；情绪调节无效（00372）；疲劳自我管理无效（00397）；婴儿神经发育组织性受损（00451）；以及其他]。

6.5.5 诊断不符合护理诊断的定义

内容专家对以下诊断进行了审查，认为它们不符合护理诊断的定义。

领域4：专家认为心输出量减少（00029-废弃）不属于独立护理实践的范围。分类中保留了有心输出量减少的危险（00240）这一诊断。

领域11：专家认为牙齿受损（00048-废弃）不属于自主护理实践的范围。曾考虑过危险型诊断，但认为这种诊断的意图已体现在其他诊断中，即健康维持行为无效（00292）和梳洗能力下降（00330）。有碘化造影剂不良反应的危险（00218-废弃），被确定为不属于自主护理实践的范围。有血管创伤的危险（00213-废弃）被确定为超出了独立护理实践的范围，其危险因素代表了专业渎职。

6.6 新诊断或修订诊断的贡献者

本部分（表6.5）对提交新诊断或完成现有诊断修订的贡献者表示感谢。以小组形式工作的个人列在一起；如果有两个及以上的个人或小组提交同一部分的内容，则用分号分开列出。

表 6.5 按国别列出的新诊断或修订诊断的贡献者

领域 / 分类	诊断编码	诊断标签	提交者 / 审核者	国家
健康促进：健康意识	00097	多样化活动参与减少	DDC	—
	00448	有多样化活动参与减少的危险		
	00273	能量场失衡	Camila S. Carneiro, Ana Cristina de Sá, Viviane M. Silva, Gisele S. B. Hirano, Alba Lucia B.L. Barros	巴西
	00355	过度久坐行为	DDC	—
	00394	有过度久坐行为的危险		
	00340	愿意加强健康老龄化	Rosane B. Cardoso, Célia P. Caldas, Priscilla A. Souza, Marcos Antonio G. Brandão, Rosimere F. Santana, Rosane B. Cardoso	巴西
健康促进：健康管理	00353	老年衰弱综合征	DDC	—
	00357	有老年衰弱综合征的危险		
	00307	愿意加强健康锻炼参与度		
	00339	健康素养不足	Carolina S. Alvarenga, Willyane A. Alvarenga, Ana Carolina A.B. Leite, Rebecca O. La Banca, Lucila C. Nascimento, Emilia C. Carvalho; Rachel Serejo, Rosimere F. Santana; Allyne F. Vitor, Amanda B. Silva	巴西
	00411	有健康素养不足的危险		
	00262	愿意加强健康素养		
	00292	健康维持行为无效	DDC	—
	00395	有健康维持行为无效的危险		
	00276	健康自我管理无效	Gianfranco Sanson, Ercole Vellone, Camila T. Lopes, Sergio Barrientos-Trigo, Ana María Porcel-Gálvez, Barbara Riegel, Fabio D'Agostino	意大利、西班牙、美国、巴西
	00369	有健康自我管理无效的危险		
	00293	愿意加强健康自我管理	DDC	—
	00080	家庭健康管理无效		
	00410	有家庭健康管理无效的危险		

续表

领域：分类	诊断编码	诊断标签	提交者/审核者	国家
	00356	社区健康管理无效		
	00413	有社区健康管理无效的危险		
	00277	眼干自我管理无效		
	00352	口干自我管理无效	Shigemi Kamitsuru	日本
	00412	有口干自我管理无效的危险		
	00397	疲劳自我管理无效		
	00278	淋巴水肿自我管理无效	Edvane B.L. de Domenico	巴西
	00281	有淋巴水肿自我管理无效的危险		
	00384	恶心自我管理无效	Shigemi Kamitsuru	日本
	00418	疼痛自我管理无效		
	00398	超重自我管理无效	T. Heather Herdman	美国
	00487	有超重自我管理无效的危险		
	00485	体重不足自我管理无效		
	00486	有体重不足自我管理无效的危险		
	00447	愿意加强体重自我管理		
	00300	家庭维持行为无效	DDC	—
	00308	有家庭维持行为无效的危险		
	00309	愿意加强家庭维持行为		
	00489	有血糖模式自我管理无效的危险	Rafael O.P. Lopes, Letícia M. Gonçalves, Eduardo S. Gomes, Marcos Antônio G. Brandão; Lidia R. Oliveira, Tahissa F. Cavalcante, Rafaella P. Moreira	巴西

续表

领域：分类	诊断编码	诊断标签	提交者/审核者	国家
营养：摄入	00343	营养摄入不足	Silvia Brunner, Maria Müller-Staub	瑞士
	00409	有营养摄入不足的危险		
	00359	蛋白质能量营养摄入不足		
	00360	有蛋白质能量营养摄入不足的危险		
	00419	愿意加强营养摄入	DDC	—
	00371	胸式喂养无效	T. Heather Herdman, Martin R. Frisare, Suéllen C. D. Emidio, Pedro Melo, Markus Saueregger, Elenice V. Carmona, Simoni S. Bordignon, Beatriz P. Almeida-Hamasaki, Carla C. Rodrigues, Emanuelle O.G. Bozi, Bruna Cristina Ribeiro, Leticia F. Carbol	美国、阿根廷、巴西、葡萄牙、奥地利
	00406	有胸式喂养无效的危险		
	00347	纯胸式喂养中断		
	00382	有纯胸式喂养中断的危险		
	00479	愿意加强胸式喂养		
	00333	母乳产量不足		
	00334	有母乳产量不足的危险	T. Heather Herdman; Elenice V. Carmona, Suéllen Cristina D. Emidio, Simoni S. Bordignon, Beatriz P. Almeida-Hamasaki, Carla C. Rodrigues, Emanuelle O.G. Bozi, Bruna Cristina Ribeiro, Leticia F. Carbol	美国
	00269	青少年进食动力无效	DDC	—
	00270	儿童进食动力无效		
	00271	婴儿喂养动力无效		
	00103	吞咽受损		
营养：代谢	00194	新生儿高胆红素血症		
	00230	有新生儿高胆红素血症的危险		
营养：水合作用	00491	有水电解质平衡受损的危险		
	00492	有体液容量平衡受损的危险		

续表

领域：分类	诊断编码	诊断标签	提交者/审核者	国家
	00026	体液容量过多	Maria Isabel C.D. Fernandes, Ana Luisa B.C. Lira	巴西
	00370	有体液容量过多的危险		
	00421	体液容量不足	DDC	—
	00420	有体液容量不足的危险		
排泄与交换：排尿功能	00016	排尿受损		
	00297	残疾相关性尿失禁		
	00017	压力性尿失禁		
	00019	急迫性尿失禁		
	00022	有急迫性尿失禁的危险		
	00310	混合性尿失禁		
	00322	有尿潴留的危险		
排泄与交换：胃肠功能	00423	胃肠运动受损	T. Heather Herdman	美国
	00422	有胃肠运动受损的危险		
	00344	肠道排泄受损		
	00346	有肠道排泄受损的危险		
	00424	排便控制受损		
	00345	有排便控制受损的危险		
	00235	慢性功能性便秘	DDC	—
	00236	有慢性功能性便秘的危险		
排泄与交换：呼吸功能	00030	气体交换受损		

续表

领域/分类	诊断编码	诊断标签	提交者/审核者	国家
活动/休息：睡眠/休息	00323	睡眠卫生行为无效	T. Heather Herdman; Renan A. Silva	美国 巴西
	00408	有睡眠卫生行为无效的危险		
	00337	睡眠模式无效		
	00407	有睡眠模式无效的危险		
	00417	愿意改善睡眠模式		
活动/休息：活动/锻炼	00085	躯体移动受损	DDC	—
	00324	有躯体移动受损的危险		
	00091	床上移动受损		
	00089	轮椅移动受损		
	00363	坐位能力受损		
	00364	站立能力受损		
	00367	转移能力受损		
	00365	步行能力受损		
活动/休息：能量平衡	00298	活动耐受性降低	DDC	—
	00299	有活动耐受性降低的危险		
	00477	过度疲劳负担		
活动/休息：心血管/肺反应	00465	手术未恢复受损	Aline A. Eduardo, Emilia C. Carvalho	巴西
	00464	有手术未恢复受损的危险		
	00311	有心血管功能受损的危险	DDC	—
	00240	有心输出量减少的危险		
	00362	有血压失衡的危险	Gabrielle P. Silva, Suzana O. Mangueira, Francisca Márcia P. Linhares; Gabriela Feitosa Esplendori	巴西

续表

领域：分类	诊断编码	诊断标签	提交者/审核者	国家
	00204	外周组织灌注无效	Lorrany F.M. Silva, Livia M. Pascoal, Francisca E.T. Lima, Floriacy S. Santos, Marcelino Santos Neto, Paula S. Brito	巴西
	00228	有外周组织灌注无效的危险		巴西
	00201	呼吸模式无效	Camila T. Lopes	巴西
	00032	自主通气受损	DDC	—
	00033	成人通气戒断反应受损	Virginia Fazi, Nicola Ramacciati	意大利
	00430	儿童通气戒断反应受损	Ludmila Christiane R. Silva, Tania C.M. Chianca	巴西
	00431		T. Heather Herdman	美国
活动/休息：自理	00326	沐浴能力下降	Shigemi Kamitsuru	日本
	00327	更衣能力下降		
	00328	进食能力下降		
	00330	梳洗能力下降		
	00329	如厕能力下降		
	00331	自理能力下降综合征		
	00332	有自理能力下降综合征的危险		
	00442	愿意加强自理能力		
	00375	口腔卫生行为无效	Elaine O. Souza, Rudval S. Silva, Larissa C. Pedreira, Rosimere F. Santana, Marcos Antonio G. Brandão	巴西
	00414	有口腔卫生行为无效的危险		
感知/认知：认知	00131	记忆力受损	Priscila A. Souza	巴西
	00493	思维过程中断	Thiago S. Domingos	巴西
	00128	急性精神错乱		
	00173	有急性精神错乱的危险		

续表

领域：分类	诊断编码	诊断标签	提交者/审核者	国家
	00129	慢性精神错乱	Priscila A. Souza	巴西
	00222	冲动控制无效	Thiago S. Domingos	巴西
	00435	健康知识不足	Suelayne S. Araújo, Cláudia G. Silva, Suzana O. Mangueira, Ana L.B.C. Lira 3, Marcos Venícios O. Lopes, Camila T. Lopes, Cecília Maria F.Q. Frazão	巴西
	00161	愿意加强知识	DDC	—
	00429	决策受损		
	00184	愿意加强决策		
	00242	自主决策受损		
	00244	有自主决策受损的危险		
	00243	愿意加强自主决策		
感知/认知：交流	00051	语言交流受损		
	00434	有语言交流受损的危险		
	00368	愿意加强语言交流		
自我感知：自我概念	00167	愿意加强自我概念		
	00494	自我认同中断	Thiago S. Domingos	巴西
	00495	家庭认同中断综合征	Ana Lúcia M. Horta	巴西
	00496	有家庭认同中断综合征的危险	DDC	—
	00488	有人格尊严受损的危险	Susana Sofia A. Miguel, Silvia B. Caldeira	葡萄牙
	00481	情境性自尊不足		
	00482	有情境性自尊不足的危险		
	00483	长期自尊不足	DDC	—

续表

领域：分类	诊断编码	诊断标签	提交者/审核者	国家
	00480	有长期目尊不足的危险	DDC	–
	00338	健康自我效能不足	Reinaldo G. Barreiro, Marcos Venícios O. Lopes	巴西
自我感知：体像	00497	体像中断	Susana Sofia A. Miguel, Silvia B. Caldeira	葡萄牙
角色关系：照顾 角色	00436	抚养行为受损	T. Heather Herdman	美国
	00437	有抚养行为受损的危险		
	00438	愿意加强抚养行为		
	00387	抚养角色冲突过度	Daniela Stadler, Anke Steckelberg, Gertrud Ayerle; Elenice V. Carmona	德国；巴西
角色关系：家庭 关系	00389	家庭互动模式中断	Ana Lúcia M. Horta	巴西
	00440	有家庭互动模式中断的危险		
	00388	家庭运作受损		
	00159	愿意加强家庭运作	DDC	–
	00439	有依恋行为中断的危险	DDC	–
角色关系：角色 扮演	00055	角色扮演无效	T. Heather Herdman	美国
	00449	亲密伴侣关系无效		
	00445	有亲密伴侣关系无效的危险		
	00446	愿意加强亲密伴侣关系		
	00052	社交受损	DDC	–
性：性身份认同	00341	愿意加强跨性别社会认同	Nathdlia L. Silva, Rafael O.P. Lopes, Graziele R. Bitencourt, Hércules R. Bossato, Marcos A.G. Brandão, Márcia A. Ferreira	巴西

续表

领域：分类	诊断编码	诊断标签	提交者／审核者	国家
性：性功能	00386	性功能受损	Edvone A. Lima, Ana Paula F. Aguiar, Lanay D. Anjos, Erika V. Abuchaim, Vinicius Batista Santos; Camila T. Lopes	巴西
性：生殖	00221	分娩过程无效	DDC	—
	00227	愿意加强分娩过程		
	00208	有分娩过程无效的危险		
	00349	有母胎二联体受损的危险		
应对／压力耐受性：创伤后反应	00141	创伤后综合征		
	00145	有创伤后综合征的危险		
	00484	有移民过渡中断的危险		
应对／压力耐受性：应对反应	00405	应对适应不良	Shigemi Kamitsuru	日本
	00158	愿意加强应对		
	00373	家庭应对适应不良	Ana Lúcia M. Horta	巴西
	00075	愿意加强家庭应对		
	00456	社区应对适应不良	DDC	—
	00076	愿意加强社区应对		
	00366	过度照顾负担	Shigemi Kamitsuru	日本
	00401	有过度照顾负担的危险		
	00400	过度焦虑	DDC	—
	00399	过度死亡焦虑		
	00390	过度恐惧		
	00301	适应不良性哀伤		

续表

领域：分类	诊断编码	诊断标签	提交者/审核者	国家
	00302	有适应不良性哀伤的危险		
	00285	愿意改善哀伤		
	00185	愿意加强希望		
	00210	韧性受损	Joana M. Romeiro, Silvia Caldeira	葡萄牙
	00211	有韧性受损的危险	DDC	—
	00212	愿意加强韧性	Aarón Muñoz Devesa	西班牙
	00325	自我同情不足	DDC	—
应对/压力耐受性：神经行为反应	00010	有自主神经反射异常的危险	Thiago S. Domingos	巴西
	00372	情绪调节无效	DDC	—
	00241	情绪调节受损		
	00258	急性物质戒断综合征		
	00259	有急性物质戒断综合征的危险		
生活原则：价值观/信仰/行为一致性	00175	道德困扰		
	00454	精神健康受损	Helga T. Martins, Silvia Caldeira; Joana Romeiro, Silvia Caldeira	葡萄牙
	00460	有精神健康受损的危险		
	00068	愿意加强精神健康		
	00169	宗教信仰受损		
	00170	有宗教信仰受损的危险	DDC	—
	00171	愿意加强宗教信仰		
安全/保护：感染	00004	有感染的危险		
	00266	有术区感染的危险		

续表

领域：分类	诊断编码	诊断标签	提交者/审核者	国家
安全/保护：躯体损伤	00361	免疫反应受损		
	00336	有躯体损伤的危险	DDC	—
	00350	有烧伤的危险	Shigemi Kamitsuru	日本
	00351	有冻伤的危险		
	00245	有角膜损伤的危险	DDC	—
	00250	有尿道损伤的危险		
	00087	有围手术期体位性损伤的危险	Camila M. M. Lopes	巴西
	00312	成人压力性损伤	Anamaria A. Napoleão, Camila T. Lopes, Carme Espinosa, Rosa Rifà Ros	巴西，安道尔，西班牙
	00304	有成人压力性损伤的危险	Hortensia Castañeda Hidalgo, Marcos Venícios O. Lopes, T. Heather Herdman, Viviane M. Silva	墨西哥，巴西，美国
	00313	儿童压力性损伤		
	00286	有儿童压力性损伤的危险		
	00287	新生儿压力性损伤	Elenice V. Carmona, Fabio D'Agostino, Marta Avena, T. Heather Herdman	巴西，意大利，美国
	00288	有新生儿压力性损伤的危险		
	00039	有吸入的危险	DDC	—
	00031	气道清除无效		
	00463	有意外窒息的危险	Shigemi Kamitsuru	日本
	00374	有出血过多的危险	DDC	—
	00205	有休克的危险		
	00291	有血栓形成的危险	Thamires S. Hilário, Graziella B. Aliti, Amália de Fátima Lucena, Vanessa M. Mantovani, Marcos Venícios O. Lopes, Marco Aurélio L. Saffi, Eneida Rejane R. Silva	巴西

续表

领域：分类	诊断编码	诊断标签	提交者/审核者	国家
	00156	有婴儿猝死的危险	DDC	—
	00044	组织完整性受损	Paula S.S. Freitas, Aline O. Ramalho, Renan A. Silva	巴西
	00248	有组织完整性受损的危险		
	00046	皮肤完整性受损		
	00047	有皮肤完整性受损的危险		
	00219	有眼干的危险		
	00045	口腔黏膜完整性受损		
	00247	有口腔黏膜完整性受损的危险		
	00461	乳头-乳晕复合体完整性受损		
	00462	有乳头-乳晕复合体完整性受损的危险		
	00303	有成人跌倒的危险		
	00306	有儿童跌倒的危险		
	00425	有外周神经血管功能受损的危险		
	00290	有企图私自出走的危险		
安全/保护：暴力	00138	有他人指向性暴力的危险	T. Heather Herdman	美国
	00272	有女性割礼的危险		
	00466	有自杀性自残行为的危险		
	00467	非自杀性自残行为		
	00468	有非自杀性自残行为的危险		
安全/保护：环境危害	00181	污染	DDC	—
	00180	有污染的危险		

续表

领域：分类	诊断编码	诊断标签	提交者/审核者	国家
安全/保护：防御过程	00469	有意外中毒的危险	Shigemi Kamitsuru	日本
	00404	有患职业病的危险	Romanniny H.S.C. Almino, Harlon F. Menezes, Roberta K.G.S. Manso, Richardson A.R. Silva	巴西
	00402	有职业性躯体损伤的危险		
	00217	有过敏反应的危险	DDC	—
	00042	有乳胶过敏反应的危险		
安全/保护：体温调节	00008	体温调节无效		
	00274	有体温调节无效的危险		
	00472	体温下降	T. Heather Herdman	美国
	00473	有体温下降的危险		
	00474	新生儿体温下降		
	00476	有新生儿体温下降的危险		
	00490	有围手术期体温下降的危险	DDC	—
	00007	体温过高	T. Heather Herdman	美国
	00471	有体温过高的危险		
舒适：躯体舒适	00342	舒适受损综合征	Antonia R. Almeida, Rosimere F. Santana, Dayana M.A. Passarelles, Daniel E.S. Silva	巴西
	00380	躯体舒适受损	Mariana B. Sanches, Ramon M. Penha, Marina G. Salvetti	巴西
	00378	愿意加强躯体舒适		
	00132	急性疼痛		
	00133	慢性疼痛	Elisabetta Metlichin, Nicola Ramacciati, Giandomenico Giusti	意大利
	00256	分娩痛	DDC	—

续表

领域: 分类	诊断编码	诊断标签	提交者/审核者	国家
舒适: 社交舒适	00255	慢性疼痛综合征	Mariana B. Sanches, Ramon M. Penha, Marina G. Salvetti	巴西
	00376	愿意加强社交舒适	Ramon M. Penha, Mariana B. Sanches, Marina G. Salvetti	巴西
	00475	过度孤独	Shigemi Kamitsuru	日本
	00335	有过度孤独的危险	Shigemi Kamitsuru; Meiry Fernanda P. Okuno	日本, 巴西
	00383	社会联系不足	DDC	—
	00358	社会支持网络不足	Michelline S. França, Francisca Mórcia P. Linhares, Marcos Venicios O. Lopes, Cleide Maria Pontes	巴西
舒适: 心理舒适	00379	心理舒适受损	Marina G. Salvetti, Mariana B. Sanches, Ramon M. Penha	巴西
	00377	愿意加强心理舒适		
生长/发育: 生长	00348	儿童生长延迟	Edgar Noé Morelos-García, Dolores Eunice Hernández-Herrera, Luis Ángel R. Díaz	墨西哥
	00478	有儿童生长延迟的危险		
生长/发育: 发育	00314	儿童发育延迟	T. Heather Herdman	美国
	00305	有儿童发育延迟的危险		
	00315	婴儿运动发育延迟		
	00316	有婴儿运动发育延迟的危险		
	00295	婴儿吸吮-吞咽反应无效		
	00451	婴儿神经发育组织性受损		
	00452	有婴儿神经发育组织性受损的危险		
	00453	愿意加强婴儿神经发育组织性		

6.7 NANDA-I 护理诊断：指标术语的标准化

在第 13 版分类中，我们继续努力减少用于定义性特征、相关因素和危险因素的术语之间的差异。这项持续性工作需要进行文献检索、审查、讨论，并咨询世界各地不同护理专业的临床专家。在将术语翻译成 20 多种语言的过程中，我们发现了一些术语 / 短语不能很好地翻译成某些语言，或者没有翻译为与分类中已有的其他术语不同的词语。例如，我们能够审查不同翻译中的重复术语，确保翻译中不会出现一个术语代表两个不同短语的情况。这有时是一个艰苦的过程，需要在整个周期中进行讨论和考虑。尽管取得了这些进步，但这一版本并不完美，这项工作将在以后的版本中继续推进。

读者可能会注意到，许多诊断的术语都有细微的编辑。这些编辑上的改动并不被视为诊断的修订，那些仅有编辑改动的诊断术语并没有出现在表 6.2 中。例如，"报告""表示希望"和"口头表达"这些词语已从所有定义性特征短语的开头删除，因为我们认为这些词语对诊断没有帮助或没有必要。

还需要指出的是，对危险型诊断的定义进行了一致的修改，删除了"可能损害健康"。这反映了一个事实，即对问题导向型诊断的易感性在本质上表明了可能会损害健康。此外，正如我们在轴审查中所讨论的那样，这些诊断是用轴术语恶化的潜在性来标识的，这也清楚地表明健康可能会受到损害。这并不意味着应将危险型诊断随意分配给患者；相反，护士应考虑哪些患者有发展为问题导向型诊断的高风险。

本次修订的益处有很多，但以下三个方面最为显著。

6.7.1 改进翻译

多年来，翻译人员对 NANDA-I 分类术语提出了许多问题和意见。例如：

有许多类似的术语 / 短语，而我翻译这些术语的方式在我的语言中是完全一样的。我是否可以使用相同的术语 / 短语，还是必须对这些术语进行不同的翻译，即使我们在日常实践中不会这样做？

迄今为止，我们尚未要求护理诊断的提交者搜索术语中已有的术语 / 短语，以实现术语的标准化。因此，这些年来术语表中的诊断指标术语 / 短语的数量大幅增加。现在，诊断发展委员会已开始审查所有提交的术语，以找到兼容的短语，然后与提交者共享，以确保短语能够捕捉到提交时的内涵。这样，我们就可以避免在今后的分类中出现相似术语的问题。

译者在翻译术语 / 短语时确保概念清晰很重要。如果原始英语中有两个术语（例如，无助 /helplessness 和绝望 /hopelessness）在概念上存在差异，那么它们就不能采用同一个术语来表示这两个不同的概念。然而，译者的纠结往往是由于原始英语术语 / 短语缺乏标准化造成的。这是第 11 版的例子：厌食（anorexia）见于 8 项诊断，食欲不佳（poor appetite）见于 3 项诊断，食欲下降（decrease in appetite）见于两项诊断，食欲缺乏（loss of appetite）见于 1 项诊断。将这些术语以明确区分术语的方式翻译成某些语言，即使不是不可能，也是很困难的。

减少这些术语/短语的差异应有助于翻译过程，因为现在整个分类中类似的诊断指标都使用一个术语/短语。在上一版中，我们开始采用医学主题词表（MeSH）的术语（National Library of Medicine, 2023a, 2023b）。MeSH 由美国国家医学图书馆的受控词库组成，用于为 MED-LINE/PubMed® 数据库的文章编制索引。MeSH 术语经过定义，可作为词库方便检索。虽然在本书中无法查看 MeSH 术语的定义，但我们的译者可以随时查阅被采用的 MeSH 术语及其定义。这些 MeSH 术语及其定义有助于译者进行更精准的翻译。还应注意的是，与一个短语或标签相关的 MeSH 术语可能不止一个，例如，愿意加强健康自我管理（00293）与自我管理、健康和健康行为相关联，因为这三个 MeSH 术语都包含在该诊断标签中。在其他情况下，MeSH 术语仅代表标签的一部分，如诊断愿意加强锻炼参与度（00307），其中只有锻炼采用 MeSH 术语表示。最后，有时不使用 MeSH 术语是因为其定义与我们术语的本意大相径庭，或者是因为我们认为其定义已经过时。在本书中，我们只提供与护理诊断标签级别相关的 MeSH 术语。但是，在我们的数据库结构中，对于那些在电子健康记录或应用程序中使用 NANDA-I 的用户，我们也提供了诊断指标级别的 MeSH 术语。

我们将继续尝试浓缩 NANDA-I 术语，并尽可能将其标准化。

6.7.2 改善术语的一致性

随着轴术语工作的进行，对判断术语和解剖部位的认真研究带来了重大变化。例如，在第 12 版中，我们有 34 个判断术语；而在这一版中，用户会注意到只有 11 个。解剖部位术语从 23 个减少到 9 个，因为我们对该轴的粒度进行了标准化。在可能的情况下，相似的词或同义词都被删除了。有时，这使得诊断标签在英语中"听起来很别扭"，或许在其他语言中也会导致陌生感。这一点在其他专业术语和分类中也有体现。重要的是要记住，术语需要清晰，以便在不同临床地点和地理区域对术语所代表的资料进行一致的理解和比较。医护专业人员使用更通俗的术语向患者和家属描述诊断结果的情况并不少见——例如，"心脏病发作"与"心肌梗死"的区别——这在护理工作中也很常见。虽然我们可能不会对患者或家属使用排便控制受损（00319）这一诊断标签——而是使用更常见的术语"失禁"——但使用标准化术语可使定义和诊断指标保持一致。这有利于不同地点、地域和患者群体之间共享资料，从而推动护理研究。

6.7.3 简化诊断指标编码

NANDA-I 的工作促进了诊断指标的编码，这也使得这些指标能够更方便地用于填充电子健康记录（EHR）中的评估数据库。所有诊断指标术语——不仅仅是诊断标签——都被进行了编码，以便在 EHR 系统中使用，这是许多组织和供应商经常要求我们做的事情。在不久的将来，通过研究数据，我们将能够识别出在护士诊断人类反应时，评估数据中最常出现的定义性特征，这可能会导致关键诊断标准的识别。此外，识别出每个诊断中最常见的相关

（因果）因素将有助于制定更合适的护理干预措施。决策支持工具的开发将支持诊断的准确性，并将诊断与评估联系起来，确保相关/危险因素成为适当的治疗计划中的干预重点。

我们经常听到护士和护生对一长串诊断指标感到困惑："我真的不知道这个诊断是否适合我的患者。我必须找到患者的所有定义性特征和诊断的相关因素吗？患者需要具备多少定义性特征才能通过护理诊断被诊断？"

在护理诊断的当前发展阶段，诊断标准不像许多医学诊断那样明确。基于研究确定护理诊断标准是护理界的当务之急。有关确定关键或重要定义性特征的研究将在诊断的证据等级标准的章节中讨论。没有诊断标准，就不可能保证对人类反应进行诊断的准确性。此外，如果没有明确的定义性特征，就无法保证世界各地的护士对相似的人类反应使用相同的护理诊断标签。

6.8 参考文献

National Library of Medicine. National Center for Biotechnology Information. Medical Subject Headings (MeSH). 2023a. https://www.ncbi.nlm.nih.gov/mesh.

National Library of Medicine. Medical Subject Headings. Prefatory remarks. 2023b. Available at: https://www.nlm.nih.gov/mesh/intro_preface.html.

Thurn A. A categorial structure for identifying physiological measurement observables. Stud Health Technol Inform, 2023, 302:759–760. doi: 10.3233/SHTI230260. PMID: 37203490.

7 NANDA-I分类的未来改进

T. Heather Herdman, Camila Takáo Lopes, Shigemi Kamitsuru

7.1 研究的优先事项

下一周期的一个主要优先事项是修订或废弃未在本版中修订，并因此没有证据等级的其余诊断。这些诊断将在术语部分的相应页面上以脚注的形式标明。我们继续鼓励对诊断进行临床验证研究，研究应具有较大的样本量，最好是跨地区和跨患者群体。许多研究都是针对具有特定医疗诊断（相关条件）的患者群体进行的，例如，Junior 等（2023）关于 HIV 感染者健康自我管理无效（00276）的研究；或关于高危妊娠个体有母胎二联体受损的危险（00349）的研究（Mendes et al., 2023）。在其他情况下，验证性研究还见于高危人群，如重症监护室中重症成人的有角膜损伤的危险（00245）（Oilveira Pinheiro et al., 2023）。这些研究对专业领域工作者非常有益，但如果对所有入院患者、接受家庭护理的患者或在非住院诊所就诊的患者进行研究，这些研究并不能提供对诊断的广泛理解。对于大多数诊断而言，除了仅在特定患者群体中出现的指标外，可能还有一些核心临床指标适用于所有患者。

进一步的研究非常重要，因为它们将会提供一些关键信息，即哪些评估指标最适合预测患者发展为护理诊断所代表的情况。这将使我们能够缩小临床指标列表的范围，或将列表分为关键定义性特征（DC），或必须存在便于做出诊断的特征，以及支持性的定义性特征。同样，鲜有研究关注护理诊断的相关因素和（或）危险因素，毕竟驱动干预的主要是这些指标。因此，我们强烈支持为护士提供那些对诊断最关键的相关因素信息的研究，从而进一步实施干预性研究，使产生诊断的原因或危险因素的影响得以消除或最小化。

尽管高危人群和相关条件是诊断推理的支持性信息，但它们不是诊断的核心要素。因此，不鼓励仅关注这些要素的研究。

7.2 细化和待开发的诊断

科学语言的演变是一个持续的过程；没有可以使术语完美的终点。相反，随着知识的发展，术语将不断修订和添加，同时也将被废弃。其中一些演变本质上更具编辑性，如为诊断指标术语的定义和短语而开发的特定纲要。其他的演变则更为复杂，需要进行广泛讨论和研究，以更好地将 NANDA-I 术语定位为最强大、基于证据和标准化的护理诊断语言。以下内容代表了我们希望引起研究人员立即关注的一些关键问题。

7.2.1 是症状，还是护理诊断？

在当前版本中，用户会注意到其中许多标签已不复存在：它们已被废弃或修订。例如，便秘（00011-废弃）和腹泻（00013-废弃）这两个症状在 NANDA-I 分类中已不复存在。问题是，这些症状代表什么？它们是哪个过程或反应的症状？新的诊断，如排便控制受损（00424）和肠道排泄受损

（00344），更好地代表了对护理至关重要的循证概念——排便控制和肠道排泄——而腹泻和便秘是这两个概念的症状。

这些代表症状的诊断标签还有另一个问题。焦虑（00146-废弃）和疲劳（00093-废弃）是 NANDA-I 护理诊断分类中的诊断。然而，这些术语也是许多其他护理诊断的定义性特征。很难理解它们既可以是护理诊断，也可以是定义性特征。这让许多用户感到困惑，因为我们听到了这样的问题："我是应该诊断焦虑，还是把焦虑作为其他护理诊断的定义性特征？"或者"我认为患者的问题是疲劳和应对无效（00069）。我应该记录这两个诊断，还是只记录应对无效，因为它的定义性特征中包括疲劳？""不是每个人都会焦虑吗？什么时候焦虑会成为一种诊断，而不是其他症状，或者仅仅是几乎每个人都时有发生？我怎么知道？"

在护理文献中，"症状控制"和"症状自我管理"的概念备受关注。我们决定在 NANDA-I 分类中对症状诊断进行适当的重新概念化，以反映这些证据的最新应用情况。例如，不再简单地命名恶心（00134-废弃）症状，而是制定了一个临床有用的诊断：恶心自我管理无效（00384）。同样，与超重（00233-废弃）的症状诊断相比，超重自我管理无效（00398）更能代表护士可识别的患者反应，护士可对其进行独立干预。

其他症状标签也进行了修改，以反映其严重程度——这也许是我们在继续考虑最佳前进方向时做出的调整性决定。例如，用户会注意到焦虑（00146-废弃）已修订为过度焦虑（00400），恐惧（00148）已修订为过度恐惧（00390），有出血的危险（00206）已修订为有出血过多的危险（00374）等。我们仍在努力处理一些症状，这些症状确实会引导护士进行干预，但其本身并不符合护理诊断的定义。我们预计在下一个周期将对这一问题给予重点关注。

7.2.2 适当的诊断粒度级别

一个持续讨论的话题是，术语中的护理诊断应采用何种粒度。诊断应该宽泛（抽象）、特定（具体），还是两者兼而有之？例如，有几种危险型诊断涉及损伤问题：有角膜损伤的危险（00245）、有烧伤的危险（00350）、有成人压力性损伤的危险（00304）、有围手术期体位性损伤的危险（00087），仅举几例。这些诊断都涉及不同类型的躯体损伤性危险。诊断有躯体损伤的危险（00336）的定义是"容易因外伤、放电、压力变化和（或）辐射而受到躯体伤害"。这是一个更宽泛的诊断，可用于处理以前命名的、与更具体的损伤类型有关的危险型诊断：烧伤、围手术期体位或压力性损伤。然而，与更宽泛的诊断相比，更特定的诊断具有更细化（或具体）的危险因素，可以针对具体的损伤性危险进行护理干预。哪个级别最好？这两个层次的细化程度是否都适用？

从另一个角度看，有三种诊断侧重于进食（喂养）动力：青少年进食动力无效（00269）、儿童进食动力无效（00270）和婴儿进食动力无效（00271）。这三种诊断是根据护理对象的年龄/发育阶段做出的。然而，目前还没有一种更宽泛的诊断，可以解决所有年龄组的进食动力问题，如进食动力无效。

因此，我们注意到，目前的 NANDA-I 分类包括不同粒度级别的护理诊断。例如，胸式喂养无效（00371）这一诊断比母乳产量不足（00333）和乳头－乳晕复合体完整性受损（00461）更宽泛。有些护士会认为，只要胸式喂养无效就可以了，因为所有与胸式喂养有关的问题都可以用这个诊断来处理；而其他护士则倾向更具体的诊断。他们可能会认为，乳头－乳晕复合体完整性受损等具体的诊断为干预提供了更明确的方向。一般来说，更精细（具体）的诊断可以更好地指导精准的患者护理。

拥有宽泛和特定的护理诊断将有助于我们开发一个更有组织性和层次性的分类系统。此外，我们对护理诊断的分类具有不同的粒度级别，可以通过指导临床资料从抽象到更具体的分类来支持护士的临床推理。例如，在评估诉说尿失禁的患者时，你可能会首先考虑宽泛或更普遍的诊断，如排尿受损（00016）。然后，经过进一步评估或反思后，你可能会将重点缩小到更具体的诊断，急迫性尿失禁（00019）。

NANDA-I 支持开发精细的诊断，因为它们可以指导特定的护理措施。然而，亟须确定什么级别的粒度才被认为是充分的。是否存在可能被认为过于具体的粒度级别？例如，我们真的想要诊断左手拇指活动受损吗？

7.2.3 需要什么来改进翻译？

粒度问题在翻译和理解不同语言的诊断焦点，以及诊断在国际临床实践中的适用性方面也很重要。这方面的一个例子是护理诊断有成人跌倒的危险（00303）。一个人可能会从楼梯上摔下来，从床上掉下来，或者在穿过房间时摔倒。然而，在原始英语中，只有一个术语——跌倒（fall）——用于表达从较高表面到较低表面，或在同一表面上从站立位置到较低位置的任何意外跌落。在某些语言中，这些是不同的概念，使用的术语也不同。因此，护士会对每种跌倒采取不同的预防措施，并分别报告这些事件。在某些地区，将两个不同的护理问题合并为一个护理诊断甚至被认为是危险的。有必要考虑某些语言会更好地服务于不同的护理诊断，以便处理那些无法从原始英语准确翻译为某一个术语的现象。

在第 12 版中，诊断标签活动无耐力（00092）已修订为活动耐受性降低（00298）。该修订基于对轴的讨论，尤其是轴 1（诊断焦点）和轴 3（判断）。之前已经解释过活动无耐力的重点是活动耐受性，并且诊断标签包含了判断"in-"。在英文中，前缀"in-"一般表示"不"或"不可能"。然而，简单地将否定"活动耐受性"的人类反应作为诊断标签是没有意义的，并且已经证明在某些语言中难以翻译该术语。因此，我们对该定义进行了仔细审查，并将该定义所反映的判断词确定为"降低的（decreased）"。这种修订将有助于准确翻译，并在全球范围内一致使用诊断标签。

7.2.4 诊断焦点是否体现了适当的人类反应？

诊断焦点（轴 1）描述了作为诊断核心的人类反应。然而，仔细检查

NANDA-I分类中诊断标签的轴1会发现有问题的标签：知识缺乏（00126-废弃）和愿意加强知识（00161-废弃）。这些诊断的焦点显然是"知识"。然而，知识是否体现了人类反应？

美国国家医学图书馆的医学主题词（2023a，2023b）数据库将知识定义为"在任何文明、时期或国家中，随着时间的推移而积累的真理或事实体系，即信息及其数量和性质的累积总和"。因此，知识一词不包含人类对内部或外部刺激的反应。在某些语言中，直译为愿意强化知识没有意义。因此，我们在"知识"一词之后添加了一个本地术语"获得（acquisition）"。

健康知识不足（00435）是一项修订的诊断，被定义为"获取、处理、理解和（或）回忆与影响个人健康的特定主题相关的信息不足"。虽然这明确了所考虑的知识类型，并被认为是一种改进，但今后重新审查这一诊断很重要。该诊断表明，患者没有能力获取、处理、理解和（或）回忆信息，这与没有学到知识的情况截然不同。获取知识的想法可能是最好的路径，但这需要进一步的评估。

尽管有些术语在英语日常用语中可能显得突兀，或许在其他语言中也是如此，但重要的是要记住，我们需要真正体现人类反应的标签，并遵守标准化的命名惯例。在实际工作中，护士之间或与其他医护人员交谈时，可能会谈论患者的误解或知识缺乏，但病历中的术语可能会有不同的表述，如健康知识不足。

7.2.5　NANDA-I分类系统是用户友好的吗？

在这一版的分类中，出现了12项新的护理诊断，在诊断焦点（轴1）中加入了"自我管理"。我们花了相当多的时间来讨论这些诊断中的每一个诊断应该归入哪个领域。问题在于，这些诊断所代表的人类反应不仅是自我管理，而且还与描述自我管理目标的特定术语相结合：例如，健康、淋巴水肿和眼干。大家可能都同意，健康自我管理是人类的一种反应，应归入领域1（健康促进）。然而，你会到哪里去查找淋巴水肿自我管理无效（00278）呢？

在上一版中，我们决定根据用户感知的方便程度对每个诊断进行分类。例如，护士是否会想到要在两个不同的领域中查找用于淋巴水肿患者的诊断？然而，在本周期内收到一些反馈后，从临床角度来看，将所有自我管理型术语放在同一处似乎更容易查找。因此，你可以在领域1（健康促进）、类别2（健康管理）中找到所有自我管理型诊断。一如既往，我们的目标是确保诊断在分类结构中的分类方式对临床有用。

在NANDA-I分类系统的临床可用性方面，我们将继续验证其结构。一些护士一直在努力寻找与呼吸功能相关的诊断，这些诊断分为三个领域：即领域3（排泄与交换）、领域4（活动/休息）和领域11（安全/保护）。其他护士难以定位情绪反应型诊断，这些诊断也分为三个领域：即领域6（自我感知）、领域9（应对/压力耐受性）和领域12（舒适）。当你查看诊断的定义时，有充分的理由将这些诊断归入不同的领域中。然而，分类系统提供一个对用户有意义的结构很重要。即使不可能有一个完美的分类系统，我们也应该为之努力。

下一个周期将对分类系统的结构进行审议。分类系统 II 已经使用了 22 年，但我们仍有 6 个分类没有诊断。很难考虑为其中一些分类开发哪些护理诊断，从而使这些分类在我们学科的分类系统结构表述中存在疑问。

我们总是面临着新的挑战、新的知识和关于护士诊断的人类反应的新思维方式。我们期待收到读者对这些方面和其他问题的反馈及研究结果，以进一步完善 NANDA-I 术语。

7.3 参考文献

Júnior AD, Rabêlo PP, Lopes MV, et al. Clinical validation of the nursing diagnosis "Ineffective health self-management" in people living with HIV. International Journal of Nursing Knowledge, 2023, 34(1): 13–20.

Mendes RC, Morais SC, Pontes CM, et al. Clinical validation of the nursing diagnosis risk for disturbed maternal-fetal dyad in high-risk pregnancy: A case-control study. International Journal of Nursing Knowledge, 2024, 35(3): 281–289.

National Library of Medicine. National Center for Biotechnology Information. Medical Subject Headings (MeSH). 2023a. Available at: https://www.ncbi.nlm.nih.gov/mesh. National Library of Medicine. Medical Subject Headings. Prefatory remarks. 2023b. Available at: https://www.nlm.nih.gov/mesh/intro_preface.html.

de Oliveira Pinheiro CE, Carneiro e Silva RS, de Sousa FR, et al. Causal validation of the risk for corneal injury in critically ill adults. Nursing in Critical Care, 2023, 28(6): 1053–1060.

8 提交诊断的证据等级标准的修订

Marcos Venícios de Oliveira Lopes, Viviane Martins da Silva, Diná de Almeida Lopes Monteiro da Cruz

8.1 概述

本章旨在介绍NANDA-I诊断效度证据等级的新标准。我们首先介绍并简要讨论与证据和效度理论相关的概念,然后描述并详细说明NANDA-I护理诊断的证据等级。

本节主要面向研究者、研究生和其他正在考虑开发新的护理诊断或通过修订以提高现有护理诊断证据等级的人员。

"证据"是一个难以定义的术语,在健康领域引起了无数争论(Pearson et al., 2005; Miller & Fredericks, 2003)。一般来说,证据是指测试干预措施有效性的研究结果,在循证实践中发挥核心作用,旨在确定不同治疗之间的最佳选择。这一概念得到了扩展,致力于发展循证实践的组织已经开发了其他类型的方法,包括评估关于干预措施对干预接受者重要性证据的建议;在某些情况下评估干预的可行性(Pearson et al., 2007),或特定诊断试验准确性的证据(Pearson et al., 2005)。

证据是一种连续性现象,并根据其稳健性按层次组织。这意味着无论证据类型如何,都可以更弱或更强。非常有力的证据是一个事实——或一组事实——毫无疑问地证实了某一个陈述。当陈述的证据非常薄弱时,是因为人们承认可能会出现与我们当今所拥有的事实相矛盾的新事实。许多学者和组织努力制定标准来定义健康证据的层次结构,从而帮助专业人员在其实践中做出决策(Merlin et al., 2009)。

NANDA-I是唯一与诊断效度证据等级标准相关的机构,在这种情况下即指护理诊断。在其他使用标准化诊断语言的领域中,不存在用于证明其效度证据等级的标准。正如你稍后将看到的,NANDA-I诊断效度的证据等级采用与产生这些证据的研究类型相关的标准为指导。但在此之前,有必要将"临床证据"和"效度理论"联系起来,因为我们要讨论的是护理诊断效度的证据等级。

8.2 证据与效度理论之间的关系

效度理论起源于19世纪中叶,主要用于开发评估认知表现和技能的测量工具,其目标是为公共机构或欧美大学选拔候选人(Gregory, 2010)。效度的最初定义试图将其描述为测量工具的一种特性,即工具能够测量其预期测量的内容。如果将这一定义应用于护理诊断,我们可以认为,一个有效的护理诊断是指其定义性特征能够准确测量其所代表的诊断。

例如,急性疼痛(00132)诊断本身是无效的;有效的将是所谓"测评"急性疼痛的一组定义性特征,而与临床背景、人群、环境或评估对象无关。

你可能会认为这样的定义看起来很明显,而且相对简单。确实如此!然而,随着时间的推移,这个初始定义的简单性引起了一些质疑。如何证明一台仪器的测量能力?如果一种仪器被证明可以测量特定人群中的某一种现象,那么如果临床中的现象与前述现象不同,这种仪器是否可以用来测量另一个人群中的相同现象?如果评估本身是为了根据现象的存在/不存在而得出结论,那么工具本身或从中获得的解释是否被认为是有效的?

让我们把这些问题转换到护理诊断中。如果大多数人的反应都无法直接观察,也就是说,大多数护理诊断都没有金标准,那么如何证明定义性特征代表了护理诊断呢?如果一组定义性特征被证明在特定人群中代表一种护理诊断——例如,青少年的情境性自尊不足(00481)——那么它们在另一个人群中(如接受造口术的成年人)是否代表相同的诊断呢?假设某个诊断的一组定义性特征被用来判定诊断的存在/不存在。效度是什么?是定义性特征集有效,还是对定义性特征集(诊断本身)的解释有效?

这些问题导致了效度概念以及已开发用于识别此类概念的方法(通常称为验证)的重新表述。经过数十年的讨论和发展,心理学和教育领域的学者对效度的概念不断拓展,最终将效度定义为"在特定测试用途下,积累的证据和理论支持对测试评分的解释程度(理解为心理属性的评估工具)"(American Educational Research Association; American Psychological Association; National Council on Measurement in Education, 2014)。

将这一定义转换到护理诊断的背景下,我们可以假定,诊断效度是指证据和理论支持该诊断是对一组特定表现(诊断的定义性特征)在特定临床用途中的适当解释的程度。根据这一定义,可以推断出诊断的效度:①可以在多个层面(程度)上呈现;②取决于现有证据;③取决于基础理论;④是诊断的属性而非其组成部分(诊断是有效的,而非其特征有效);⑤取决于预期的临床用途。根据美国教育研究协会(2014)的解释,护理诊断效度的初步定义应为"积累的证据和理论支持将一组经验性表现解释为代表特定人类反应的程度"。因此,对给定护理诊断的效度进行分级,就是对支持以下解释的证据进行分级,即一组定义性特征描述了诊断标签所代表的人类反应。

评估诊断效度的证据等级(LOE)必须通过评价研究的稳健性来完成,这些研究涉及将一组定义性特征解释为代表诊断的适当性。因此,这与生成护理诊断效度证据的过程密切相关。这一过程是持续且累积的;它包含多个相互关联的步骤,从提出一个标签、术语或表达以指代与护理相关的某种人类反应的初步概念,到收集经验性数据以验证所选择的观察指标是否真正代表或指示了该诊断。

8.3　NANDA-I 诊断效度的证据等级

正如我们所看到的,诊断效度与这种效度的证据直接相关。护理诊断效度的证据等级取决于现有证据的来源。我们假定证据是由任意方法的研究或专家意见产生的。证据的产生方式可初步判断证据的可靠性。显然，专家意见提供的证据，不如对设计合理和严格执行的实验性研究进行系统评价所产生的证据可靠。因此，诊断效度的证据可以有不同的层次，这取决于证据是如何产生的，以及诊断将在何种临床环境中使用。换句话说，诊断效度依赖于一个持续的调查过程，随着临床证据的积累，诊断可用于不同的人群。

在 2018 年版的 NANDA-I 护理诊断分类中，诊断的证据等级主要与诊断各组成部分（标签、定义、定义性特征或危险因素等）之间的一致性、文献参考、理论或实证研究有关，并且这些标准被用于诊断提交和审查的过程与程序中（Herdman & Kamitsuru, 2018）。为了清晰起见，本次关于修订护理诊断效度证据等级标准的提议省略了诊断提交和审查的过程与程序。尽管所提出的护理诊断效度证据等级层次结构在诊断提交和审查的过程与程序中具有重要作用，但这一问题应在另一项工作中单独讨论。

在这一周期的审查中，诊断的效度证据等级是指积累的证据和理论在多大程度上支持这样的解释，即诊断标签所代表的人类反应是对一系列属性（定义性特征、相关因素、危险因素、相关条件和高危人群）的正确解释，从而达到既定的临床目的（即对产生相应证据的背景或人群而言）。因此，NANDA-I 修订了诊断效度证据等级的结构，以更好地反映循证实践科学的现状。今后，诊断的证据等级将与能够产生和解释其预期用途相符结果的研究设计相关联。

护理诊断效度证据等级的分类包括两个主要级别（级别 1 和级别 2）及其子级别。级别 1 适用于发展初期阶段的诊断，级别 2 适用于不同研究验证阶段的诊断。级别 1 的诊断是指没有正式研究产生证据的诊断。该诊断级别的子级别根据已提出的处于发展阶段的诊断内容来划分。另一方面，级别 2 的诊断是指已有来自充分的实证或理论研究的证据所支持的诊断，包括专家意见研究或针对易感人群的研究产生的证据。级别 2 的子级别根据作为证据来源的研究设计类型来划分。依据产生诊断的研究类型和严谨性，诊断的证据等级越高，证据就越有力，从操作化概念的研究开始，最终到高质量的系统评价。

对诊断证据等级的解释是相对性和渐进性的。证据级别 / 子级别越高，诊断效度的证据就越有力。护理诊断证据等级汇总见表 8.1。

表 8.1 护理诊断的证据等级

诊断级别	分类开发标准
概念生成	级别 1. 拟开发的诊断
	级别 1.1. 只有标签
	级别 1.2. 标签和定义
	级别 1.3. 诊断组成部分及其与结局和干预的关系

续表

诊断级别	分类开发标准
理论支持	级别 2. 正在开发的诊断
	级别 2.1. 概念效度
	级别 2.1.1. 要素的概念效度
	级别 2.1.2. 理论因果效度
	级别 2.1.3. 术语效度
	级别 2.2. 诊断内容效度
	级别 2.2.1. 诊断内容的初级效度
	级别 2.2.2. 诊断内容的中级效度
	级别 2.2.3. 诊断内容的高级效度
	级别 2.2.4. 诊断内容的综合效度
临床支持	级别 2.3. 临床效度
	模块 1：确定诊断可能适用的人群
	级别 2.3.1a. 质性效度
	级别 2.3.1b. 人口统计学效度
	模块 2：针对临床目标的定义性特征的效用
	级别 2.3.2. 临床结构效度
	级别 2.3.3a. 选择效度
	级别 2.3.3b. 区别效度
	级别 2.3.3c. 预后效度
	级别 2.3.4. 定义性特征的广义效度
	模块 3：确定相关/危险因素、高危人群和相关条件
	级别 2.3.5. 诊断特定的因果效度
	级别 2.3.6. 暴露变量的因果效度
	级别 2.3.7. 相关/危险因素的广义效度

8.3.1 级别 1. 拟开发的诊断

该级别适用于未纳入 NANDA-I 分类中的诊断，或与最新术语无对应关系的人类反应。依据潜在诊断组成部分的完整性，级别 1 进一步分为 3 个子级别。

级别 1.1. 只有标签 该级别适用于只有标签的诊断。级别 1.1 的诊断标准为：①标签必须与 NANDA-I 的多轴系统一致；②标签必须清晰；③有支持暂定标签的文献综述报告。

级别 1.2. 标签和定义 该级别适用于有标签及其定义的诊断。级别 1.2 的诊断标准为：①标签必须符合级别 1.1 的标准；②定义必须清晰；③定义必须有别于其他的NANDA-I诊断和定义；④定义的陈述内容不能包括诊断标签；⑤定义必须与当前NANDA-I护理诊断的定义一致；也就是说，它必须代表一种人类反应，护士可以对其实施自主护理干预。

级别1.3. 诊断组成部分及其与结局和干预的关系 该级别适用于带有标签、定义、其他组成部分以及与结局和干预措施相关的诊断。根据诊断类型，其他组成部分包括定义性特征、相关因素、危险因素、相关条件和高危人群。级别1.3的诊断标准为：①必须符合级别1.2的所有标准；②必须明确说明诊断的组成部分；③必须明确提出诊断与标准化术语所代表的干预措施和结局之间的联系；④所有组成部分（标签、定义、组成部分以及与结局和干预措施之间的联系）必须体现在一份报告中，该报告能够支持对诊断概念的讨论、对诊断有用性和临床适用性的评估，以及通过严谨的研究过程对诊断进行的验证。

8.3.2　级别2. 正在开发的诊断

该级别适用于NANDA-I分类中已有的诊断，这些诊断正在通过研究不断寻求更高级别的效度证据。该级别又分为三个子级别：2.1概念效度；2.2内容效度；2.3临床效度。每个子级别都有细分，下文将对其特点进行描述和举例说明。

级别2.1. 概念效度 该级别适用于具有概念框架或实质性理论支持的诊断，这些框架或理论能够解释从其组成部分中得出的结论。处于此级别的诊断必须经过概念分析，以证明其组成部分背后存在知识体系的支持。概念分析为标签和定义提供支持，包括讨论并支持定义性特征（针对问题导向型诊断和健康促进型诊断）、相关因素（针对问题导向型诊断）或危险因素（针对危险型诊断）。如果适用，相关条件和高危人群也可纳入讨论。处于此级别的诊断能够构建实质性理论，该理论不仅可以识别诊断的组成部分，还有助于理解诊断背后变量之间的关系。该子级别有三个分支。

级别2.1.1. 要素的概念效度 该级别适用于以概念分析为证据的诊断。进行概念分析有三个目的：

· 解释诊断的范围，包括确定适当的领域和分类，以及护理对象（个体、家庭、社区）。这些研究包括在一组经历相同临床情况（相关条件）的患者中进行分析的研究，如对乳腺癌患者应对适应不良（00405）的分析。

· 阐明诊断（及其组成部分）的定义、构成定义性特征的临床指标、构成一组相关/危险因素的病因因素，以及任何相关条件/高危人群。

· 将某一诊断与分类系统中已有的其他诊断区分开来，识别出能够确立该诊断与其他诊断临床界限的组成部分，从而将该诊断描述为一种特定现象。对于综合征型诊断，概念分析应描述诊断综合征各组成部分之间的关系，并将综合征型诊断与仅代表单个诊断组成部分的临床情况区分开来。

一个基于进化方法的概念分析的例子是Cabaço等（2018）的研究，介绍了与精神应对相关的三种护理诊断发展的结构要素。这种分析是从质性研究的文献综述中发展起来的，并能够推动潜在诊断的开发，即精神应对、有精神应对受损的危险以及愿意加强精神应对。

级别 2.1.1 诊断的标准是：①诊断的范围、定义和所有组成部分必须在严格实施的概念分析研究中得到证实；②诊断单一性的证据必须通过严格实施的概念分析研究产生。

级别 2.1.2. 理论因果效度 这一级别适用于对临床和因果关系有合理假设的诊断，这些假设证明了构成诊断的组成部分（定义性特征、相关/危险因素，以及在有指示的情况下，相关条件/高危人群）是合理的。为了达到此目的，首选方法是发展中观理论，这种类型的理论代表了由有限数量的概念组成的理论，旨在描述、解释或预测临床实践情况（Lopes, Silva & Herdman, 2017）。采用这种方法的一个例子是 Lemos 等（2020）的研究，他们提出了一种基于整合文献综述的中观理论，针对护理诊断通气戒断反应性功能障碍（00034-废弃）；现修订为成人通气戒断反应受损（00430），包括主要的概念、图示、命题和因果关系，可用于临床实践。在这项研究中，研究人员确定了与该护理诊断相关的 13 项临床前因和 21 项后续结果，这些诊断发生在通气戒断失败的情况下。

级别 2.1.2 的诊断应提出临床和因果关系假设，以中观理论为基础来证明其组成部分的合理性。

级别 2.1.3. 术语效度 该级别适用于由健康记录内容支持的诊断。术语效度是指从健康记录中提取的所谓代表护理诊断组成部分的术语解释的适当性。证据等级包括基于二手资料进行验证性研究的诊断，无论这些资料是用于识别诊断的组成部分，还是明确诊断的流行率。诊断的术语效度通过健康记录中的组成部分（定义性特征、相关/危险因素）进行验证。这些研究必须基于大量的健康记录样本，以便获得足够的资料来识别诊断的组成部分。这些研究的一个基本要求是验证所用记录的适当性、精确性和准确性。在 Ferreira 等（2016）的论文中可以找到此类研究的例子。该研究交叉映射了重症监护病房 256 份健康记录中的 832 个术语和 52 个 NANDA-I 诊断标签。值得注意的是，术语效度取决于对用于验证所收集信息质量的工具的描述。在健康记录中记录术语并不能保证其解释有效。级别 2.1.3 的诊断标准为：①必须满足级别 2.1.2 的所有标准；②诊断标签在临床记录中存在，且其含义与诊断定义所表达的含义一致。

级别 2.2. 诊断内容效度 该级别适用于其组成部分经过内容分析研究得到确认的诊断。内容分析研究通常由一组了解诊断焦点的专家进行。内容效度是指在前几个级别中识别的诊断组成部分，在多大程度上代表了该诊断所表达的人类反应的临床内容领域。此证据级别依据专家样本量及其各自的专业知识水平分为四个子级别。与专家样本量相比，内容效度与专家专业水平的关系更为密切。此外，还必须考虑纳入具有临床经验的专家和诊断研究人员，以便综合考虑临床经验和对诊断更广泛的理论反思。诊断内容效度研的一个例子是 Zelenníková 等（2014）的一项报道，他们使用费林（Fehring）模型与捷克和斯洛伐克护士验证了护理诊断急性疼痛（00132），以及 17 个定义性特征。

级别 2.2.1. 诊断内容的初级效度　该级别适用于内容验证过程是通过小样本专家开发的诊断，这些专家主要是初学者或高阶初学者（Benner, Tanner, & Chesla, 2009）。在这一级别中使用了小组评估技术，如德尔菲（Delphi）技术。分析采用更多的质性方法，并倾向于确认在子级别 2.1 中建立的结构。此外，具有这些特征的验证过程可以验证诊断结构的全面性，让初学者了解诊断结构在临床实践中的清晰度和潜在的实用性。此级别的诊断具有中等潜力的内容效度。Grant 和 Kinney（1992）的文章中介绍了在护理诊断中使用德尔菲技术进行内容验证的情况。Melo 等（2011）的报道也是此类研究的一个例子，他们使用德尔菲技术与 25 位专家进行了三轮讨论。在这项研究中，专家们明确了 8 个代表有心输出量减少的危险（00240）的高危因素。级别 2.2.1 的诊断标准为：①必须满足级别 2.1.1 的所有标准；②至少有一项针对诊断主要组成部分（问题导向型诊断、综合征型诊断和健康促进型诊断的定义性特征；危险型诊断的危险因素）的初学者或高阶初学者小样本内容分析研究。

级别 2.2.2. 诊断内容的中级效度　该级别适用于验证过程是通过大量具有初学者或高阶初学者专业背景的专家样本进行的诊断。研究必须包括描述性和推断性统计分析，以验证诊断对临床经验较少的护士的可用性。专家样本量必须足够大，以便能够推广从问卷调查中获得的意见。统计分析包括内容效度指数、配比测试和一致性系数等。Paloma-Gastro 等（2014）关于哀伤[00136- 废弃，现为适应不良性哀伤（00301）]的研究就是一个例子，尽管他们的样本可能包括不同专业水平的专家。文章中的数据无法确定专家的专业水平。级别 2.2.2 的诊断标准为：①必须符合级别 2.1.1 的所有标准；②至少有一项针对诊断主要组成部分（问题导向型诊断、综合征型诊断和健康促进型诊断的定义性特征；危险型诊断的危险因素）的初学者或高阶初学者的护士大样本内容分析研究。

级别 2.2.3. 诊断内容的高级效度　该级别适用于由具有高水平临床和理论专业知识的专家开发的诊断。然而，对专家专业水平的批判性分析通常难以识别。验证过程主要由少数具有精通或专家级专业知识的人员制定。该次级分类单元中的护理诊断需接受高水平专家组的实质性评估。这些专家的评估应足以确认所讨论诊断的相关性、适当性和其组成部分的清晰性。级别 2.2.3 的诊断标准为：①必须满足级别 2.1.1 的所有标准；②至少有一项针对诊断主要组成部分（问题导向型诊断、综合征型诊断和健康促进型诊断的定义性特征；危险型诊断的危险因素）的精通或专家水平的护士小样本内容分析研究。

级别 2.2.4. 诊断内容的综合效度　该级别适用于通过大量具有精通或专家级专业知识的专家样本进行研究的诊断。此外，数据分析包括内容效度指数、配比测试、一致性系数以及专家评估的内部一致性分析。这一过程可能还包括根据专家建议对诊断结构进行修订。此级别是最关键的细分级别，需要最复杂的诊断内容验证过程。关于加强这一过程的建议包括：获取比最初认为必要的更多样本、使用客观工具、使用电子联系方式和资料收集方法、招募来自不同国家的专家，以及考虑制订一个更长资料收集周期的研究计划。级别2.2.4的诊断标准为：①必须满足级别2.1.1的所有标准；②至少有一项针对诊断主要组成部分（问题导向型诊断、综合征型诊断和健康促进型诊断的定义性特征；危险型诊断的危险因素）的精通或专家水平的护士大样本内容分析研究。

级别 2.3. 临床效度　该级别适用于通过被认为呈现该诊断的个体样本进行的临床研究得出的诊断。此级别拥有最多与诊断在临床实践中使用相关的子级别。这些子级别对应于从其组成部分中获得的临床推断类型，范围从建立临床结构到开发因果过程。为了更好地组织，这一级别根据临床验证过程的目的分为三个模块。

第一模块是指有临床描述性研究的诊断；第二模块是指有定义性特征效用研究的诊断；第三模块是指有相关/危险因素、高危人群和相关条件研究的诊断。

子级别的组织考虑了定义性特征，这些定义性特征代表了诊断陈述的主要组成部分及其在特定目的下的效度。相关因素则是因果关系的组成部分，只有在基于定义性特征的诊断推断过程具有一定准确性时才能识别。因此，只有在诊断的主要组成部分（定义性特征）的效度得到确认的情况下，才能从相关因素（和其他因果组成部分）的角度对诊断的临床效度进行估计。

第一模块包括前两个子级别，涉及描述性研究，这些研究试图从所谓经历过这种现象的人群中获得诊断组成部分的初步概况。人口统计学效度（2.3.1b）和质性效度（2.3.1a）两个子级别代表了从来自患者的真实资料中识别临床结构的初步尝试。因此，它们在效度证据方面具有同等和互补的重要性，可为临床结构效度（2.3.2）研究的发展提供方向。

级别 2.3.1a. 质性效度　这一级别适用于有证据表明其临床要素由个体所经历的诊断。在这个层面上，证据标准依赖于开展质性研究，基于所谓正在经历该现象的个体感知来界定这一现象。这些诊断必须通过可能存在该诊断的小样本研究对象进行评估，以获取有关这些个体的感知、信仰、态度和细微差别的信息，这些信息可能会影响/表征该现象。分析采用意向性或方便抽样，以及质性方法。Pinto等（2017）的研究是质性效度的一个例子，作者采用解释性内容分析推导出与姑息治疗中患者舒适相关的诊断，并从葡萄牙一家医院临床外科病房的15名患者的自我报告经历中提炼出17种不同的护理诊断。级别2.3.1a的诊断标准为：①必须满足级别2.1.1的所有标准；②至少有一项针对所谓正在经历该诊断的个体样本进行的高质量质性研究。

级别 2.3.1b. 人口统计学效度　该级别适用于有证据表明人口统计学特征会影响从诊断组成要素中获得的解释的诊断。这种类型的效度与因果组成要素（相关／危险因素、相关条件和高危人群）有很强的关联。证据等级标准包括横断面验证研究，以明确与护理诊断相关的要素（定义性特征／相关／危险因素）。这些研究的开展必须使用大样本研究对象，这些研究对象可以连续选择（如在患者入院时）或通过随机抽样过程选择。诊断推断过程应由具有该诊断经验或接受过专门培训以识别该诊断的护士诊断师小组完成。资料分析必须包括验证社会人口学变量、定义性特征及与所进行的诊断推断有关的因素之间的关联性。此外，可采用多变量分析技术（如逻辑回归）来建立定义性特征集、相关／危险因素的分层模型或人类反应的联合关联模型（针对代表综合征的诊断）。例如，Oliveira等（2016）分析了巴西青少年中相关因素与久坐的生活方式[00168－废弃；现为过度久坐行为（00355）]之间的关联，并对其进行了性别调整，以验证受性别影响的因果关系中可能存在的差异。这项研究包括564名青少年，发现了与久坐生活方式密切相关的四个定义性特征和六个相关因素。一些相关因素显示出性别差异，与男性的关系更为密切。在这种情况下，必须考虑性别导致的病因差异，对从青少年确定的特征中获得的解释进行分析。级别2.3.1b的诊断标准为：①必须满足级别2.1.1的所有标准；②至少有一项针对所谓呈现该诊断的大样本研究对象进行的高质量横断面研究，样本为连续选择或随机抽样，推断过程由具有该诊断经验或接受过专门培训以识别该诊断的护士诊断师小组完成。

级别2.3.2.临床结构效度　该级别适用于有证据表明可通过其定义性特征正确识别的诊断。与以往侧重于一般探索性方法的级别不同，该级别侧重于特定的组成部分（定义性特征），并代表了证据等级的主要类别。临床结构效度是指一组定义性特征在定义的临床背景下对护理诊断进行正确解释（推断）的程度。在这一级别，证据等级标准包括对定义性特征在诊断存在／不存在方面对研究对象进行正确分类的能力进行的研究。临床结构效度的证据应衡量每个定义性特征的准确性（敏感性和特异性）。它还可以验证一组定义性特征的重要性及其临床谱系对改变诊断推断的影响。这些研究应连续纳入患者，并有足够数量的研究对象来计算诊断准确性。诊断推断最好由护士诊断专家小组进行，或通过潜在变量模型直接计算诊断准确性。Mangueira和Lopes（2016）的研究就是这类验证的一个例子，作者评估了110名酗酒患者，测量了115个定义性特征的诊断准确性，并确定了24个对家庭运作功能障碍[00063－废弃；现为家庭互动模式中断（00389）]具有统计学意义的敏感性或特异性测量值。临床结构效度旨在寻找能够更准确地进行诊断推断的定义性特征，以最完整的形式体现护理诊断。级别2.3.2的诊断标准为：①必须满足级别2.1.1的所有标准；②至少有一项具有足够把握度的高质量横断面研究，样本为连续选择的研究对象，推断过程由在诊断方面具有丰富经验或接受过专门培训的护士诊断专家小组完成，并对定义性特征的敏感性和特异性进行测量。

第二模块包括其后的五个子级别，涉及验证过程，重点是定义性特征对不同临床目的的效用，包括诊断推断本身、筛查能力、预后确立、区分能力和在多人群中的推广。

在这个模块中，第一个子级别（2.3.3）指的是护理诊断的结构组织，其基础是支持临床判断和诊断推断的定义性特征。随后的三个子级别（2.3.3a、2.3.3b、2.3.3c）是指在特定临床环境中支持特定解释的效度证据。因此，这些子级别并不适用于所有诊断，它们代表了本结构中补充效度和横向重要性的证据。本模块的最后一个子级别2.3.4代表了一组效度证据，可为特定诊断确定适用于不同人群的总体框架。

临床效度与临床结构效度的不同之处在于，它们代表了更具体的用途和解释。这些研究旨在确定：
- 筛查和快速决策的具体定义性特征
- 定义能够区分相似诊断的特征
- 定义代表临床恶化的特征。

前两个级别适用于部分护理诊断，而最后一个级别适用于所有诊断。

级别 2.3.3a 选择效度（临床筛查） 这个级别适用于有证据表明可以充分使用一组定义性特征来说明其存在的诊断。换句话说，选择效度是指在启发式方法下，能够使用最小特征集对护理诊断的存在进行最低限度可接受解释的程度。这样的定义性特征有助于在紧急和急诊护理等临床环境中快速做出决策。证据等级标准包括在一组定义性特征之间建立条件概率的研究，以便在危险分类协议或临床筛查方案中进行快速解释和使用。

必须考虑到临床结构效度验证已经完成，以便根据这些数据，确定一组最少的定义性特征，用于诊断筛查和快速临床决策。此类效度的数据分析技术包括使用算法构建分类树。然而，该技术需要大样本来计算预先确定的最少定义性特征的条件概率，这些定义性特征构成了决策模型。对于此类研究，可采用护理诊断专家小组进行诊断推理，且必须报告分类树的整个验证过程。

Chaves 等（2018）的研究是建立此类效度的一个范例。作者开发了一种用于快速决策的分类树，以识别急性呼吸道感染患儿的气道清理无效(00031)。该分类树基于249名急性呼吸道感染患儿样本中3种不同算法的结果比较。表现最好的分类树包括咳嗽无效和呼吸杂音这两个定义性特征，适用于筛查在急诊科接受治疗的气道清理无效的儿童。级别2.3.3a的诊断标准为：①必须满足级别2.3.2的所有标准；②至少有一项高质量研究能够确定小样本中相关诊断的定义性特征的条件概率。

级别 2.3.3b. 区别效度 该级别适用于共享定义性特征的诊断，且有证据表明其定义性特征的子集能够正确区分这些诊断。区别效度旨在确定一组定义性特征，以便区分具有相似体征和症状的诊断。这种效度被定义为一组定义性特征能够在具有相似临床要素的诊断之间建立解释边界的程度。因此，要考虑研究两种护理诊断的区别效度，两者都必须具有临床结构效度。样本量必须足够大，以便计算估计值，分析方法则基于多重对应分析或模糊集（模糊逻辑）等技术。

　　Pascoal 等（2016a）的研究就是这类效度的一个例子，他们对急性呼吸道感染患儿的诊断——气道清除无效（00031）、呼吸模式无效（00032）和气体交换受损（00030）进行了区别效度研究。作者发现了 27 个具有鉴别能力的定义性特征，能够在这三个诊断中进行区分。级别 2.3.3b 的诊断标准为：①所有研究中的诊断都必须满足级别 2.3.2 的所有标准；②至少有一项高质量研究采用了适合确定具有鉴别性和定义性特征的分析技术。

　　级别 2.3.3c. 预后效度　　这一级别适用于有证据表明定义性特征的子集可以预测研究对象在特定背景下情况恶化的诊断。预后效度是指在特定情境下，一组特定的定义性特征支持对护理诊断相关的患者临床恶化情况的解释程度。这一证据标准基于对具有这些定义性特征的研究对象较低的生存/康复比率的识别。该标准包括复杂的纵向研究，旨在确定一组可用于预后评估的定义性特征：确定作为患者临床状态恶化标志的临床体征。

　　该验证过程基于诊断性队列研究，其中必须在随访期间的各个时间点评估和记录出现的定义性特征。患者随访的时间长短取决于每个诊断，特别是在临床轨迹是急性或慢性的情况下，这可能需要数天到数年的随访才能建立可靠的预后标志。样本通常是连续选择和（或）通过转诊纳入的所谓正在经历某种诊断的研究对象。此类研究的分析方法包括特定的统计技术，如相对危险度、关联系数和生存率的测评。此外，还使用了基于多变量方法的统计模型，如广义估计方程模型和 Cox 比例风险模型。

　　在 Pascoal 等（2016b）的研究中可以找到预后效度的例子。该研究前瞻性地分析了急性呼吸道感染住院儿童呼吸模式无效（00032）的定义性特征，以确定与护理诊断相关的临床恶化标志。作者对 136 名儿童进行了连续 10 天的随访，在基于 Cox 模型扩展到时间相关协变量的分析后，确定了四个定义性特征，可以作为解释呼吸模式无效这一护理诊断预后不良的指标。

　　级别 2.3.3c 的诊断标准为：①必须满足级别 2.3.2 的所有标准；②至少有一项关于定义性特征进展的高质量纵向研究。

　　级别 2.3.4. 定义性特征的广义效度　　这一级别适用于有证据表明其定义性特征在不同人群中具有稳定性的诊断。该级别包括对定义性特征的系统回顾，旨在确定临床体征和症状，以便对不同人群的护理诊断进行广义解释。这一证据标准基于使用相似的方法在不同人群中识别相同诊断的临床结构效度的研究，并描述定义性特征的诊断准确性指标。因此，样本由设计严谨的研究组成，这些研究符合级别 2.3.2 的临床结构效度标准。该研究应采用荟萃分析技术建立汇总的敏感性和特异性指标，从而确认定义性特征的广义效度。

　　Sousa 等（2015）的文章就是这类证据的一个例子，他们完成了一项系统评价和荟萃分析，以确定气道清理无效（00031）的定义性特征，这些特征在不同的临床条件下具有更好的诊断准确性。该研究最终纳入了 7 项研究，其中 5 项针对儿童，两项针对成人。最初对所有 7 项研究进行了分析，后来仅针对儿童的研究进行了分析。作者得出结论，有 8 个特征对解释气道清理无效具有普遍意义。级别 2.3.4 的诊断标准为：①必须满足级别 2.3.2 的所有标准；②至少有一项经过荟萃分析的高质量系统评价，以此确定在不同临床条件下准确性更高的定义性特征。

级别 2.3.5. 诊断特定的因果效度　该级别适用于有证据表明一个或多个因素与诊断之间存在因果关系的诊断。特定因果效度是指临床证据的建立对一个诊断中多个因素之间的因果关系的解释程度。该证据等级标准基于在病例对照研究中对这些因素的识别，或采用其他方法证明它们与诊断的关系。这种级别的临床效度是指为确定一个诊断的多个危险/相关因素而开发的研究。常用的方法包括设计严谨的病例对照研究，具有足够的样本量来确定潜在因果因素的影响程度，以及确定层次结构和多种相关/危险因素/相关条件/高危人群。

建立病例组（有护理诊断）和对照组（无护理诊断）研究对象的诊断推断，必须基于临床结构效度研究建立的诊断准确性测量。因此，必须满足级别 2.3.2 的标准。

Medeiros 等（2018）在研究中使用了这种类型的效度。该研究为病例对照研究，以确定成人重症监护中的压力性溃疡的危险因素。该研究包括 180 例患者（每组 90 例）。作者通过逻辑回归分析确定了压力性溃疡的 6 个危险因素 [00249- 废弃，本版修订为有成人压力性损伤的危险（00304）]。

级别 2.3.5 的诊断标准为：①必须符合级别 2.3.2 的所有标准；②至少有一项高质量研究检验了各种因素与诊断之间的因果关系。

级别 2.3.6. 暴露变量的因果效度　这一级别是指对病因和一组诊断之间因果关系的解释。证据等级标准基于队列研究或其他方法获得的结果，这些结果证明了这种因素如何改变对一组诊断的解释（推断）。这种类型的验证允许使用基于两组（暴露组和非暴露组）的暴露队列设计，以此来确定相关/危险因素对多种诊断的重要性。此类研究也有助于建立因果链，其中的多个诊断在临床上相互关联，并具有反馈循环，从而表征综合征型诊断。

样本量应足以确定与暴露于该因素相关的危险程度，并确定具有多因素病因或因果链的层次结构。最后，认为由同一危险/相关因素引起的诊断必须基于临床结构效度证据进行评估；拟分析的每个诊断必须符合级别 2.3.2 的效度标准。Reis 和 Jesus（2015）的研究就是一个暴露队列的例子，该研究评估了 271 名养老机构老年人有跌倒的危险 [00155- 废弃；现为有成人跌倒的危险（00303）]。级别 2.3.6 的诊断标准为：①必须满足级别 2.3.2 的所有标准；②至少有一项高质量研究测试了某一因素是否能够改变对一组诊断的解释（推断）。

级别 2.3.7. 相关/危险因素的广义效度　这种类型的效度是指同一组病因因素在多种情况下对不同人群产生因果解释的程度。该证据等级标准基于使用类似方法确认不同人群中诊断的病因因素的研究，并描述这些因素对诊断影响程度的指标。因此，该级别类似于定义性特征的广义效度，但包括相关/危险因素的系统评价。这些样本将包括满足级别 2.3.7 标准的设计严谨的研究，以及采用荟萃分析技术明确的相关/危险因素对护理诊断影响程度的综合测评方法。我们没有找到此类效度的范例，可能是因为相关/危险因素的研究数量仍然很少。然而，重要的是要强调干预的定义将取决于诊断的因果因素。级别 2.3.7 的诊断标准为：①必须满足级别 2.3.2 的所有标准；②至少有一项经过荟萃分析的高质量系统评价来评估相关/危险因素与诊断之间的关联。

8.3.3 最终考虑事项

这些证据等级代表了一种层次结构，阐明了被确定为描述某项诊断的观察结果在多大程度上确实描述了该诊断。对 NANDA-I 诊断证据等级的修订应有助于临床工作者了解诊断的发展阶段及其代表学科现象的潜力。此外，此次修订还有助于学者们确定其研究方向，扩大其研究成果实际应用的可能性。验证过程可以加速诊断的发展进度，使术语更加一致，从而优化临床决策过程。在术语的下一个周期，研究指导组将开展工作，使用这些新标准为分类中的所有诊断重新分配证据等级。作为一项持续性工作，该提案将通过 NANDA-I 用户的进一步反馈以及研究方法和循证概念的更新加以优化。

8.4 参考文献

American Educational Research Association. American Psychological Association. National Council on Measurement in Education. Standards for educational and psychological testing. Washington: American Psychological Association, 2014.

Benner P, Tanner C, Chesla C. Expertise in nursing practice: caring, clinical judgment, and ethics. 2nd ed. New York: Springer, 2009.

Cabaço SR, Caldeira S, Vieira M, et al. Spiritual coping: a focus of new nursing diagnoses. Int J Nurs Knowl, 2018, 29(3): 156–164.

Chaves DBR, Pascoal LM, Beltrão BA, et al. Classification tree to screen for the nursing diagnosis Ineffective airway clearance. Rev Bras Enferm, 2018, 71(5): 2353–2358.

Ferreira AM, Rocha EN, Lopes CT, et al. Nursing diagnoses in intensive care: cross-mapping and NANDA-I taxonomy. Rev Bras Enferm, 2016, 69(2): 285–293.

Grant JS, Kinney MR. Using the Delphi technique to examine the content validity of nursing diagnoses. Nurs Diagn, 1992, 3(1): 12–22.

Gregory RJ. The history of psychological testing. In: Gregory RJ. Psychological testing: history, principles, and applications. 6th ed. London: Pearson Education, 2010.

Herdman TH, Kamitsuru S. NANDA International nursing diagnoses: definitions and classification, 2018–2020. New York: Thieme, 2018.

Lopes MVO, Silva VM, Herdman TH. Causation and validation of nursing diagnoses: a middle range theory. Int J Nurs Knowl, 2017, 28(1): 53–59.

Mangueira SO, Lopes MVO. Clinical validation of the nursing diagnosis of dysfunctional family processes related to alcoholism. J Adv Nurs, 2016, 72(10): 2401–2412.

Medeiros ABA, Fernandes MICD, Tinôco JDS, et al. Predictors of pressure ulcer risk in adult intensive care patients: a retrospective case-control study. Intensive Crit Care Nurs, 2018, 45: 6–10.

Melo RP, Lopes MVO, Araujo TL, et al. Risk for decreased cardiac output: validation of a proposal for nursing diagnosis. Nurs Crit Care, 2011, 16(6): 287–294.

Merlin T, Weston A, Tooher R. Extending an evidence hierarchy to include topics other than treatment: revising the Australian 'levels of evidence'. BMC medical research methodology, 2009, 9(1): 34.

Miller S, Fredericks M. The nature of "evidence" in qualitative research methods. Int J Qual Methods, 2003, 2(1): 1–27.

Oliveira MR, Silva VM, Guedes NG, et al. Clinical validation of the "Sedentary lifestyle" nursing diagnosis in secondary school students. J Sch Nurs, 2016, 32(3): 186–194.

Paloma-Castro O, Romero-Sánchez JM, Paramio-Cuevas JC, et al. Nursing diagnosis of grieving: content validity in perinatal loss situations.Int J Nurs Knowl, 2014, 25(2): 102–109.

Pascoal LM, Lopes MVO, Silva VM, et al. Clinical differentiation of respiratory nursing diagnoses among children with acute respiratory infection. J Pediatr Nurs, 2016a, 31(1): 85–91.

Pascoal LM, Lopes MVO, Silva VM, et al. Prognostic clinical indicators of short-term survival for ineffective breathing pattern in children with acute respiratory infection. J Clinl Nurs, 2016b, 25(5–6): 752–759.

Pearson A, Wiechula R, Court A, et al. A re-consideration of what constitutes "evidence" in the healthcare professions. Nurs Sci Q, 2007, 20(1): 85–88.

Pearson A, Wiechula R, Court A, et al. The JBI model of evidence-based healthcare. Int J Evid Based Healthc, 2005, 3(8): 207–215.

Reis KMC, Jesus CAC. Cohort study of institutionalized elderly people: fall risk factors from the nursing diagnosis. Rev Lat Am Enfermagem, 2015, 23(6): 1130–1138.

Sousa VEC, Lopes MVO, Silva VM. Systematic review and meta-analysis of the accuracy of clinical indicators for ineffective airway clearance. J Adv Nurs, 2015, 71(3): 498–513.

Zeleníková R, Žiaková K, Čáp J, et al. Content Validation of Nursing Diagnosis Acute Pain in the Czech Republic and Slovakia. Int J Nurs Terminol Knowledge, 2014, 25: 139–146.

第 4 部分

NANDA-I 护理诊断

领域 1. 健康促进 /138

领域 2. 营养 /194

领域 3. 排泄与交换 /232

领域 4. 活动 / 休息 /252

领域 5. 感知 / 认知 /302

领域 6. 自我感知 /322

领域 7. 角色关系 /337

领域 8. 性 /363

领域 9. 应对 / 压力耐受性 /368

领域 10. 生活原则 /404

领域 11. 安全 / 保护 /413

领域 12. 舒适 /494

领域 13. 生长 / 发育 /512

NANDA-I 护理诊断：定义与分类（2024—2026），原著第 13 版
希瑟·赫德曼（T.Heather Herdman）、上原重美（Shigemi Kamitsuru）和卡米拉·塔卡奥·洛佩斯（Camila Takáo Lopes）主编
© 2024 NANDA-I，2024，蒂姆医学出版有限公司，纽约
配套网站：www.thieme.com/nanda-i

领域 1. 健康促进

对健康或正常功能的认识，以及用于保持控制和加强健康或正常功能的策略。

分类 1.	健康意识 对正常功能和健康的认知	
编码	诊断	页码
00097	多样化活动参与减少	140
00448	有多样化活动参与减少的危险	141
00355	过度久坐行为	142
00394	有过度久坐行为的危险	143
00273	能量场失衡	144

分类 2.	健康管理 明确、控制、执行和整合活动，以维持整体健康状态	
编码	诊断	页码
00276	健康自我管理无效	145
00369	有健康自我管理无效的危险	147
00293	愿意加强健康自我管理	148
00080	家庭健康管理无效	149
00410	有家庭健康管理无效的危险	151
00356	社区健康管理无效	152
00413	有社区健康管理无效的危险	153
00489	有血糖模式自我管理无效的危险	154
00277	眼干自我管理无效	156
00352	口干自我管理无效	158
00412	有口干自我管理无效的危险	160
00397	疲劳自我管理无效	161
00278	淋巴水肿自我管理无效	163
00281	有淋巴水肿自我管理无效的危险	165
00384	恶心自我管理无效	166
00418	疼痛自我管理无效	168
00447	愿意加强体重自我管理	170
00398	超重自我管理无效	171
00487	有超重自我管理无效的危险	173
00485	体重不足自我管理无效	175
00486	有体重不足自我管理无效的危险	177
00292	健康维持行为无效	179

领域 1. 健康促进

00395	有健康维持行为无效的危险	181
00300	家庭维持行为无效	183
00308	有家庭维持行为无效的危险	184
00309	愿意加强家庭维持行为	185
00307	愿意加强锻炼参与度	186
00339	健康素养不足	187
00411	有健康素养不足的危险	188
00262	愿意加强健康素养	189
00340	愿意加强健康老龄化	190
00353	老年衰弱综合征	191
00357	有老年衰弱综合征的危险	193

NANDA-I 护理诊断：定义与分类（2024—2026），原著第 13 版
希瑟·赫德曼（T.Heather Herdman）、上原重美（Shigemi Kamitsuru）和卡米拉·塔卡奥·洛佩斯（Camila Takáo Lopes）主编

© 2024 NANDA-I，2024，蒂姆医学出版有限公司，纽约
配套网站：www.thieme.com/nanda-i

领域 1 · 分类 1 · 诊断编码 00097
多样化活动参与减少

批准 1980 · 修订 2017, 2023 · 证据等级 2.1
MeSH: 休闲活动（M0012336）

概念焦点：行为	年龄下限：—
背景/症状焦点：活动	年龄上限：—
护理对象：个体	临床过程：—
判断：减少的	诊断状态：问题导向型
解剖部位：—	情境限制：—

> **定义**：对娱乐或休闲活动的刺激、兴趣或参与度减少。

定义性特征
- 心境改变
- 无聊
- 对现状不满
- 情感淡漠
- 频繁小睡
- 躯体功能失调

相关因素
- 当前情况不允许进行活动
- 躯体移动受损
- 可选用的活动不足
- 动机不足
- 躯体耐受性不足
- 长期不活动
- 心理困扰
- 未解决的环境制约因素

高危人群
- 极端年龄的个体
- 经历长期住院的个体
- 经历长期被机构收容的个体

相关条件
- 规定的移动限制
- 治疗性隔离

领域 1 · 分类 1 · 诊断编码 00448
有多样化活动参与减少的危险

批准 2023 · 证据等级 2.1
MeSH: 休闲活动（M0012336）

概念焦点：行为
背景/症状焦点：活动
护理对象：个体
判断：减少的
解剖部位：—

年龄下限：—
年龄上限：—
临床过程：—
诊断状态：恶化的潜在性
情境限制：—

定义：容易出现对娱乐或休闲活动的刺激、兴趣或参与度减少。

危险因素
- 当前情况不允许进行活动
- 躯体移动受损
- 可选用的活动不足
- 动机不足
- 躯体耐受性不足
- 心理困扰
- 未解决的环境制约因素
- 未解决的躯体不适

高危人群
- 极端年龄的个体
- 经历长期住院的个体
- 经历长期被机构收容的个体

相关条件
- 规定的移动限制
- 治疗性隔离

领域 1 · 分类 1 · 诊断编码 00355
过度久坐行为

批准 2023 · 证据等级 3.2
MeSH：久坐行为（M0535007）

概念焦点：行为	年龄下限：—
背景/症状焦点：活动	年龄上限：—
护理对象：个体	临床过程：—
判断：过度的	诊断状态：问题导向型
解剖部位：—	情境限制：—

> **定义**：清醒时的活动模式不当，能量消耗低。

定义性特征
- 日均活动量低于同年龄同性别的活动推荐量
- 选择缺乏躯体锻炼的日常活动
- 休闲时间不锻炼
- 以斜倚姿势执行大多数任务
- 以坐姿执行大多数任务
- 喜欢少运动
- 长期不活动

相关因素
- 文化信仰与健康习俗之间冲突
- 适应躯体活动的区域困难
- 超过同年龄段推荐的屏幕使用时间
- 躯体移动受损
- 躯体活动兴趣不足
- 久坐后果的知识不足
- 躯体锻炼相关的健康益处的知识不足
- 躯体活动的动机不足
- 躯体耐受性不足
- 躯体活动的资源不足
- 角色榜样不足
- 自我效能不足
- 自尊心不足
- 社会支持不足
- 时间管理技能不足
- 躯体活动训练不足
- 躯体活动的负面影响
- 疼痛
- 阻止儿童躯体活动的抚养行为
- 感知躯体残疾
- 感知安全风险

高危人群
- 青少年
- 顺性别女子
- 在城区生活的个体
- 和同伴生活的个体
- 文化程度高的个体
- 社会经济地位高的个体
- 时间紧迫的个体
- ≥ 60 岁的个体
- 已婚个体

领域 1 · 分类 1 · 诊断编码 00394
有过度久坐行为的危险

批准 2023 · 证据等级 3.2
MeSH：久坐行为（M0535007）

概念焦点：行为	年龄下限：—
背景/症状焦点：活动	年龄上限：—
护理对象：个体	临床过程：—
判断：过度的	诊断状态：恶化的潜在性
解剖部位：—	情境限制：—

定义：容易在清醒时段出现能量消耗低的不满意活动模式。

危险因素
- 文化信仰与健康习俗之间冲突
- 适应躯体活动的区域困难
- 超过同年龄段推荐的屏幕使用时间
- 躯体移动受损
- 躯体活动兴趣不足
- 久坐后果的知识不足
- 躯体锻炼相关的健康益处的知识不足
- 躯体活动的动机不足
- 躯体耐受性不足
- 躯体活动的资源不足
- 角色榜样不足
- 自我效能不足
- 自尊心不足
- 社会支持不足
- 时间管理技能不足
- 躯体活动训练不足
- 躯体活动的负面影响
- 疼痛
- 阻止儿童躯体活动的抚养行为
- 感知躯体残疾
- 感知安全风险

高危人群
- 青少年
- 顺性别女子
- 在城区生活的个体
- 和同伴生活的个体
- 文化程度高的个体
- 社会经济地位高的个体
- 时间紧迫的个体
- ≥ 60 岁的个体
- 已婚个体

领域 1 · 分类 1 · 诊断编码 00273

能量场失衡

批准 2016 · 修订 2023 · 证据等级 2.3
MeSH：气（M0028884）

概念焦点：健康促进	年龄下限：—
背景/症状焦点：健康意识	年龄上限：—
护理对象：个体	临床过程：—
判断：失衡的	诊断状态：问题导向型
解剖部位：—	情境限制：—

> **定义**：人体电磁场紊乱，该电磁场常常是一个连续性整体，并且是唯一、动态、有创造力和非线性的。

定义性特征
- 能量流受阻
- 拥挤的能量场模式
- 上升的能量场模式
- 能量流的能量缺乏
- 表达重新获得整体感的需求
- 感觉瓦解
- 感觉不适应
- 感觉没有动力
- 低能量场模式
- 低能量流模式
- 能量场区域的磁力
- 能量场模式的脉动至重击频率
- 能量流的脉动感
- 快速能量流模式
- 缓慢能量流模式
- 强大的能量场模式
- 强能量流模式
- 能量场中的低温差异
- 能量流中的低温差异
- 能量场中的高温差异
- 能量流中的高温差异
- 能量场中不协调的节奏
- 能量流中的非同步节奏

相关因素
- 焦虑
- 压力过多
- 疼痛
- 未解决的躯体不适
- 未解决的心理不适

高危人群
- 经历过能量模式干扰或能量流干预的个体
- 经历人生转变的个体
- 经历个人危机的个体

相关条件
- 健康状态受损
- 伤害

领域 1 · 分类 2 · 诊断编码 00276

健康自我管理无效

批准 2020 · 修订 2023 · 证据等级 3.3
MeSH：健康（M0009825），健康行为（M0023790），自我管理（M0019611）

概念焦点：行为	年龄下限：10 岁
背景/症状焦点：健康管理	年龄上限：—
护理对象：个体	临床过程：—
判断：无效的	诊断状态：问题导向型
解剖部位：—	情境限制：—

定义：对与慢性病相关的症状、治疗方案和生活方式改变的处理不当。

定义性特征
- 对生活质量不满意
- 疾病体征加重
- 疾病症状加重
- 出现疾病后遗症
- 未履行与卫生人员的约定
- 未能将治疗方案纳入日常生活
- 未能采取措施减少危险因素
- 未注意疾病体征
- 未注意疾病症状
- 为满足健康目标的日常生活选择无效

相关因素
- 竞争性需求
- 倾向竞争性生活方式
- 文化信仰与健康习俗之间冲突
- 健康行为与社会规范之间冲突
- 精神信仰与治疗方案之间冲突
- 混乱
- 生活质量下降
- 抑郁症状
- 获得社区资源困难
- 做决策困难
- 复杂治疗方案的管理困难
- 驾驭复杂的医疗体系困难
- 执行治疗方案的某些方面困难
- 压力过多
- 对行动计划的承诺不足
- 健康素养不足
- 治疗方案的知识不足
- 行动线索不足
- 角色榜样不足
- 自我效能不足
- 社会支持不足
- 对治疗方案的负性感受
- 不接受疾病
- 对治疗方案的感知障碍
- 感知疾病相关的社会耻辱
- 物质滥用
- 对情况的严重性无知
- 对后遗症的易感性无知
- 对治疗益处的非现实性感知

高危人群
- 儿童
- 经历药物不良反应的个体
- 有照顾责任的个体
- 有健康自我管理无效史的个体
- 处于经济弱势的个体
- 决策经验有限的个体
- 文化程度低的个体
- 老年人

相关条件
- 无症状性疾病
- 发育障碍
- 高危性疾病
- 神经认知障碍
- 复方用药
- 严重的并发症

领域 1・分类 2・诊断编码 00369
有健康自我管理无效的危险

批准 2023・证据等级 3.3
MeSH: 健康（M0009825），健康行为（M0023790），自我管理（M0019611）

概念焦点：行为	年龄下限：10 岁
背景／症状焦点：健康管理	年龄上限：—
护理对象：个体	临床过程：—
判断：无效的	诊断状态：恶化的潜在性
解剖部位：—	情境限制：—

定义：容易出现与慢性病相关的症状、治疗方案和生活方式改变的处理不当。

危险因素
- 竞争性需求
- 倾向竞争性生活方式
- 文化信仰与健康习俗之间冲突
- 健康行为与社会规范之间冲突
- 精神信仰与治疗方案之间冲突
- 混乱
- 生活质量下降
- 抑郁症状
- 获得社区资源困难
- 做决策困难
- 复杂治疗方案的管理困难
- 驾驭复杂的医疗体系困难
- 执行治疗方案的某些方面困难
- 压力过多
- 对行动计划的承诺不足
- 健康素养不足
- 治疗方案的知识不足
- 行动线索不足
- 角色榜样不足
- 自我效能不足
- 社会支持不足
- 对治疗方案的负性感受
- 不接受疾病
- 对治疗方案的感知障碍
- 感知疾病相关的社会耻辱
- 物质滥用
- 对情况的严重性无知
- 对后遗症的易感性无知
- 对治疗益处的非现实性感知

高危人群
- 儿童
- 处于经济弱势的个体
- 经历药物不良反应的个体
- 有照顾责任的个体
- 有健康自我管理无效史的个体
- 决策经验有限的个体
- 文化程度低的个体
- 老年人

相关条件
- 无症状性疾病
- 发育障碍
- 高危性疾病
- 神经认知障碍
- 复方用药
- 严重的并发症

领域 1 · 分类 2 · 诊断编码 00293

愿意加强健康自我管理

批准 2020 · 修订 2023 · 证据等级 3.3
MeSH：健康（M0009825），健康行为（M0023790），自我管理（M0019611）

概念焦点：行为	年龄下限：10 岁
背景/症状焦点：健康管理	年龄上限：—
护理对象：个体	临床过程：—
判断：愿意的	诊断状态：改善的潜在性
情境限制：—	解剖部位：—

> **定义**：与慢性病相关的症状、治疗方案、后果和生活方式改变的处理模式，该模式能够被加强。

定义性特征

- 希望加强接受疾病
- 希望加强选择日常生活以实现健康目标
- 希望加强承诺随访照护
- 希望加强决策
- 希望加强将治疗方案纳入日常生活
- 希望加强对疾病体征的管理
- 希望加强对疾病症状的管理
- 希望加强管理危险因素
- 希望加强识别疾病体征
- 希望加强识别疾病症状
- 希望加强对生活质量的满意度

领域 1·分类 2·诊断编码 00080
家庭健康管理无效

批准 1992·修订 2013, 2017, 2023·证据等级 2.1
MeSH：家庭健康（M0008206），自我管理（M0019611）

概念焦点：行为	年龄下限：—
背景/症状焦点：健康管理	年龄上限：—
护理对象：家庭	临床过程：—
判断：无效的	诊断状态：问题导向型
解剖部位：—	情境限制：—

定义：对症状、治疗方案和生活方式改变的处理不当，无法满足家庭单位的特定健康目标。

定义性特征
- 照顾负担
- 对一个或多个家庭成员患病的关注减少
- 照顾者的抑郁症状
- 一个或多个家庭成员的疾病体征加重
- 一个或多个家庭成员的疾病症状加重
- 未对减少一个或多个家庭成员的危险因素采取措施
- 为满足家庭单位的健康目标而在日常生活中所做的无效选择
- 一个或多个家庭成员报告对生活质量不满意

相关因素
- 家庭单位的需求冲突
- 家庭单位内部的生活方式偏好冲突
- 健康行为与社会规范之间冲突
- 精神信仰与治疗方案之间冲突
- 获得社区资源困难
- 应对疾病相关的角色改变困难
- 做决策困难
- 复杂治疗方案的管理困难
- 驾驭复杂的医疗体系困难
- 执行治疗方案的某些方面困难
- 家庭冲突
- 对行动计划的承诺不足
- 照顾者的健康素养不足
- 行动线索不足
- 自我效能不足
- 社会支持不足
- 交流技能无效
- 应对技能无效
- 对治疗方案的负性感受
- 不接受疾病
- 对治疗方案的感知障碍
- 感知疾病相关的社会耻辱
- 物质滥用
- 对情况的严重性无知
- 对后遗症的易感性无知
- 对治疗益处的非现实性感知
- 无支持作用的家庭关系

- 治疗方案的知识不足

高危人群
- 经济窘迫的家庭
- 成员经历延迟诊断的家庭
- 成员决策经历受限的家庭
- 早产儿家庭
- 文化程度低的家庭成员

相关条件
- 慢性疾病
- 精神障碍
- 绝症

　　该诊断的前身是"家庭治疗方案管理无效",于1992年被纳入诊断体系,并在2013年更名为"家庭健康管理无效"。
　　2020年,该诊断被废弃,同时"家庭自我管理无效"的诊断通过了审批。

领域 1·分类 2·诊断编码 00410
有家庭健康管理无效的危险

批准 2023·证据等级 2.1
MeSH: 家庭健康（M0008206），自我管理（M0019611）

概念焦点：行为	年龄下限：—
背景/症状焦点：健康管理	年龄上限：—
护理对象：家庭	临床过程：—
判断：无效的	诊断状态：恶化的潜在性
解剖部位：—	情境限制：—

定义：容易出现对症状、治疗方案和生活方式改变的处理不当，无法满足家庭单位的特定健康目标。

危险因素
- 家庭单位的需求冲突
- 家庭单位内部的生活方式偏好冲突
- 健康行为与社会规范之间冲突
- 精神信仰与治疗方案之间冲突
- 获得社区资源困难
- 应对疾病相关的角色改变困难
- 做决策困难
- 复杂治疗方案的管理困难
- 驾驭复杂的医疗体系困难
- 执行治疗方案的某些方面困难
- 家庭冲突
- 对行动计划的承诺不足
- 照顾者的健康素养不足
- 治疗方案的知识不足
- 行动线索不足
- 自我效能不足
- 社会支持不足
- 交流技能无效
- 应对技能无效
- 对治疗方案的负性感受
- 不接受疾病
- 对治疗方案的感知障碍
- 感知疾病相关的社会耻辱
- 物质滥用
- 对情况的严重性无知
- 对后遗症的易感性无知
- 对治疗益处的非现实性感知
- 无支持作用的家庭关系

高危人群
- 经济窘迫的家庭
- 成员经历延迟诊断的家庭
- 成员决策经历受限的家庭
- 早产儿家庭
- 文化程度低的家庭成员

相关条件
- 慢性疾病
- 精神障碍
- 绝症

领域 1·分类 2·诊断编码 00356
社区健康管理无效

批准 2023·证据等级 2.1
MeSH：自我管理（M0019611）

概念焦点：行为	年龄下限：—
背景/症状焦点：健康管理	年龄上限：—
护理对象：社区	临床过程：—
判断：无效的	诊断状态：问题导向型
解剖部位：—	情境限制：—

定义：对健康问题、阻碍健康或增加人群健康问题的危险因素处理不当。

定义性特征
- 人群经历的健康问题
- 干预措施不能消除人群的健康问题
- 干预措施不能加强人群的健康
- 干预措施不能预防人群的健康问题
- 干预措施不能减少人群的健康问题
- 有人群住院的危险
- 有人群生理表现的危险
- 有人群心理表现的危险

相关因素
- 卫生人员的可及性不足
- 社区对干预措施的支持不足
- 消费者对干预措施的满意度不足
- 社区内的专业知识不足
- 卫生资源不足
- 干预措施预算不足
- 干预措施的评价计划不足
- 干预措施的结局资料不足
- 干预措施未完全解决健康问题

领域 1 · 分类 2 · 诊断编码 00413
有社区健康管理无效的危险

批准 2023 · 证据等级 2.1
MeSH：自我管理（M0019611）

概念焦点：行为	年龄下限：—
背景/症状焦点：健康管理	年龄上限：—
护理对象：社区	临床过程：—
判断：无效的	诊断状态：恶化的潜在性
解剖部位：—	情境限制：—

> **定义**：容易出现对健康问题、阻碍健康或增加人群健康问题的危险因素处理不当。

危险因素
- 卫生人员的可及性不足
- 社区对干预措施的支持不足
- 消费者对干预措施的满意度不足
- 社区内的专业知识不足
- 卫生资源不足
- 干预措施预算不足
- 干预措施的评价计划不足
- 干预措施的结局资料不足
- 干预措施未完全解决健康问题

领域 1·分类 2·诊断编码 00489
有血糖模式自我管理无效的危险

批准 2023·证据等级 3.2
MeSH: 血糖（M0002696），自我管理（M0019611）

概念焦点：行为
背景/症状焦点：血糖管理
护理对象：个体
判断：无效的
解剖部位：—

年龄下限：10 岁
年龄上限：—
临床过程：—
诊断状态：恶化的潜在性
情境限制：—

定义：容易出现与血糖水平反复波动超出理想范围相关的症状、治疗方案和生活方式改变的处理不当。

危险因素
- 竞争性需求
- 倾向竞争性生活方式
- 复杂治疗方案的管理困难
- 驾驭复杂的医疗体系困难
- 执行治疗方案的某些方面困难
- 饮酒过多
- 压力过大
- 血糖自我监测不足
- 对行动计划的承诺不足
- 健康素养不足
- 疾病管理的知识不足
- 可调节因素的知识不足
- 治疗方案的知识不足
- 食物数量管理不足
- 行动线索不足
- 营养摄入不足
- 进餐规律不足
- 自我效能不足
- 社会支持不足
- 用药自我管理无效
- 超重自我管理无效
- 体重管理无效
- 不接受疾病
- 对治疗方案的感知障碍
- 久坐行为
- 烟草使用
- 对情况的严重性无知
- 对情况的严重性无知
- 对后遗症的易感性无知
- 对治疗益处的非现实性感知

高危人群
- 激素变化表明正常生命阶段变化的顺性别女子
- 经历自愿延长禁食期的个体
- 经历快速生长期的个体
- 非洲人后裔的个体
- 有糖尿病家族史的个体
- 有自身免疫性疾病史的个体
- 有妊娠糖尿病史的个体
- 有低血糖史的个体
- 有孕前超重史的个体
- 美洲原住民个体
- 老年人
- >22 岁的孕妇
- 处于社会弱势的个体

相关条件
- 糖化血红蛋白 A 改变
- 胰岛素抵抗的稳态模型评估改变
- 无症状性低血糖
- 心血管疾病
- 脑血管障碍
- 危重疾病
- 血清白蛋白水平下降
- 糖尿病
- 糖尿病视网膜病变
- 感染
- 肾病
- 肝病
- 糖尿病下肢溃疡
- 精神障碍
- 肿瘤
- 胰腺疾病
- 周围神经病变
- 药物制剂
- 多囊卵巢综合征
- 复方用药
- 先兆子痫
- 妊娠高血压
- 外科手术

领域 1 · 分类 2 · 诊断编码 00277

眼干自我管理无效

批准 2020・修订 2023・证据等级 2.1
MeSH：干眼综合征（M0023637），自我管理（M0019611）

概念焦点：行为	年龄下限：10 岁
背景／症状焦点：眼干管理	年龄上限：—
护理对象：个体	临床过程：—
判断：无效的	诊断状态：问题导向型
解剖部位：感觉神经系统	情境限制：—

> **定义**：对与泪膜缺陷有关的治疗方案、后果和生活方式改变的处理不当。

定义性特征

眼干体征
- 球结膜水肿
- 结膜充血
- 溢泪
- 丝状角膜炎
- 根据施尔默 I 测试产生的泪液不足
- 荧光素角膜结膜染色
- 黏液斑块

眼干症状
- 视力模糊
- 眼睛疲劳
- 眼睛灼热感
- 眼睛干涩感
- 眼睛异物感
- 眼痒感
- 眼睛沙粒感

行　为
- 实施眼睑护理困难
- 减少使用咖啡因困难
- 膳食中的 Ω-3 脂肪酸摄入量不足
- 从膳食中摄入的维生素 A 不足
- 液体摄入不足
- 空气湿度维持不足
- 眼睑闭合用具使用不足
- 处方药物使用不足
- 隐形眼镜使用不当
- 风扇使用不当
- 吹风机使用不当
- 湿气室护目镜使用不当
- 未注意眼干体征
- 未注意眼干症状
- 未注意二手烟
- 对推荐的眨眼练习不依从
- 对推荐的眼睛休息不依从
- 使用含有苯扎氯铵防腐剂的产品

相关因素
- 竞争性需求
- 健康行为与社会规范之间冲突
- 生活质量下降
- 获得社区资源困难
- 做决策困难
- 复杂治疗方案的管理困难
- 驾驭复杂的医疗体系困难
- 执行治疗方案的某些方面困难
- 对行动计划的承诺不足
- 健康素养不足
- 治疗方案的知识不足
- 行动线索不足
- 倾向竞争性生活方式
- 角色榜样不足
- 自我效能不足
- 社会支持不足
- 对治疗方案的负性感受
- 不接受疾病
- 对治疗方案的感知障碍
- 感知疾病相关的社会耻辱
- 对情况的严重性无知
- 对后遗症的易感性无知
- 对治疗益处的非现实性感知

高危人群
- 儿童
- 处于经济弱势的个体
- 经历更年期的个体
- 经历长期住院的个体
- 有健康自我管理无效史的个体
- 决策经验有限的个体
- 文化程度低的个体
- 老年人

相关条件
- 过敏
- 自身免疫性疾病
- 化学疗法
- 泪液量减少
- 发育障碍
- 移植物抗宿主病
- 激素改变
- 眼睑闭合不全
- 白细胞增多症
- 代谢性疾病
- 神经认知障碍
- 神经损伤伴运动反射丧失
- 神经损伤伴感觉反射丧失
- 氧疗
- 药物制剂
- 眼球凸出
- 放射治疗
- 外科手术

领域 1·分类 2·诊断编码 00352
口干自我管理无效

批准 2023·证据等级 2.1
MeSH：口（M0014126），自我管理（M0019611），口干症（M0023067）

概念焦点：行为	年龄下限：10 岁
背景/症状焦点：口干管理	年龄上限：—
护理对象：个体	临床过程：—
判断：无效的	诊断状态：问题导向型
解剖部位：胃肠系统	情境限制：—

> **定义**：对与唾液分泌减少有关的治疗方案、后果和生活方式改变的处理不当。

定义性特征

口干体征
- 萎缩的黏膜
- 黏膜干燥
- 口干体征加重
- 牙菌斑过多
- 唇裂
- 黏膜无光泽
- 口裂
- 黏膜苍白
- 黏膜破裂

口干症状
- 烧灼感
- 味觉感知下降
- 咀嚼困难
- 说话困难
- 吞咽困难
- 口干
- 口干症状加重
- 口臭
- 口腔不适

口干并发症
- 龋齿
- 牙龈炎
- 舌炎
- 边缘牙周炎
- 口腔感染
- 口腔溃疡

行 为
- 进食会加重口干的食物
- 进餐时频繁喝水
- 液体摄入不足
- 空气湿度维持不足
- 口腔润滑剂使用不足
- 唾液刺激剂使用不足
- 唾液替代品使用不足
- 未注意唾液刺激剂的不良反应

- 口腔卫生措施不足
- 口干防护装置使用不足
- 未注意口干症状
- 张口呼吸
- 对推荐的治疗不依从

- 未注意口干并发症
- 未注意口干体征
- 使用含酒精的漱口水
- 使用会加重口干的非处方药物
- 使用会加重口干的物质

相关因素
- 竞争性需求
- 倾向竞争性生活方式
- 健康行为与社会规范之间冲突
- 抑郁症状
- 复杂治疗方案的管理困难
- 压力过多
- 牙齿护理的可及性不足
- 解决可改变因素的行动不足
- 照顾者的可调节因素的知识不足
- 对行动计划的承诺不足
- 健康素养不足
- 口干并发症的知识不足
- 口干体征的知识不足

- 口干症状的知识不足
- 可调节因素的知识不足
- 口腔卫生的知识不足
- 加重口干物质的知识不足
- 治疗方案的知识不足
- 自我效能不足
- 社会支持不足
- 对治疗方案的负性感受
- 不接受疾病
- 对治疗方案的感知障碍
- 对情况的严重性无知
- 对后遗症的易感性无知
- 对治疗益处的非现实性感知

高危人群
- 顺性别女子
- 经历更年期的个体

- 有健康自我管理无效史的个体
- ≥ 65 岁的个体

相关条件
- 维生素缺乏
- 抑郁障碍
- 发育障碍
- 糖尿病
- 高钙血症
- 精神障碍
- 氧疗

- 药物制剂
- 复方用药
- 头颈部放疗
- 肾透析
- 唾液腺疾病
- 外科手术
- 甲状腺疾病

领域 1·分类 2·诊断编码 00412
有口干自我管理无效的危险

批准 2023·证据等级 2.1
MeSH：口（M0014126），自我管理（M0019611），口干症（M0023067）
概念焦点：行为
背景/症状焦点：口干管理
护理对象：个体
判断：无效的
解剖部位：胃肠系统
年龄下限：10 岁
年龄上限：—
临床过程：—
诊断状态：恶化的潜在性
情境限制：—

> **定义**：容易出现与唾液分泌减少相关的治疗方案、后果和生活方式改变的处理不当。

危险因素
- 竞争性需求
- 倾向竞争性生活方式
- 健康行为与社会规范之间冲突
- 抑郁症状
- 复杂治疗方案的管理困难
- 压力过多
- 牙齿护理的可及性不足
- 解决可改变因素的行动不足
- 照顾者的可调节因素的知识不足
- 对行动计划的承诺不足
- 健康素养不足
- 口干并发症的知识不足
- 口干体征的知识不足
- 口干症状的知识不足
- 可调节因素的知识不足
- 口腔卫生的知识不足
- 加重口干物质的知识不足
- 治疗方案的知识不足
- 自我效能不足
- 社会支持不足
- 对治疗方案的负性感受
- 不接受疾病
- 对治疗方案的感知障碍
- 对情况的严重性无知
- 对后遗症的易感性无知
- 对治疗益处的非现实性感知

高危人群
- 顺性别女子
- 经历更年期的个体
- 有健康自我管理无效史的个体
- ≥ 65 岁的个体

相关条件
- 维生素缺乏
- 抑郁障碍
- 发育障碍
- 糖尿病
- 高钙血症
- 精神障碍
- 氧疗
- 药物制剂
- 复方用药
- 头颈部放疗
- 肾透析
- 唾液腺疾病
- 外科手术
- 甲状腺疾病

领域 1 · 分类 2 · 诊断编码 00397

疲劳自我管理无效

批准 2023 · 证据等级 2.1
MeSH: 疲劳（M0008254），自我管理（M0019611）

概念焦点：行为	年龄下限：10 岁
背景/症状焦点：能量管理	年龄上限：—
护理对象：个体	临床过程：—
判断：无效的	诊断状态：问题导向型
解剖部位：—	情境限制：—

定义：与压倒性持续疲惫感和日常活动精力不足相关的治疗方案、后果和生活方式改变的处理不当。

定义性特征

疲劳体征
- 冷漠
- 步速下降
- 对周围环境无兴趣
- 非自主睡眠发作
- 长时间眨眼
- 反应时间延长
- 揉眼睛
- 打哈欠

疲劳症状
- 白天嗜睡
- 性欲减退
- 动机减弱
- 躯体耐受性下降
- 对睡眠不满意
- 对休息的需要增加
- 倦怠
- 虚弱

疲劳并发症
- 学业表现下降
- 注意力下降
- 浓度下降
- 免疫功能下降
- 社交互动减少
- 工作表现下降
- 维持日常活动困难
- 做决策困难
- 健忘
- 缺勤增加
- 事故增加
- 躯体症状负担增加
- 易激心境

行 为
- 未注意疲劳并发症
- 未注意疲劳体征
- 未注意可改变的因素
- 未注意疲劳的潜在原因

- 未注意疲劳症状
- 对推荐的治疗不依从

相关因素
- 焦虑
- 竞争性需求
- 倾向竞争性生活方式
- 健康行为与社会规范之间冲突
- 抑郁症状
- 复杂治疗方案的管理困难
- 驾驭复杂的医疗体系困难
- 压力过多
- 解决可改变因素的行动不足
- 照顾者的可调节因素的知识不足
- 对行动计划的承诺不足
- 未坚持商定的生活方式调整
- 健康素养不足
- 疲劳并发症的知识不足
- 疲劳体征的知识不足
- 疲劳症状的知识不足
- 可调节因素的知识不足
- 治疗方案的知识不足
- 疲劳潜在原因的知识不足
- 自我效能不足
- 疼痛自我管理无效
- 睡眠模式无效
- 对治疗方案的负性感受
- 不接受疾病
- 对治疗方案的感知障碍
- 未解决的环境制约因素
- 对情况的严重性无知
- 对后遗症的易感性无知
- 对治疗益处的非现实性感知

高危人群
- 有健康自我管理无效史的个体

相关条件
- 发育障碍
- 精神障碍
- 药物制剂
- 躯体疾病
- 心理障碍
- 治疗方案

领域 1 · 分类 2 · 诊断编码 00278
淋巴水肿自我管理无效

批准 2020・修订 2023・证据等级 2.1
MeSH：淋巴（M0012778），淋巴水肿（M0012800），自我管理（M0019611）

概念焦点：行为	年龄下限：10 岁
背景/症状焦点：淋巴水肿管理	年龄上限：—
护理对象：个体	临床过程：—
判断：无效的	诊断状态：问题导向型
解剖部位：淋巴系统	情境限制：—

定义：对与淋巴管或淋巴结阻塞或病变有关的水肿治疗方案、后果和生活方式改变的处理不当。

定义性特征
淋巴水肿体征
− 受影响肢体的运动范围减小
− 受影响肢体纤维化
− 感染复发
− 受影响的肢体肿胀

淋巴水肿症状
− 受影响肢体的沉重感
− 受影响肢体的紧绷感
− 受影响的肢体疼痛
− 受影响肢体的生理不适

行 为
− 日均活动量低于同年龄同性别的活动推荐量
− 人工淋巴引流不足
− 对受影响地区的保护不足
− 夜间绷带使用不当
− 饮食习惯不当
− 皮肤护理不当
− 加压服装使用不当
− 未注意搬运重物
− 未注意极端温度
− 未注意淋巴水肿体征
− 未注意淋巴水肿症状
− 未注意日光暴露
− 拒绝夜间使用绷带
− 拒绝使用加压服装

相关因素
− 竞争性需求
− 倾向竞争性生活方式
− 健康行为与社会规范之间冲突
− 混乱
− 生活质量下降
− 获得社区资源困难
− 做决策困难
− 复杂治疗方案的管理困难
− 驾驭复杂的医疗体系困难
− 执行治疗方案的某些方面困难

- 对行动计划的承诺不足
- 健康素养不足
- 治疗方案的知识不足
- 行动线索不足
- 角色榜样不足
- 自我效能不足
- 社会支持不足

- 对治疗方案的负性感受
- 不接受疾病
- 对治疗方案的感知障碍
- 感知疾病相关的社会耻辱
- 对情况的严重性无知
- 对后遗症的易感性无知
- 对治疗益处的非现实性感知

高危人群
- 处于经济弱势的个体
- 有健康自我管理无效史的个体

- 决策经验有限的个体
- 文化程度低的个体

相关条件
- 化学疗法
- 慢性静脉功能不全
- 发育障碍
- 感染
- 侵入性操作
- 大手术

- 乳房切除术
- 肿瘤
- 神经认知障碍
- 放射疗法
- 淋巴结摘除
- 创伤

领域 1·分类 2·诊断编码 00281
有淋巴水肿自我管理无效的危险

批准 2020·修订 2023·证据等级 2.1
MeSH：淋巴（M0012778），淋巴水肿（M0012800），自我管理（M0019611）

概念焦点：行为	年龄下限：10 岁
背景/症状焦点：淋巴水肿管理	年龄上限：—
护理对象：个体	临床过程：—
判断：无效的	诊断状态：恶化的潜在性
解剖部位：淋巴系统	情境限制：—

定义：容易出现对与淋巴管或淋巴结阻塞或病变有关的水肿治疗方案、后果和生活方式改变的处理不当。

危险因素
- 竞争性需求
- 倾向竞争性生活方式
- 健康行为与社会规范之间冲突
- 混乱
- 生活质量下降
- 获得社区资源困难
- 做决策困难
- 复杂治疗方案的管理困难
- 驾驭复杂的医疗体系困难
- 执行治疗方案的某些方面困难
- 对行动计划的承诺不足
- 健康素养不足
- 治疗方案的知识不足
- 行动线索不足
- 角色榜样不足
- 自我效能不足
- 社会支持不足
- 对治疗方案的负性感受
- 不接受疾病
- 对治疗方案的感知障碍
- 感知疾病相关的社会耻辱
- 对情况的严重性无知
- 对后遗症的易感性无知
- 对治疗益处的非现实性感知

高危人群
- 处于经济弱势的个体
- 有健康自我管理无效史的个体
- 决策经验有限的个体
- 文化程度低的个体

相关条件
- 化学疗法
- 慢性静脉功能不全
- 发育障碍
- 感染
- 侵入性操作
- 大手术
- 乳房切除术
- 肿瘤
- 神经认知障碍
- 肥胖
- 放射治疗
- 淋巴结摘除
- 创伤

领域 1·分类 2·诊断编码 00384

恶心自我管理无效

批准 2023·证据等级 2.1
MeSH：恶心（M0014528），自我管理（M0019611）

概念焦点：行为	年龄下限：10 岁
背景 / 症状焦点：恶心管理	年龄上限：—
护理对象：个体	临床过程：—
判断：无效的	诊断状态：问题导向型
解剖部位：胃肠系统	情境限制：—

> **定义**：与胃部不适感相关的治疗方案、后果和生活方式改变的处理不当，可能导致呕吐，也可能不导致呕吐。

定义性特征

恶心体征
- 嗳气
- 面色苍白
- 唾液分泌增加
- 吞咽增加
- 出汗增加
- 精神运动性焦虑不安
- 心动过速

恶心症状
- 腹部不适
- 腹痛
- 头晕
- 疲劳
- 厌食
- 作呕
- 头痛
- 食欲不足
- 口有酸味
- 呕吐的冲动
- 虚弱

恶心并发症
- 体重下降过多
- 体液容量不足
- 营养不良

行 为
- 饮酒
- 进食会加重恶心的食物
- 液体摄入不足
- 口腔卫生措施不足
- 处方止吐药使用不当
- 未注意恶心并发症
- 未注意恶心体征
- 未注意恶心症状
- 未注意恶心的潜在原因
- 对推荐的治疗不依从

领域 1. 健康促进

– 未注意可改变的因素
– 烟草使用

相关因素
– 焦虑
– 竞争性需求
– 倾向竞争性生活方式
– 健康行为与社会规范之间冲突
– 抑郁症状
– 复杂治疗方案的管理困难
– 驾驭复杂的医疗体系困难
– 压力过多
– 解决可改变因素的行动不足
– 照顾者的可调节因素的知识不足
– 对行动计划的承诺不足
– 健康素养不足
– 可调节因素的知识不足
– 恶心并发症的知识不足
– 恶心体征的知识不足
– 恶心症状的知识不足
– 口腔卫生的知识不足
– 卫生食品制备的知识不足
– 治疗方案的知识不足
– 自我效能不足
– 对治疗方案的负性感受
– 不接受疾病
– 对治疗方案的感知障碍
– 未解决的环境制约因素
– 未解决的不适环境刺激
– 对情况的严重性无知
– 对后遗症的易感性无知
– 对治疗益处的非现实性感知

高危人群
– 有健康自我管理无效史的个体
– 怀孕前 3 个月的孕妇

相关条件
– 生化现象改变
– 脑部疾病
– 化学疗法
– 发育障碍
– 消化系统疾病
– 耳部疾病
– 食源性疾病
– 消化
– 肾病
– 精神障碍
– 运动病
– 肿瘤
– 神经系统疾病
– 药物制剂
– 放射治疗
– 外科手术
– 甲状腺疾病

领域 1 · 分类 2 · 诊断编码 00418
疼痛自我管理无效

批准 2023 · 证据等级 2.1
MeSH: 疼痛（M0015742），自我管理（M0019611）

概念焦点：行为	年龄下限：10 岁
背景/症状焦点：疼痛管理	年龄上限：—
护理对象：个体	临床过程：—
判断：无效的	诊断状态：问题导向型
解剖部位：—	情境限制：—

定义：关于类似实际或潜在组织损伤相关的不愉快感觉和情感体验的治疗方案、后果和生活方式改变的处理不当。

定义性特征
疼痛体征
- 血压改变
- 发汗
- 对无法进行语言交流者采用标准化疼痛行为清单获得疼痛证据
- 疼痛的面部表情
- 保护特定的身体部位
- 屏住呼吸
- 心率增加
- 呼吸速率增加
- 伴随运动的呻吟声
- 疼痛手势
- 瞳孔放大
- 不愿搬家
- 坐立不安
- 摩擦疼痛部位

疼痛症状
- 焦虑
- 躯体耐受性下降
- 社交互动减少
- 疲劳
- 恐惧移动
- 无望
- 对疼痛高度警惕
- 食欲不足
- 易激心境
- 使用标准有效的评估工具评估疼痛特征
- 使用标准有效的评估工具评估疼痛强度
- 口头报告疼痛

疼痛并发症
- 睡眠觉醒周期改变

行　为
- 未坚持商定的生活方式调整
- 未注意可改变的因素

领域 1. 健康促进

- 分散注意力技术的使用不足
- 未注意疼痛的潜在原因
- 对推荐的治疗不依从
- 未注意疼痛并发症
- 疼痛灾难化
- 代理人报告疼痛行为

相关因素
- 竞争性需求
- 倾向竞争性生活方式
- 健康行为与社会规范之间冲突
- 复杂治疗方案的管理困难
- 驾驭复杂的医疗体系困难
- 压力过多
- 解决可改变因素的行动不足
- 照顾者的可调节因素的知识不足
- 对行动计划的承诺不足
- 健康素养不足
- 转移注意力技巧的知识不足
- 可调节因素的知识不足
- 疼痛并发症的知识不足
- 治疗方案的知识不足
- 疼痛潜在原因的知识不足
- 做决策时自信不足
- 自我效能不足
- 习得性无助
- 对治疗方案的负性感受
- 不接受疾病
- 对治疗方案的感知障碍
- 未解决的环境制约因素
- 对情况的严重性无知
- 对后遗症的易感性无知
- 对治疗益处的非现实性感知

高危人群
- 有健康自我管理无效史的个体

相关条件
- 发育障碍
- 精神障碍
- 药物制剂
- 躯体疾病
- 心理障碍
- 治疗方案

领域 1·分类 2·诊断编码 00447

愿意加强体重自我管理

批准 2023·证据等级 2.1
MeSH: 体重（M0002758），自我管理（M0019611）

概念焦点：行为	年龄下限：10 岁
背景/症状焦点：体重管理	年龄上限：—
护理对象：个体	临床过程：—
判断：愿意的	诊断状态：改善的潜在性
解剖部位：—	情境限制：—

定义：追求和（或）保持健康体重的模式，该模式能够被加强。

定义性特征

- 希望加强设定目标的能力
- 希望加强和目标一致的决策
- 希望加强健康的生活方式
- 希望加强必需营养素的知识
- 希望加强躯体活动需要的知识
- 希望加强合理选择食物以促进健康的知识
- 希望加强营养摄入
- 希望加强营养
- 希望加强参与体重管理计划
- 希望加强积极的进食行为
- 希望通过躯体活动维持躯体健康

领域 1·分类 2·诊断编码 00398

超重自我管理无效

批准 2023·证据等级 2.1
MeSH：超重（M0473031），自我管理（M0019611）

概念焦点：行为	年龄下限：10 岁
背景/症状焦点：体重管理	年龄上限：—
护理对象：个体	临床过程：—
判断：无效的	诊断状态：问题导向型
解剖部位：—	情境限制：—

定义：与年龄和性别不符的脂肪过多积累相关的治疗方案、后果和生活方式改变的处理不当。

定义性特征

超重体征
- 体重指数 > 25kg/m² 的年龄大于 18 岁的个体
- 与同年龄同性别相比，体重指数 > 第 85 百分位数或 > 25kg/m²，但 < 第 95 百分位数或 < 30kg/m² 2~18 岁个体
- 体重身长比 > 第 95 百分位数的 2 岁以内个体

超重并发症
- 血清高密度脂蛋白水平下降
- 维持日常体力活动困难
- 呼吸困难
- 出汗过多
- 频繁皮肤病
- 血压上升
- 空腹血浆葡萄糖升高
- 血清低密度脂蛋白水平升高
- 血清甘油三酯水平升高
- 胰岛素抵抗
- 肌肉骨骼疼痛
- 阻塞性睡眠呼吸暂停

超重行为
- 日均活动量低于同年龄同性别的活动推荐量
- 暴饮暴食
- 制定切合实际的目标困难
- 去抑制性进食
- 参与体重管理计划不足
- 用药自我管理无效
- 优先考虑他人的用餐偏好
- 压力性进食

相关因素
- 竞争性需求
- 信息来源冲突
- 抑郁症状
- 压力过多

- 对可用营养服务的了解减少
- 准确的体重管理计划的可及性不足
- 能够进行躯体活动的适应性设备的可及性不足
- 安全运动设施的可及性不足
- 活动计划不足
- 自主性不足
- 照顾者的合理营养需求的知识不足
- 照顾者的体重管理策略的知识不足
- 对建议的躯体活动量承诺不足
- 进食计划不足
- 内在动力不足
- 合理营养需求的知识不足
- 体重管理策略的知识不足
- 膳食计划不足
- 准确的体重管理信息的可及性不足
- 有关管理减肥障碍的建议不足
- 自信不足
- 自我效能不足
- 社会支持网络不足
- 结构化生活方式支持不足
- 饮食摄入不当
- 减肥目标不当
- 食物日记的记录不一致
- 疲劳自我管理无效
- 自我挫败的想法
- 未解决的可负担健康食品选择缺乏
- 未解决的当地可用健康食品选择缺乏
- 未解决的睡眠剥夺
- 不健康的家庭膳食

高危人群
- 受虐待的儿童
- 青少年
- 儿童体重指数的百分位数交叉上升
- 处于经济弱势的个体
- 经历青春期早熟的个体
- 童年期经历体重快速增加的个体
- 婴儿期经历体重快速增加的个体
- 携带了遗传相关因素的个体
- 非纯胸式喂养的个体
- 婴儿期超重的个体
- 亲生父母患有妊娠糖尿病的个体
- 亲生父母患有糖尿病的个体
- 在文化上倾向于选择不太健康的食物的个体
- 有肥胖家族史的个体
- 体重指数的百分位数高于同年龄同性别的个体
- 去抑制和节制进食行为评分高的个体
- 父母肥胖的个体

相关条件
- 慢性疾病
- 抑郁障碍
- 进食障碍
- 先天遗传病
- 行动受限
- 药物制剂
- 多囊卵巢综合征

领域 1 · 分类 2 · 诊断编码 00487

有超重自我管理无效的危险

批准 2023 · 证据等级 2.1
MeSH: 超重（M0473031），自我管理（M0019611）

概念焦点：行为	年龄下限：10 岁
背景/症状焦点：体重管理	年龄上限：—
护理对象：个体	临床过程：—
判断：无效的	诊断状态：恶化的潜在性
解剖部位：—	情境限制：—

> **定义**：容易出现与年龄和性别不符的脂肪过多积累相关的治疗方案、后果和生活方式改变的处理不当。

危险因素

- 信息来源冲突
- 对可用营养服务的了解减少
- 抑郁症状
- 压力过多
- 准确的体重管理信息的可及性不足
- 准确的体重管理计划的可及性不足
- 能够进行躯体活动的适应性设备的可及性不足
- 安全运动设施的可及性不足
- 活动计划不足
- 自主性不足
- 照顾者的合理营养需求的知识不足
- 照顾者的体重管理策略的知识不足
- 对建议的躯体活动量承诺不足
- 进食计划不足
- 内在动力不足
- 合理营养需求的知识不足
- 体重管理策略的知识不足
- 膳食计划不足
- 有关管理减肥障碍的建议不足
- 自信不足
- 自我效能不足
- 社会支持网络不足
- 结构化生活方式支持不足
- 饮食摄入不当
- 减肥目标不当
- 食物日记的记录不一致
- 疲劳自我管理无效
- 自我挫败的想法
- 未解决的可负担健康食品选择缺乏
- 未解决的当地可用健康食品选择缺乏
- 未解决的睡眠剥夺
- 不健康的家庭膳食

高危人群

- 受虐待的儿童
- 青少年
- 儿童体重指数的百分位数交叉上升
- 处于经济弱势的个体
- 婴儿期超重的个体
- 经历青春期早熟的个体
- 童年期经历体重快速增加的个体
- 婴儿期经历体重快速增加的个体
- 携带了遗传相关因素的个体
- 非纯胸式喂养的个体

- 亲生父母患有妊娠糖尿病的个体
- 亲生父母患有糖尿病的个体
- 在文化上倾向于选择不太健康的食物的个体
- 有肥胖家族史的个体

相关条件
- 慢性疾病
- 抑郁障碍
- 进食障碍
- 先天遗传病

- 体重指数的百分位数高于同年龄同性别的个体
- 去抑制和节制进食行为评分高的个体
- 父母肥胖的个体

- 行动受限
- 药物制剂
- 多囊卵巢综合征

领域 1 · 分类 2 · 诊断编码 00485

体重不足自我管理无效

批准 2023 · 证据等级 2.1
MeSH：自我管理（M0019611），消瘦（M0021342）

概念焦点：行为	年龄下限：10 岁
背景/症状焦点：体重管理	年龄上限：—
护理对象：个体	临床过程：—
判断：无效的	诊断状态：问题导向型
解剖部位：—	情境限制：—

定义：与体重低于年龄和性别标准化常模相关的治疗方案、后果和生活方式改变的处理不当。

定义性特征

体重不足体征
- 6~12 个月内体重减轻 5%
- 体重指数 < 18.5kg/m^2 的 20~70 岁个体
- 体重指数 < 22kg/m^2 的 70 岁以上个体
- 体重指数 < 第 5 百分位数的 2~20 岁个体
- 肌肉质量不足
- 无脂体重指数低
- 中上臂周长低于同年龄同性别的标准值
- 意外减肥

体重不足症状
- 焦虑
- 牙龈出血
- 容易瘀伤
- 肢端冰冷
- 集中注意力的能力下降
- 腹泻
- 过度脱发
- 疲劳
- 头痛
- 对光线敏感度增加
- 易激心境
- 微量营养素缺乏
- 偏头痛
- 苍白
- 虚弱

体重不足并发症
- 睡眠觉醒周期改变
- 血压下降
- 骨密度下降
- 心率下降（低于基线 > 20%）
- 血清葡萄糖水平下降
- 血清铁水平下降
- 血清镁水平下降
- 血清维生素 B 水平下降
- 频繁流产
- 经常呼吸道感染

- 血清血红蛋白水平下降
- 婴儿发育不良
- 不孕不育
- 伤口愈合受损
- 精子数量低
- 长期住院

体重不足行为
- 食物摄入量下降
- 对食物的兴趣不足

相关因素
- 信息来源冲突
- 驱虫药获取减少
- 叶酸铁获取减少
- 对可用营养服务的了解减少
- 嗅觉减退
- 味觉感知下降
- 抑郁症状
- 压力过多
- 粮食不安全
- 准确的体重管理信息的可及性不足
- 准确的体重管理计划的可及性不足
- 食欲不足
- 自主性不足
- 照顾者的合理营养需求的知识不足
- 照顾者的体重管理策略的知识不足
- 进食计划不足
- 内在动力不足
- 合理营养需求的知识不足
- 体重管理策略的知识不足
- 膳食计划不足
- 满足热量消耗增加的营养摄入不足
- 自信不足
- 自我效能不足
- 社会支持网络不足
- 结构化生活方式支持不足
- 饮食摄入不当
- 疲劳自我管理无效
- 自我挫败的想法
- 未解决的可负担健康食品选择缺乏
- 未解决的当地可用健康食品选择缺乏
- 未解决的睡眠剥夺
- 不健康的家庭膳食

高危人群
- 受虐待的儿童
- 青少年
- 顺性别女子
- 婴儿期超重的个体
- 亲生父母在儿童期吸烟的个体
- 亲生父母在怀孕期间吸烟的个体
- 父母经常节食的个体
- 有童年肥胖史的个体
- 有完美主义倾向的个体
- 老年人

相关条件
- 慢性疾病
- 抑郁障碍
- 进食障碍
- 先天遗传病
- 吸收不良综合征
- 药物制剂
- 口颌疾病

领域 1·分类 2·诊断编码 00486
有体重不足自我管理无效的危险

批准 2023·证据等级 2.1
MeSH: 自我管理（M0019611），消瘦（M0021342）

概念焦点：行为	年龄下限：10 岁
背景/症状焦点：健康管理	年龄上限：—
护理对象：个体	临床过程：—
判断：无效的	诊断状态：恶化的潜在性
解剖部位：—	情境限制：—

定义：容易出现与体重低于年龄和性别标准化常模相关的治疗方案、后果和生活方式改变的处理不当。

危险因素
- 信息来源冲突
- 驱虫药获取减少
- 叶酸铁获取减少
- 对可用营养服务的了解减少
- 嗅觉减退
- 味觉感知下降
- 抑郁症状
- 压力过多
- 粮食不安全
- 准确的体重管理信息的可及性不足
- 准确的体重管理计划的可及性不足
- 食欲不足
- 自主性不足
- 照顾者的合理营养需求的知识不足
- 照顾者的体重管理策略的知识不足
- 进食计划不足
- 内在动力不足
- 合理营养需求的知识不足
- 体重管理策略的知识不足
- 膳食计划不足
- 满足热量消耗增加的营养摄入不足
- 自信不足
- 自我效能不足
- 社会支持网络不足
- 结构化生活方式支持不足
- 饮食摄入不当
- 疲劳自我管理无效
- 自我挫败的想法
- 未解决的可负担健康食品选择缺乏
- 未解决的当地可用健康食品选择缺乏
- 未解决的睡眠剥夺
- 不健康的家庭膳食

高危人群
- 受虐待的儿童
- 青少年
- 顺性别女子
- 处于经济弱势的个体
- 婴儿期超重的个体
- 亲生父母在儿童期吸烟的个体
- 亲生父母在怀孕期间吸烟的个体
- 父母经常节食的个体
- 有童年肥胖史的个体
- 有完美主义倾向的个体

–老年人

相关条件
–慢性疾病
–抑郁障碍
–进食障碍
–先天遗传病
–吸收不良综合征
–药物制剂
–口颌疾病

领域 1 · 分类 2 · 诊断编码 00292

健康维持行为无效

批准 2020 · 修订 2023 · 证据等级 2.1
MeSH: 健康行为（M0023790）

概念焦点：行为
背景/症状焦点：健康维持
护理对象：个体
判断：无效的
解剖部位：—

年龄下限：10 岁
年龄上限：—
临床过程：—
诊断状态：问题导向型
情境限制：—

> **定义**：对健康知识、态度和行为的管理不足，这些管理对于维持或改善健康、预防疾病和伤害至关重要。

定义性特征
- 未能采取预防健康问题的行为
- 未能采取措施减少危险因素
- 对行动计划的承诺不足
- 环境卫生不足
- 对促进健康的兴趣不足
- 个人卫生措施不足
- 肠道刺激方法使用不当
- 为满足健康目标的日常生活选择无效
- 不依从健康活动
- 求医行为不足模式
- 有危险倾向的健康行为

相关因素
- 竞争性需求
- 倾向竞争性生活方式
- 文化信仰与健康习俗之间冲突
- 健康行为与社会规范之间冲突
- 精神信仰与健康习俗之间冲突
- 混乱
- 文化健康信念
- 抑郁症状
- 获得社区资源困难
- 做决策困难
- 驾驭复杂的医疗体系困难
- 思维过程紊乱
- 压力过多
- 恐惧被机构收容
- 执行能力受损
- 无法保持控制
- 健康素养不足
- 卫生资源不足
- 基本健康行为的知识不足
- 自我效能不足
- 社会支持不足
- 对卫生人员的信任不足
- 交流技能无效
- 应对策略的使用无效
- 适应不良性哀伤
- 感知性便秘
- 感知偏见
- 感知受害
- 社交焦虑
- 精神困扰
- 物质滥用

高危人群
- 顺性别男子
- 处于经济弱势的个体
- 来自应对无效家庭的个体
- 有暴力史的个体
- 决策经验有限的个体
- 老年人
- 年轻人

相关条件
- 慢性疾病
- 发育障碍
- 功能性损伤
- 学习失能
- 诈病
- 精神障碍
- 运动技能障碍
- 精神病性障碍

领域 1・分类 2・诊断编码 00395
有健康维持行为无效的危险

批准 2023・证据等级 2.1
MeSH: 健康行为（M0023790）

概念焦点：行为
背景/症状焦点：健康维持
护理对象：个体
判断：无效的
解剖部位：—

年龄下限：10 岁
年龄上限：—
临床过程：—
诊断状态：恶化的潜在性
情境限制：—

定义：容易出现对健康知识、态度和行为的管理不足，这些管理对于维持或改善健康、预防疾病和伤害至关重要。

危险因素
- 竞争性需求
- 倾向竞争性生活方式
- 文化信仰与健康习俗之间冲突
- 健康行为与社会规范之间冲突
- 精神信仰与健康习俗之间冲突
- 混乱
- 文化健康信念
- 抑郁症状
- 获得社区资源困难
- 做决策困难
- 驾驭复杂的医疗体系困难
- 思维过程紊乱
- 压力过多
- 恐惧被机构收容
- 执行能力受损
- 无法保持控制
- 健康素养不足
- 卫生资源不足
- 基本健康行为的知识不足
- 自我效能不足
- 社会支持不足
- 对卫生人员的信任不足
- 决策经验有限的个体
- 交流技能无效
- 应对策略的使用无效
- 适应不良性哀伤
- 感知性便秘
- 感知偏见
- 感知受害
- 有危险倾向的健康行为
- 社交焦虑
- 精神困扰
- 物质滥用

高危人群
- 顺性别男子
- 处于经济弱势的个体
- 来自应对无效家庭的个体
- 有暴力史的个体
- 老年人
- 年轻人

相关条件
- 慢性疾病
- 发育障碍
- 诈病
- 精神障碍
- 功能性损伤
- 学习失能
- 运动技能障碍
- 精神病性障碍

领域 1 · 分类 2 · 诊断编码 00300

家庭维持行为无效

批准 2020 · 修订 2023 · 证据等级 2.1
MeSH: 健康行为（M0023790）

概念焦点：行为	年龄下限：10 岁
背景/症状焦点：家庭维持	年龄上限：—
护理对象：个体	临床过程：—
判断：无效的	诊断状态：问题导向型
解剖部位：—	情境限制：—

定义：用来维护个体住所安全的知识和活动模式不当。

定义性特征
- 杂乱的环境
- 维持舒适的环境困难
- 未能寻求帮助以维持家庭
- 家庭任务相关的焦虑
- 家庭任务相关的压力
- 经济调节能力受损
- 对维持家庭的负面影响
- 被忽视的洗熨
- 卫生相关疾病模式
- 垃圾堆积
- 不安全的烹饪设备
- 不卫生的环境

相关因素
- 竞争性需求
- 混乱
- 抑郁症状
- 做决策困难
- 躯体移动受损
- 姿势平衡受损
- 维持家庭的知识不足
- 社会资源的知识不足
- 组织技能不足
- 躯体耐受性不足
- 角色榜样不足
- 社会支持不足
- 无能为力
- 心理困扰
- 未解决的环境制约因素

高危人群
- 处于经济弱势的个体
- 独居的个体
- 老年人

相关条件
- 精神障碍
- 肿瘤
- 感觉障碍
- 血管疾病

领域 1 · 分类 2 · 诊断编码 00308
有家庭维持行为无效的危险

批准 2020 · 修订 2023 · 证据等级 2.1
MeSH：健康行为（M0023790）

概念焦点：行为	年龄下限：10 岁
背景/症状焦点：家庭维持	年龄上限：—
护理对象：个体	临床过程：—
判断：无效的	诊断状态：恶化的潜在性
解剖部位：—	情境限制：—

> **定义**：容易出现用来维护个体住所安全的知识和活动模式不当。

危险因素
- 竞争性需求
- 混乱
- 抑郁症状
- 做决策困难
- 躯体移动受损
- 姿势平衡受损
- 维持家庭的知识不足
- 社会资源的知识不足
- 组织技能不足
- 躯体耐受性不足
- 角色榜样不足
- 社会支持不足
- 无能为力
- 心理困扰
- 未解决的环境制约因素

高危人群
- 处于经济弱势的个体
- 独居的个体
- 老年人

相关条件
- 抑郁障碍
- 精神障碍
- 肿瘤
- 感觉障碍
- 血管疾病

领域 1 · 分类 2 · 诊断编码 00309
愿意加强家庭维持行为

批准 2020 · 修订 2023 · 证据等级 2.1
MeSH: 健康行为（M0023790）

概念焦点：行为
背景/症状焦点：家庭维持
护理对象：个体
判断：愿意的
解剖部位：—

年龄下限：10 岁
年龄上限：—
临床过程：—
诊断状态：改善的潜在性
情境限制：—

定义： 用来维护个体住所安全的知识和活动模式，该模式能够被加强。

定义性特征
- 希望加强对家庭任务的情感
- 希望加强对维持家庭的态度
- 希望加强环境舒适
- 希望加强家庭安全
- 希望加强家庭卫生
- 希望加强洗熨管理技能
- 希望加强组织技能
- 希望加强财务监管
- 希望加强垃圾管理

领域 1 · 分类 2 · 诊断编码 00307

愿意加强锻炼参与度

批准 2020 · 证据等级 2.1
MeSH: 锻炼（M0023802）

概念焦点：行为	年龄下限：10 岁
背景/症状焦点：活动	年龄上限：—
护理对象：个体	临床过程：—
判断：愿意的	诊断状态：改善的潜在性
解剖部位：—	情境限制：—

> **定义**：关注身体活动的模式，其特点是有计划、有组织、可重复的身体运动，该模式能够被加强。

定义性特征

- 希望加强日常生活活动自主性
- 希望加强与物理环境互动的能力
- 希望加强与社会环境互动的能力
- 希望加强参与躯体活动的环境条件的知识
- 希望加强了解团体参与躯体活动的机会
- 希望加强参与躯体活动的物理环境的知识
- 希望加强躯体活动需要的知识
- 希望加强体能
- 希望加强外表
- 希望加强身体素质
- 希望维持参与躯体活动计划的动机
- 希望保持体能
- 希望通过躯体活动维持躯体健康
- 希望满足他人躯体活动计划的期望

领域 1·分类 2·诊断编码 00339

健康素养不足

批准 2023·证据等级 3.2
MeSH：健康素养（M0535101）

概念焦点：行为
背景/症状焦点：素养
护理对象：个体
判断：不足的
解剖部位：—

年龄下限：10 岁
年龄上限：—
临床过程：—
诊断状态：问题导向型
情境限制：—

定义：获取、评估和应用做出健康决定所需的基本健康信息和服务的模式不当。

定义性特征
- 缺乏寻求健康的行为
- 延迟实施与健康有关的行动方案
- 执行与健康有关的行动方案困难
- 驾驭复杂的医疗体系困难
- 个人健康照护决策困难
- 医疗保健实践的知识不足
- 健康习惯的知识不足
- 对所有可用的健康护理选择的理解不足
- 对健康信息的理解不足
- 参与社会互动的意愿不足
- 寻求医疗服务不当

相关因素
- 防御行为
- 依赖他人的意见
- 抑郁症状
- 提问犹豫不决
- 无望
- 交流技能不足
- 支持者可用的信息不足
- 健康护理选择的相关信息不足
- 自我效能不足
- 社会活动不足
- 社会支持不足
- 对卫生人员的信任不足
- 支持者对信息的理解不足
- 感知医疗保健信息复杂
- 感知医疗系统复杂
- 未解决的视力不足

高危人群
- 处于经济弱势的个体
- 处于社会弱势的个体

相关条件
- 慢性疾病
- 危重疾病
- 高危性疾病
- 神经认知障碍
- 复方用药
- 言语障碍

领域 1·分类 2·诊断编码 00411
有健康素养不足的危险

批准 2023·证据等级 3.2
MeSH: 健康素养（M0535101）

概念焦点：行为	年龄下限：10 岁
背景/症状焦点：素养	年龄上限：—
护理对象：个体	临床过程：—
判断：不足的	诊断状态：恶化的潜在性
解剖部位：—	情境限制：—

> **定义**：容易出现获取、评估和应用基本健康信息及服务以做出健康决策的模式不理想。

危险因素
- 防御行为
- 依赖他人的意见
- 抑郁症状
- 提问犹豫不决
- 无望
- 交流技能不足
- 支持者可用的信息不足
- 健康护理选择的相关信息不足
- 自我效能不足
- 社会活动不足
- 社会支持不足
- 对卫生人员的信任不足
- 支持者对信息的理解不足
- 感知医疗保健信息复杂
- 感知医疗系统复杂
- 未解决的视力不足

高危人群
- 处于经济弱势的个体
- 处于社会弱势的个体

相关条件
- 慢性疾病
- 危重疾病
- 高危性疾病
- 神经认知障碍
- 复方用药
- 言语障碍

领域 1 · 分类 2 · 诊断编码 00262

愿意加强健康素养

批准 2016 · 修订 2023 · 证据等级 2.1
MeSH：健康素养（M0535101）

概念焦点：行为
背景/症状焦点：素养
护理对象：个体
判断：愿意的
解剖部位：—

年龄下限：10 岁
年龄上限：—
临床过程：—
诊断状态：改善的潜在性
情境限制：—

> **定义**：获取、评估和应用做出健康决定所需的基本健康信息和服务的模式，该模式能够被加强。

定义性特征
- 希望为了满足日常健康需求而加强读、写、说和解释数字的能力
- 希望加强对影响公共卫生的公民和（或）政府流程的认识
- 希望加强和卫生人员交流健康信息
- 希望加强关于当前社会和物理环境的健康决定因素的知识
- 希望加强个人健康照护决策
- 希望加强社会支持
- 希望加强对健康信息的理解，以做出健康照护选择
- 希望获得充分信息，以熟悉医疗体系

领域 1 · 分类 2 · 诊断编码 00340
愿意加强健康老龄化

批准 2023 · 证据等级 3.2
MeSH：老龄化（M0000573）

概念焦点：健康	年龄下限：61 岁
背景/症状焦点：老龄化	年龄上限：—
护理对象：个体	临床过程：—
判断：愿意的	诊断状态：改善的潜在性
解剖部位：—	情境限制：—

> **定义**：随着年龄的增长，发展或保持生理、心理、社会、精神健康和功能的模式，该模式能够被加强。

定义性特征

- 希望加强自主性
- 希望加强认知能力
- 希望加强条件管理
- 希望加强家庭活力
- 希望加强功能能力
- 希望加强健康的生活方式
- 希望加强自理独立性
- 希望加强为促进健康做出合理选择的知识
- 希望加强心理韧性
- 希望加强心理健康
- 希望加强生活质量
- 希望加强社会参与
- 希望加强灵性

领域 1 · 分类 2 · 诊断编码 00353

老年衰弱综合征

批准 2023 · 证据等级 2.1
MeSH：老年衰弱（M0024958），衰弱（M000622059）

概念焦点：衰弱	年龄下限：61 岁
背景/症状焦点：健康管理	年龄上限：—
护理对象：个体	临床过程：—
判断：不足的	诊断状态：问题导向型
解剖部位：—	情境限制：—

> **定义**：动态失衡状态，包括各生理系统功能和储备的衰退。

定义性特征
- 活动耐受性降低 (00298)
- 沐浴能力下降 (00326)
- 穿衣能力下降 (00327)
- 进食能力下降 (00328)
- 梳洗能力下降 (00330)
- 如厕能力下降 (00329)
- 过度疲劳负担 (00477)
- 记忆力受损 (00131)
- 躯体移动受损 (00085)
- 步行能力受损 (00365)
- 营养摄入不足 (00343)
- 蛋白质能量营养摄入不足 (00359)
- 社会联系不足 (00383)
- 残疾相关性尿失禁 (00297)
- 有成人跌倒的危险 (00303)

相关因素
- 老年厌食症
- 焦虑
- 混乱
- 能量下降
- 疲惫
- 恐惧跌倒
- 姿势平衡受损
- 照顾者可调节因素的知识不足
- 可调节因素的知识不足
- 社会支持不足
- 超重自我管理无效
- 营养不良
- 肌无力
- 悲伤
- 久坐行为

高危人群
- 顺性别女子
- 处于经济弱势的个体
- > 70 岁的个体
- 经历长期住院的个体
- 步行 15 米所需时间 > 6 秒（步行
- 居住在狭小空间的个体
- 有跌倒史的个体
- 文化程度低的个体
- 1 年内不明原因体重下降 25% 的个体

4 米所需时间 > 5 秒）的个体
- 独居的个体
- 处于社会弱势的个体

- 1 年内不明原因体重下降 > 10 磅（> 4.5 千克）的个体

相关条件
- 凝血障碍
- 慢性疾病
- 血清 25 - 羟化维生素 D 浓度下降
- 内分泌调节功能障碍
- 精神障碍
- 复方用药
- 肌肉减少症
- 感觉障碍
- 被抑制的炎症反应

领域 1. 健康促进

领域 1 · 分类 2 · 诊断编码 00357

有老年衰弱综合征的危险

批准 2023 · 证据等级 2.1
MeSH: 老年衰弱（M0024958），衰弱（M000622059）

概念焦点：衰弱	年龄下限：61 岁
背景 / 症状焦点：健康管理	年龄上限：—
护理对象：个体	临床过程：—
判断：不足的	诊断状态：恶化的潜在性
解剖部位：—	情境限制：—

定义：容易出现动态失衡状态，包括各生理系统功能和储备的衰退。

危险因素
- 老年厌食症
- 焦虑
- 混乱
- 能量下降
- 疲惫
- 恐惧跌倒
- 姿势平衡受损
- 照顾者的可调节因素的知识不足
- 可调节因素的知识不足
- 社会支持不足
- 超重自我管理无效
- 营养不良
- 肌无力
- 悲伤
- 久坐行为

高危人群
- 顺性别女子
- 处于经济弱势的个体
- \> 70 岁的个体
- 经历长期住院的个体
- 步行 15 米所需时间 > 6 秒（步行 4 米所需时间 > 5 秒）的个体
- 独居的个体
- 居住在狭小空间的个体
- 有跌倒史的个体
- 文化程度低的个体
- 1 年内不明原因体重下降 25% 的个体
- 1 年内不明原因体重下降 > 10 磅（> 4.5 千克）的个体
- 处于社会弱势的个体

相关条件
- 凝血障碍
- 慢性疾病
- 血清 25- 羟化维生素 D 浓度下降
- 内分泌调节功能障碍
- 精神障碍
- 复方用药
- 肌肉减少症
- 感觉障碍
- 被抑制的炎症反应

领域 2. 营养

摄入、吸收和利用营养的活动，目的是维护组织、修复组织和产生能量。

分类 1.　摄入
身体摄入食物或营养

编码	诊断	页码
00343	营养摄入不足	196
00409	有营养摄入不足的危险	198
00419	愿意加强营养摄入	200
00359	蛋白质能量营养摄入不足	201
00360	有蛋白质能量营养摄入不足的危险	203
00371	胸式喂养无效	204
00406	有胸式喂养无效的危险	206
00347	纯胸式喂养中断	208
00382	有纯胸式喂养中断的危险	210
00479	愿意加强胸式喂养	211
00333	母乳产量不足	212
00334	有母乳产量不足的危险	214
00271	婴儿喂养动力无效	216
00270	儿童进食动力无效	218
00269	青少年进食动力无效	220
00103	吞咽受损	221

分类 2.　消化
将食物转化为适于吸收和同化的物质的生理和化学活动

编码	诊断	页码
	该分类目前无诊断	223

分类 3.　吸收
通过机体组织吸收营养的活动

编码	诊断	页码
	该分类目前无诊断	223

分类 4.　代谢
为了原生质的产生和利用而发生于活的有机体和细胞中的化学和生理过程，有废物和能量的产生，并伴随满足所有生命过程的能量释放

编码	诊断	页码
00194	新生儿高胆红素血症	224
00230	有新生儿高胆红素血症的危险	225

分类 5.	水合作用 液体和电解质的摄入与吸收	
编码	诊断	页码
00491	有水电解质平衡受损的危险	226
00492	有体液容量平衡受损的危险	227
00026	体液容量过多	228
00370	有体液容量过多的危险	229
00421	体液容量不足	230
00420	有体液容量不足的危险	231

NANDA-I 护理诊断：定义与分类（2024—2026），原著第 13 版
希瑟·赫德曼（T.Heather Herdman）、上原重美（Shigemi Kamitsuru）和卡米拉·塔卡奥·洛佩斯（Camila Takáo Lopes）主编
© 2024 NANDA-I，2024，蒂姆医学出版有限公司，纽约
配套网站：www.thieme.com/nanda-i

领域 2・分类 1・诊断编码 00343
营养摄入不足

批准 2023・证据等级 3.2
MeSH: 进食（M0006952），能量摄入（M0003220），营养价值（M0015127）

概念焦点：营养	年龄下限：—
背景/症状焦点：营养摄入	年龄上限：—
护理对象：个体	临床过程：—
判断：不足的	诊断状态：问题导向型
解剖部位：—	情境限制：—

定义：营养消耗不足以满足新陈代谢的需要。

定义性特征

- 腹部绞痛
- 腹痛
- 新陈代谢改变伴静息能量消耗增加
- 毛细血管脆性
- 便秘
- 伤口愈合延迟
- 腹泻
- 过度脱发
- 食物摄入量低于估计需求量
- 食物摄入量低于每日推荐量
- 肠鸣音亢进
- 与同年龄同性别相比头围增长不足
- 肌肉分解代谢增加
- 炎症
- 昏睡
- 儿童个体的人体测量 Z 值低，< 30g/d
- 肌张力减退
- 新生儿体重增加 < 30g/d
- 黏膜苍白
- 未解决的低血糖
- 与同年龄同性别相比体重不足
- 尽管摄入了足够的食物，体重却意外下降

相关因素

- 味觉感知改变
- 抑郁症状
- 建立社会互动困难
- 执行日常生活活动困难
- 独立进行日常生活的工具性活动困难
- 口干
- 厌食
- 粮食不安全
- 口腔黏膜完整性受损
- 吞咽受损
- 食欲不足
- 照顾者的喂养策略的知识不足
- 照顾者的代谢需求的知识不足
- 照顾者的食欲管理策略的知识不足
- 烹饪技能不足
- 食物供给不足
- 对食物的兴趣不足
- 营养需要的知识不足
- 促进营养吸收的体力活动不足
- 社会支持不足
- 食物过敏管理不当
- 不愉快的环境

- 信息不准确
- 餐具不当
- 胸式喂养受阻
- 进食后立即饱足感
- 未解决的齿系不足
- 食物摆放不吸引人
- 对摄取食物的能力有不切实际的期望
- 吞咽肌无力
- 咀嚼所需的肌力减弱

高危人群
- 顺性别女子
- 处于经济弱势的个体
- 经历社会文化失调的个体
- 在过去 3 个月内有无意减肥史的个体
- 营养需求增加的个体
- 孕期营养不良个体所生的婴儿
- 营养不良个体胸式喂养的婴儿
- 被机构收容的个体
- 老年人
- 早产的婴儿

相关条件
- 新陈代谢改变
- 身体变形障碍
- 慢性疾病
- 消化系统疾病
- 免疫抑制
- 精神障碍
- 肿瘤
- 复方用药
- 感觉障碍

领域 2 · 分类 1 · 诊断编码 00409
有营养摄入不足的危险

批准 2023 · 证据等级 3.2
MeSH: 进食（M0006952），能量摄入（M0003220），营养价值（M0015127）

概念焦点：营养	年龄下限：—
背景/症状焦点：营养摄入	年龄上限：—
护理对象：个体	临床过程：—
判断：不足的	诊断状态：恶化的潜在性
解剖部位：—	情境限制：—

定义：容易出现营养消耗不足以满足新陈代谢的需要。

危险因素
- 味觉感知改变
- 抑郁症状
- 建立社会互动困难
- 执行日常生活活动困难
- 独立进行日常生活的工具性活动困难
- 口干
- 厌食
- 粮食不安全
- 口腔黏膜完整性受损
- 吞咽受损
- 信息不准确
- 食欲不足
- 照顾者的喂养策略的知识不足
- 照顾者的代谢需求的知识不足
- 照顾者的食欲管理策略的知识不足
- 烹饪技能不足
- 食物供给不足
- 对食物的兴趣不足
- 营养需要的知识不足
- 促进营养吸收的体力活动不足
- 社会支持不足
- 食物过敏管理不当
- 餐具不当
- 胸式喂养受阻
- 进食后立即饱足感
- 未解决的齿系不足
- 食物摆放不吸引人
- 不愉快的环境
- 对摄取食物的能力有不切实际的期望
- 吞咽肌无力
- 咀嚼所需的肌力减弱

高危人群
- 顺性别女子
- 处于经济弱势的个体
- 经历社会文化失调的个体
- 在过去 3 个月内有无意减肥史的个体
- 营养需求增加的个体
- 孕期营养不良个体所生的婴儿
- 营养不良个体胸式喂养的婴儿
- 被机构收容的个体
- 老年人
- 早产的婴儿

相关条件
- 新陈代谢改变
- 身体变形障碍
- 慢性疾病
- 消化系统疾病
- 免疫抑制
- 精神障碍
- 肿瘤
- 复方用药
- 感觉障碍

领域 2・分类 1・诊断编码 00419

愿意加强营养摄入

批准 2023・证据等级 2.1
MeSH: 进食（M0006952），能量摄入（M0003220）

概念焦点：营养	年龄下限：—
背景/症状焦点：营养摄入	年龄上限：—
护理对象：个体	临床过程：—
判断：愿意的	诊断状态：改善的潜在性
解剖部位：—	情境限制：—

定义：满足新陈代谢需要的营养消耗模式，该模式能够被加强。

定义性特征
- 希望加强营养
- 希望加强必需营养素的知识
- 希望加强合理选择食物以促进健康的知识

领域 2·分类 1·诊断编码 00359

蛋白质能量营养摄入不足

批准 2023·证据等级 3.3
MeSH: 蛋白质－能量营养不良（M0017876）

概念焦点：营养	年龄下限：—
背景/症状焦点：营养摄入	年龄上限：—
护理对象：个体	临床过程：—
判断：不足的	诊断状态：问题导向型
解剖部位：—	情境限制：—

定义：膳食蛋白质和热量摄入不足，无法满足新陈代谢的需要。

定义性特征
- 新陈代谢改变伴静息能量消耗增加
- 基于标准化评估，能量消耗低于能量摄入
- 食物摄入量低于估计需求量
- 食物摄入量低于每日推荐量
- 与同年龄同性别相比生长不足
- 肌肉分解代谢增加
- 炎症
- 儿童个体的人体测量 Z 值低，< 30g/d
- 新生儿体重增加 < 30g/d
- 与同年龄同性别相比体重不足
- 尽管摄入了足够的食物，体重却意外下降

相关因素
- 抑郁症状
- 膳食中脂肪含量过多
- 建立社会互动困难
- 执行日常生活活动困难
- 独立进行日常生活的工具性活动困难
- 口干
- 粮食不安全
- 口腔黏膜完整性受损
- 吞咽受损
- 信息不准确
- 健康食品供应不足
- 食欲不足
- 照顾者的喂养策略的知识不足
- 照顾者的代谢需求的知识不足
- 照顾者的食欲管理策略的知识不足
- 烹饪技能不足
- 食物供给不足
- 食物多样性不足
- 营养需要的知识不足
- 促进营养吸收的体力活动不足
- 社会支持不足
- 食物过敏管理不当
- 胸式喂养受阻
- 未解决的齿系不足
- 食物摆放不吸引人
- 不愉快的环境

高危人群
- 顺性别女子
- 经历社会文化失调的个体
- 在过去 3 个月内有无意减肥史的个体
- 营养需求增加的个体
- 孕期营养不良个体所生的婴儿
- 孕前营养不良个体所生的婴儿
- 处于经济弱势的个体
- 营养不良个体胸式喂养的婴儿
- 被机构收容的个体
- 老年人
- 早产的婴儿

相关条件
- 新陈代谢改变
- 身体变形障碍
- 慢性疾病
- 消化系统疾病
- 免疫抑制
- 精神障碍
- 肿瘤
- 复方用药
- 感觉障碍

领域 2·分类 1·诊断编码 00360
有蛋白质能量营养摄入不足的危险

批准 2023·证据等级 3.3
MeSH: 蛋白质－能量营养不良（M0017876）

概念焦点：营养	年龄下限：—
背景/症状焦点：营养摄入	年龄上限：—
护理对象：个体	临床过程：—
判断：不足的	诊断状态：恶化的潜在性
解剖部位：—	情境限制：—

定义：容易出现膳食蛋白质和热量摄入不足，无法满足新陈代谢的需要。

危险因素
- 抑郁症状
- 膳食中脂肪含量过多
- 建立社会互动困难
- 执行日常生活活动困难
- 独立进行日常生活的工具性活动困难
- 口干
- 粮食不安全
- 口腔黏膜完整性受损
- 吞咽受损
- 信息不准确
- 健康食品供应不足
- 食欲不足
- 照顾者的喂养策略的知识不足
- 照顾者的代谢需求的知识不足
- 照顾者的食欲管理策略的知识不足
- 烹饪技能不足
- 食物供给不足
- 食物多样性不足
- 营养需要的知识不足
- 促进营养吸收的体力活动不足
- 社会支持不足
- 食物过敏管理不当
- 胸式喂养受阻
- 未解决的齿系不足
- 食物摆放不吸引人
- 不愉快的环境

高危人群
- 顺性别女子
- 处于经济弱势的个体
- 经历社会文化失调的个体
- 在过去 3 个月内有无意减肥史的个体
- 营养需求增加的个体
- 孕期营养不良个体所生的婴儿
- 孕前营养不良个体所生的婴儿
- 营养不良个体胸式喂养的婴儿
- 被机构收容的个体
- 老年人
- 早产的婴儿

相关条件
- 新陈代谢改变
- 身体变形障碍
- 免疫抑制
- 精神障碍
- 肿瘤
- 慢性疾病
- 消化系统疾病
- 复方用药
- 感觉障碍

领域 2 · 分类 1 · 诊断编码 00371
胸式喂养无效

批准 2023 · 证据等级 3.1
MeSH：哺乳（M0012156）

概念焦点：营养	年龄下限：—
背景 / 症状焦点：营养摄入	年龄上限：—
护理对象：家庭	临床过程：—
判断：无效的	诊断状态：问题导向型
解剖部位：—	情境限制：—

定义：难以通过乳房提供或接受母乳，可能会损害婴儿或儿童的营养状况。

定义性特征
婴儿或儿童
- 停止吸吮
- 尽管采取了舒适护理措施，但仍有饥饿体征
- 胸式喂养后不久经常哭闹
- 排便不足
- 与同年龄同性别相比体重增长不足
- 拒绝衔接乳头
- 吸吮过快
- 吸吮不停
- 吸吮时下唇外翻
- 吸吮时上唇上方比下唇下方可见更多乳晕
- 吮吸时下巴触及胸部
- 吸吮时张大嘴巴
- 持续减肥

父 母
- 乳头破裂
- 肿胀的乳头
- 催产素释放不足的体征
- 乳头疼痛
- 喂养时感知两侧胸部排空不足
- 感知母乳供应不足
- 将婴儿置于远离身体的位置
- 将婴儿置于无法伸直身体的位置
- 将婴儿置于无法伸直颈部的位置
- 将婴儿置于无法支撑全身的位置
- 将婴儿面部置于远离胸部的位置

相关因素
婴儿或儿童因素
- 胸式吸吮的机会不足
- 婴儿吸吮－吞咽反应无效

领域 2. 营养

父母因素
- 对胸式喂养矛盾
- 对胸式喂养焦虑
- 不包括纯胸式喂养的文化习俗
- 延迟开始胸式喂养
- 抑郁症状
- 鼓励使用奶嘴
- 疲劳
- 工作场所胸式喂养的机会不足
- 胸式喂养自我效能不足
- 胸式喂养技术咨询不足
- 母乳产量不足
- 担忧持续胸式喂养对保持乳房形状的影响
- 胸式喂养重要性的知识不足
- 产后护理不足
- 超重自我管理无效
- 胸式喂养受阻
- 乳腺炎
- 疼痛
- 使用人工乳头补充喂养
- 烟草使用
- 未解决的乳房异常

高危人群
婴儿或儿童
- 住院的婴儿
- 低出生体重的婴儿
- 早产的婴儿

父 母
- 处于经济弱势的个体
- 剖宫产的个体
- 有乳房手术史的个体
- 有胸式喂养失败史的个体
- 早产婴儿的父母
- 文化程度低的父母
- 初产妇

相关条件
- 口咽发育异常
- 药物制剂

领域 2·分类 1·诊断编码 00406

有胸式喂养无效的危险

批准 2023·证据等级 3.1
MeSH：哺乳（M0012156）

概念焦点：营养
背景 / 症状焦点：营养摄入
护理对象：家庭
判断：无效的
解剖部位：—

年龄下限：—
年龄上限：—
临床过程：—
诊断状态：恶化的潜在性
情境限制：—

> **定义**：容易出现难以通过乳房提供或接受母乳，可能会损害婴儿或儿童的营养状况。

危险因素
婴儿或儿童因素
- 胸式吸吮的机会不足
- 婴儿吸吮 - 吞咽反应无效

父母因素
- 对胸式喂养矛盾
- 对胸式喂养焦虑
- 担忧持续胸式喂养对保持乳房形状的影响
- 不包括纯胸式喂养的文化习俗
- 延迟开始胸式喂养
- 抑郁症状
- 鼓励使用奶嘴
- 疲劳
- 工作场所胸式喂养的机会不足
- 胸式喂养自我效能不足
- 胸式喂养技术咨询不足
- 母乳产量不足
- 胸式喂养技术的知识不足
- 胸式喂养重要性的知识不足
- 产后护理不足
- 超重自我管理无效
- 胸式喂养受阻
- 乳腺炎
- 疼痛
- 使用人工乳头补充喂养
- 未解决的乳房异常

高危人群
婴儿或儿童
- 住院的婴儿
- 低出生体重的婴儿
- 早产的婴儿

父母
- 处于经济弱势的个体
- 有乳房手术史的个体

- 剖宫产的个体
- 早产婴儿的父母
- 文化程度低的父母

相关条件
- 口咽发育异常
- 有胸式喂养失败史的个体
- 初产妇

- 药物制剂

领域 2 · 分类 1 · 诊断编码 00347

纯胸式喂养中断

批准 2023 · 证据等级 3.1
MeSH：哺乳（M0012156）

概念焦点：营养	年龄下限：—
背景 / 症状焦点：营养摄入	年龄上限：—
护理对象：家庭	临床过程：—
判断：中断的	诊断状态：问题导向型
解剖部位：—	情境限制：—

> **定义**：在母乳分泌充足的婴儿中，对 6 个月内的婴儿仅提供母乳的过程受到干扰。

定义性特征

婴　儿
- 经常腹泻
- 经常耳朵感染
- 经常呼吸道感染
- 感染性肠胃炎
- 与同年龄同性别相比超重

父　母
- 提供纯母乳困难
- 未实施回应式喂养
- 拒绝提供纯母乳
- 使用人工乳头补充喂养
- 使用强制喂养方式

相关因素

婴儿因素
- 婴儿吸吮 - 吞咽反应无效
- 持续减肥

父母因素
- 对胸式喂养矛盾
- 担心持续胸式喂养会导致乳房变形
- 乳头破裂
- 不包括纯胸式喂养的文化习俗
- 第二阶段泌乳延迟
- 抑郁症状
- 肿胀的乳房组织
- 疲劳
- 胸式喂养技术咨询不足
- 家庭支持不足
- 母乳产量不足
- 胸式喂养技术的知识不足
- 纯胸式喂养重要性的知识不足
- 产后护理不足
- 社会支持不足
- 疼痛

– 工作场所胸式喂养的机会不足
– 胸式喂养自我效能不足

– 感知母乳供应不足

高危人群
婴　儿
– 住院的婴儿
– 低出生体重的婴儿

– 早产的婴儿

父　母
– 剖宫产的个体
– 工作环境不灵活的个体
– 有乳房手术史的个体

– 有胸式喂养失败史的个体
– 文化程度低的个体

相关条件
– 亲生父母患病
– 口咽发育异常

– 药物制剂

领域 2 · 分类 1 · 诊断编码 00382
有纯胸式喂养中断的危险

批准 2023 · 证据等级 3.1
MeSH：哺乳（M0012156）

概念焦点：营养	年龄下限：—
背景/症状焦点：营养摄入	年龄上限：—
护理对象：家庭	临床过程：—
判断：中断的	诊断状态：恶化的潜在性
解剖部位：—	情境限制：—

> **定义**：在母乳分泌充足的婴儿中，对 6 个月内的婴儿仅提供母乳的过程容易受到干扰。

危险因素
婴儿因素
- 婴儿吸吮-吞咽反应无效
- 持续减肥

父母因素
- 对胸式喂养矛盾
- 担心持续胸式喂养会导致乳房变形
- 乳头破裂
- 不包括纯胸式喂养的文化习俗
- 第二阶段泌乳延迟
- 抑郁症状
- 肿胀的乳房组织
- 疲劳
- 工作场所胸式喂养的机会不足
- 胸式喂养自我效能不足
- 胸式喂养技术咨询不足
- 家庭支持不足
- 母乳产量不足
- 胸式喂养技术的知识不足
- 纯胸式喂养重要性的知识不足
- 产后护理不足
- 社会支持不足
- 疼痛
- 感知母乳供应不足

高危人群
婴儿
- 住院的婴儿
- 低出生体重的婴儿
- 早产的婴儿

父母
- 剖宫产的个体
- 工作环境不灵活的个体
- 有乳房手术史的个体
- 有胸式喂养失败史的个体
- 文化程度低的个体

相关条件
- 亲生父母患病
- 口咽发育异常
- 药物制剂

领域 2·分类 1·诊断编码 00479

愿意加强胸式喂养

批准 2023·证据等级 2.2
MeSH: 哺乳（M0012156）

概念焦点：营养	年龄下限：—
背景/症状焦点：营养摄入	年龄上限：—
护理对象：家庭	临床过程：—
判断：愿意的	诊断状态：改善的潜在性
解剖部位：—	情境限制：—

定义：为婴儿或儿童提供母乳的模式，该模式能够被加强。

定义性特征

- 希望加强纯胸式喂养的能力
- 希望加强为满足儿童营养需求提供母乳的能力
- 希望加强胸式喂养的自我效能
- 希望加强母乳产量
- 希望在纯胸式喂养中进一步融入文化习俗
- 希望加强胸式喂养技术的知识

领域 2 · 分类 1 · 诊断编码 00333
母乳产量不足

批准 2023 · 证据等级 3.1
MeSH: 哺乳（M0012156），人乳汁（M0013891）

概念焦点：营养	年龄下限：—
背景/症状焦点：哺乳	年龄上限：—
护理对象：个体	临床过程：—
判断：不足的	诊断状态：问题导向型
解剖部位：—	情境限制：—

> **定义**：泌乳不足，无法完全满足婴儿出生 6 个月内的营养需求。

定义性特征
父　母
- 尽管有足够的刺激，但没有乳腺管充血
- 充分刺激乳头后仍无乳汁分泌
- 泌乳延迟
- 挤出的母乳量少于规定容量

婴　儿
- 便秘
- 胸式喂养时对着乳房哭闹
- 出生后第 5 天粪便尚未变黄
- 24h 内喂食超过 12 次
- 胸式喂养后不久经常哭闹
- 与同年龄同性别相比体重增长不足
- 胸式喂养延长
- 吸吮过快
- 吸吮过浅
- 吸吮不停
- 非持续性吸吮
- 早产婴儿尿量 < 1mL/(kg·h)
- 足月婴儿的尿量 < 2mL/(kg·h)
- 尿比重 > 1.030

相关因素
父母因素
- 饮酒
- 延迟开始胸式喂养
- 复杂治疗方案的管理困难
- 过早引入配方奶
- 压力过多
- 支持母乳生产的行为不足
- 工作场所胸式喂养的机会不足
- 胸式喂养自我效能不足
- 液体摄入不足
- 必需营养素的知识不足
- 对早期开始胸式喂养重要性的知识不足
- 社会支持不足
- 维生素摄入不足
- 超重自我管理无效
- 营养不良

领域 2. 营养

- 胸式喂养技术咨询不足
- 家庭支持不足

- 提供的吸吮机会不足
- 烟草使用

婴儿因素
- 吸吮时间不足
- 婴儿吸吮 - 吞咽反应无效
- 衔接无效

- 吸吮反射无效
- 拒绝胸式喂养
- 拒绝衔接乳头

高危人群
父 母
- 处于经济弱势的个体
- 炎症介导的乳腺脂蛋白脂肪酶抑制的个体
- 妊娠高血压的个体
- 新生儿重症监护室中依赖泵的婴儿
- 早产的个体
- 工作环境不灵活的个体
- 与同年龄同性别相比体重超重的个体
- 在胸式喂养期间怀孕的个体

- 与同年龄同性别相比孕前超重的个体
- 血清睾酮水平较高的个体
- 有乳房手术史的个体
- 有胸式喂养失败史的个体
- 文化程度低的个体
- 初产妇
- 服用雌激素的变性女子
- 年轻人

婴 儿
- 住院的婴儿

- 早产的婴儿

相关条件
一般情况
- 药物制剂

父 母
- 酗酒
- 剖宫产
- 糖尿病

- 多产妇
- 多囊卵巢综合征
- 甲状腺功能障碍

婴 儿
- 口咽畸形

- 口咽发育异常

领域 2 · 分类 1 · 诊断编码 00334

有母乳产量不足的危险

批准 2023 · 证据等级 3.1
MeSH: 哺乳（M0012156），人乳汁（M0013891）

概念焦点：营养	年龄下限：—
背景/症状焦点：哺乳	年龄上限：—
护理对象：个体	临床过程：—
判断：不足的	诊断状态：恶化的潜在性
解剖部位：—	情境限制：—

> **定义**：容易出现母乳分泌不足而无法完全满足出生 6 个月内婴儿的营养需求。

危险因素
父母因素
- 饮酒
- 延迟开始胸式喂养
- 复杂治疗方案的管理困难
- 过早引入配方奶
- 压力过多
- 支持母乳生产的行为不足
- 工作场所胸式喂养的机会不足
- 胸式喂养自我效能不足
- 胸式喂养技术咨询不足
- 家庭支持不足
- 液体摄入不足
- 必需营养素的知识不足
- 对早期开始胸式喂养重要性的知识不足
- 社会支持不足
- 维生素摄入不足
- 超重自我管理无效
- 营养不良
- 提供的吸吮机会不足
- 烟草使用

婴儿因素
- 吸吮时间不足
- 婴儿吸吮－吞咽反应无效
- 衔接无效
- 吸吮反射无效
- 拒绝胸式喂养
- 拒绝衔接乳头

高危人群
父 母
- 处于经济弱势的个体
- 炎症介导的乳腺脂蛋白脂肪酶抑制的个体
- 新生儿重症监护室中依赖泵的婴儿
- 早产的个体
- 与同年龄同性别相比体重超重的个体
- 在胸式喂养期间怀孕的个体
- 与同年龄同性别相比孕前超重的个体

- 工作环境不灵活的个体
- 文化程度低的个体
- 初产妇
- 血清睾酮水平较高的个体
- 有乳房手术史的个体
- 有胸式喂养失败史的个体
- 服用雌激素的变性女子
- 年轻人

婴　儿
- 住院的婴儿
- 早产的婴儿

相关条件
一般情况
- 药物制剂

父　母
- 酗酒
- 剖宫产
- 糖尿病
- 多产妇
- 多囊卵巢综合征
- 妊娠高血压
- 甲状腺功能障碍

婴　儿
- 口咽畸形
- 口咽发育异常

领域 2 · 分类 1 · 诊断编码 00271

婴儿喂养动力无效

批准 2016 · 修订 2023 · 证据等级 2.1
MeSH: 喂养行为（M0008287）

概念焦点：行为	年龄下限：1 天
背景/症状焦点：饮食模式	年龄上限：365 天
护理对象：个体	临床过程：—
判断：无效的	诊断状态：问题导向型
解剖部位：—	情境限制：—

定义：父母喂养行为改变导致 1 岁以内的儿童进食模式过度或不足。

定义性特征
- 拒绝食物
- 食欲不足
- 向固体食物过渡不当
- 饮食过量
- 进食过少

相关因素
- 虐待的人际关系
- 依恋问题
- 脱离抚养
- 对儿童建立健康进食习惯的信心不足
- 对儿童茁壮成长的信心不足
- 每个发育阶段合理喂养婴儿方法的知识不足
- 婴儿发育阶段的知识不足
- 父母对婴儿喂养责任的知识不足
- 媒体对喂养婴儿高热量非健康食品的影响
- 媒体对高热量非健康食品知识的影响
- 多名照顾者
- 未参与抚养

高危人群
- 被遗弃的婴儿
- 经济困难家庭出生的婴儿
- 经历无家可归的婴儿
- 经历长期住院的婴儿
- 生活在寄养家庭的婴儿
- 低胎龄婴儿
- 有新生儿重症监护病房住院史的婴儿
- 有非安全进食史和喂养经历的婴儿
- 早产的婴儿

相关条件
- 染色体疾病
- 唇裂
- 先天遗传病
- 长期接受肠内营养的婴儿

领域 2. 营养

- 腭裂
- 先天性心脏病
- 进食带来的躯体挑战
- 喂养带来的躯体挑战
- 父母的生理健康问题
- 神经管缺陷
- 父母精神障碍
- 父母的心理健康问题
- 感觉整合功能障碍

领域 2·分类 1·诊断编码 00270

儿童进食动力无效

批准 2016·修订 2023·证据等级 2.1
MeSH：喂养行为（M0008287）

概念焦点：行为	年龄下限：1 岁
背景 / 症状焦点：饮食模式	年龄上限：9 岁
护理对象：个体	临床过程：—
判断：无效的	诊断状态：问题导向型
解剖部位：—	情境限制：—

> **定义**：变化的态度、行为及对儿童进食模式的影响，可损害 1~10 岁个体的营养健康。

定义性特征

- 避免参与按时进餐
- 餐间饥饿感明显
- 高加工食品饮食
- 拒绝食物
- 经常吃零食
- 经常吃快餐
- 经常吃劣质食品
- 饮食过量
- 进食过少

相关因素

饮食习惯

- 进食模式异常
- 缺乏规律的进餐时间
- 贿赂儿童吃饭
- 短期内进食大量食物
- 隔离进食
- 父母过度控制儿童的进食体验
- 父母过度控制家庭的用餐时间
- 强迫儿童进食
- 饮食习惯不当
- 限制儿童进食
- 奖励儿童进食
- 紧张的进餐时间
- 无法预知的进餐方式
- 餐间无计划的吃零食

家庭运作

- 虐待的人际关系
- 焦虑的亲子关系
- 脱离抚养
- 敌对的亲子关系
- 不安全的亲子关系
- 侵入性抚养行为
- 紧张的亲子关系
- 未参与抚养

领域 2. 营养

父 母
- 无法区分父母和儿童之间的进食责任
- 无法支持健康的进食模式
- 食欲不足
- 对儿童建立健康进食习惯的信心不足

- 无法区分父母和儿童之间的喂养责任
- 对儿童茁壮成长的信心不足
- 应对策略的使用无效
- 物质滥用

环境因素
- 媒体对进食高热量非健康食品行为的影响

- 媒体对高热量非健康食品知识的影响

高危人群
- 经济困难家庭出生的儿童
- 经历无家可归的儿童
- 经历生活转型的儿童

- 生活在寄养家庭的儿童
- 父母肥胖的儿童

相关条件
- 抑郁障碍
- 父母精神障碍
- 进食带来的躯体挑战

- 喂养带来的躯体挑战
- 父母的生理健康问题
- 父母的心理健康问题

领域 2·分类 1·诊断编码 00269

青少年进食动力无效

批准 2016·修订 2023·证据等级 2.1
MeSH: 喂养行为（M0008287）

概念焦点：行为	年龄下限：10 岁
背景/症状焦点：饮食模式	年龄上限：19 岁
护理对象：个体	临床过程：
判断：无效的	诊断状态：问题导向型
解剖部位：—	情境限制：—

> **定义**：进食态度和行为改变，导致进食模式过度或不足，可损害 11~19 岁个体的营养健康。

定义性特征
- 避免参与按时进餐
- 餐间饥饿感明显
- 抑郁症状
- 高加工食品饮食
- 拒绝食物
- 经常吃零食
- 经常吃快餐
- 经常吃劣质食品
- 食欲不足
- 饮食过量
- 转向低营养食品
- 转向低成本食品
- 转向非易腐食品
- 进食过少

相关因素
- 家庭关系改变
- 焦虑
- 进入青春期后自尊改变
- 进食障碍
- 隔离进食
- 过度控制家庭进餐时间
- 压力过多
- 粮食不安全
- 饮食习惯不当
- 不适当的同伴压力
- 侵入性抚养行为
- 进餐时间不规律
- 媒体对进食高热量非健康食品行为的影响
- 媒体对高热量非健康食品知识的影响
- 父母对进食行为的负面影响
- 心理忽视
- 紧张的进餐时间
- 未解决的虐待

高危人群
- 经历经济形势不稳定的个体
- 经历青春期的个体
- 气候变化影响粮食供应地区的个体
- LGBTQ（性少数群体）的个体

相关条件
- 抑郁障碍
- 父母精神障碍
- 进食带来的躯体挑战
- 喂养带来的躯体挑战
- 父母的生理健康问题
- 父母的心理健康问题

领域 2. 营养

领域 2 · 分类 1 · 诊断编码 00103

吞咽受损

批准 1986 · 修订 1998, 2017, 2020, 2023 · 证据等级 3.2
MeSH：吞咽（M0005755）

概念焦点：胃肠功能
背景 / 症状焦点：吞咽
护理对象：个体
判断：受损的
解剖部位：胃肠系统

年龄下限：—
年龄上限：—
临床过程：—
诊断状态：问题导向型
情境限制：—

定义：物质从口腔进入胃部的过程减弱或受损。

定义性特征
第一阶段：口腔
- 学习吞咽的异常口腔期
- 磨牙症
- 吞咽前窒息
- 饮冷水时窒息
- 吞咽前咳嗽
- 食物从口中掉出
- 食物从口中挤出
- 吞咽前作呕
- 清理口腔的能力受损
- 在延长的用餐时间内摄入不足
- 口唇闭合不足
- 咀嚼不足
- 30 秒内出现两次湿性声音嘶哑
- 哺乳吸吮无效
- 吸吮无效
- 鼻腔反流
- 零碎吞咽
- 颊部团状物
- 食团过早进入食管
- 形成食团延长
- 流涎
- 舌头在形成食团的活动中无效

第二阶段：咽部
- 学习吞咽的异常咽期
- 头部位置改变
- 窒息
- 咳嗽
- 吞咽延迟
- 不明原因的发热
- 拒绝食物
- 窒息感
- 咯咯音质
- 咽上升不足
- 肺部感染复发
- 反复吞咽

第三阶段：食管
- 学习吞咽的异常食管期
- 酸性呼气
- 呕血
- 头部过度仰伸

- 上腹痛
- 感到"堵塞感"
- 胃灼热
- 反流
- 无法解释的进食期间烦躁
- 夜间唤醒
- 夜间咳嗽
- 吞咽疼痛
- 容量限制
- 呕吐

相关因素
- 喂养行为问题
- 注意力下降
- 蛋白质－能量营养不良
- 自残行为

高危人群
- 有肠内营养史的个体
- 老年人
- 早产的婴儿

相关条件
- 获得性解剖缺陷
- 脑损伤
- 脑瘫
- 先天性心脏病
- 脑神经受累
- 发育障碍
- 食管失弛缓症
- 胃食管反流
- 喉部疾病
- 机械性梗阻
- 肌张力减退
- 鼻部缺损
- 鼻咽腔缺损
- 神经系统问题
- 神经肌肉疾病
- 口咽发育异常
- 药物制剂
- 插管时间延长
- 呼吸障碍
- 气管缺陷
- 创伤
- 上呼吸道畸形
- 声带功能障碍

领域 2·分类 2·该分类目前无诊断

领域 2·分类 3·该分类目前无诊断

领域 2 · 分类 4 · 诊断编码 00194

新生儿高胆红素血症

批准 2008 · 修订 2010, 2017, 2023 · 证据等级 2.1
MeSH: 新生儿高胆红素血症（M0480985）

概念焦点：胃肠功能	年龄下限：1 天
背景/症状焦点：肝功能	年龄上限：10 天
护理对象：个体	临床过程：—
判断：过度的	诊断状态：问题导向型
解剖部位：—	情境限制：—

> **定义**：出生后第 1 周，循环中非结合胆红素的累积超过年龄百分位数的第 95 位。

定义性特征
- 肝功能检测结果异常
- 皮肤瘀紫
- 黏膜发黄
- 巩膜发黄
- 皮肤呈橘黄色

相关因素
- 液体摄入不足
- 体液容量不足
- 胎便排出不足
- 父母的喂养行为不当
- 营养不良的婴儿

高危人群
- 东亚新生儿
- 居住在高海拔地区的个体
- ≤ 7 天的个体
- 低出生体重的婴儿
- 美洲土著新生儿
- 正在胸式喂养的新生儿
- 亲生父母患有妊娠糖尿病的新生儿
- 血型与亲生父母血型不符的新生儿
- 兄弟姐妹有黄疸史的新生儿
- 分娩过程中瘀青明显的新生儿
- 传统的阿米什社区新生儿
- 早产的新生儿

相关条件
- 细菌感染
- 酶缺乏症
- 基因多态性
- 代谢受损
- 内出血
- 肝功能不全
- 产前感染
- 脓毒症
- 病毒感染

编辑认为该标签没有具体的判断术语。下一版将予以考虑。

领域 2·分类 4·诊断编码 00230
有新生儿高胆红素血症的危险

批准 2010·修订 2013, 2017, 2023·证据等级 2.1
MeSH: 新生儿高胆红素血症（M0480985）

概念焦点：胃肠功能	年龄下限：1 天
背景/症状焦点：肝功能	年龄上限：10 天
护理对象：个体	临床过程：—
判断：过度的	诊断状态：恶化的潜在性
解剖部位：—	情境限制：—

> **定义**：出生后第 1 周，容易出现循环中非结合胆红素累积，超过年龄百分位数的第 95 位。

危险因素
- 液体摄入不足
- 体液容量不足
- 胎便排出不足
- 父母的喂养行为不当
- 营养不良的婴儿

高危人群
- 东亚新生儿
- 居住在高海拔地区的个体
- ≤ 7 天的个体
- 低出生体重的婴儿
- 美洲土著新生儿
- 正在胸式喂养的新生儿
- 亲生父母患有妊娠糖尿病的新生儿
- 血型与亲生父母血型不符的新生儿
- 兄弟姐妹有黄疸史的新生儿
- 分娩过程中瘀青明显的新生儿
- 传统的阿米什社会新生儿
- 早产的新生儿

相关条件
- 细菌感染
- 酶缺乏症
- 基因多态性
- 代谢受损
- 内出血
- 肝功能不全
- 产前感染
- 脓毒症
- 病毒感染

编辑认为该标签没有具体的判断术语。下一版将予以考虑。

领域 2 · 分类 5 · 诊断编码 00491
有水电解质平衡受损的危险

批准 2023 · 证据等级 2.1
MeSH：水电解质平衡（M0022900）

概念焦点：水合作用	年龄下限：—
背景 / 症状焦点：电解质平衡	年龄上限：—
护理对象：个体	临床过程：—
判断：受损的	诊断状态：恶化的潜在性
解剖部位：—	情境限制：—

> **定义**：容易出现血清电解质水平改变。

危险因素
- 腹泻
- 液体摄入过多
- 解决可改变因素的行动不足
- 液体摄入不足
- 可调节因素的知识不足
- 呕吐

高危人群
- 竞技运动员
- 极端年龄的个体

相关条件
- 调节机制受损
- 内分泌调节功能障碍
- 外科手术持续时间延长
- 肾功能障碍
- 治疗方案

领域 2·分类 5·诊断编码 00492
有体液容量平衡受损的危险

批准 2023·证据等级 2.1
MeSH：细胞外液（M0008059），细胞内液（M0011588）

概念焦点：水合作用	年龄下限：—
背景／症状焦点：体液容量	年龄上限：—
护理对象：个体	临床过程：—
判断：受损的	诊断状态：恶化的潜在性
解剖部位：—	情境限制：—

> **定义**：容易出现细胞内和（或）细胞外液体（不包括血液）之间的快速转换。

危险因素
- 输液困难
- 液体摄入过多
- 钠摄入过多
- 液体摄入不足
- 液体需求的知识不足
- 肌肉质量不足
- 用药自我管理无效
- 营养不良

高危人群
- 顺性别女子
- 极端年龄的个体
- 极端体重的个体
- 外部条件影响液体需求的个体
- 内部条件影响液体需求的个体
- 行动不便的个体

相关条件
- 活动性液体流失
- 影响液体吸收的偏差
- 影响液体排出的偏差
- 影响液体摄入的偏差
- 影响血管通透性的偏差
- 体液通过正常途径丧失过多
- 体液通过非正常途径丧失
- 药物制剂
- 治疗方案

领域 2 · 分类 5 · 诊断编码 00026
体液容量过多

批准 1982 · 修订 1996, 2013, 2017, 2020, 2023 · 证据等级 2.1
MeSH: 细胞外液（M0008059），细胞内液（M0011588）

概念焦点：水合作用	年龄下限：—
背景/症状焦点：体液容量	年龄上限：—
护理对象：个体	临床过程：—
判断：过度的	诊断状态：问题导向型
解剖部位：—	情境限制：—

> **定义**：细胞内和（或）细胞外液体（不包括血液）潴留过多。

定义性特征
- 偶然性呼吸音
- 血压改变
- 心理状态改变
- 肺动脉压改变
- 呼吸模式改变
- 尿比重改变
- 焦虑
- 氮质血症
- 血细胞比容水平下降
- 血红蛋白水平下降
- 水肿
- 肝大
- 中心静脉压上升
- 入量多于出量
- 颈静脉扩张
- 少尿
- 胸腔积液
- 肝颈反射阳性
- 出现第三心音
- 精神运动性焦虑不安
- 肺充血
- 短期内体重增加

相关因素
- 液体摄入过多
- 钠摄入过多
- 液体需求的知识不足
- 用药自我管理无效

高危人群
- 无法排出足够液体的透析个体
- 文化程度低的个体

相关条件
- 慢性肾病
- 影响液体排出的偏差
- 血液透析
- 药物制剂

领域 2・分类 5・诊断编码 00370

有体液容量过多的危险

批准 2023・证据等级 2.1
MeSH: 细胞外液（M0008059），细胞内液（M0011588）

概念焦点：水合作用	年龄下限：—
背景/症状焦点：体液容量	年龄上限：—
护理对象：个体	临床过程：—
判断：过度的	诊断状态：恶化的潜在性
解剖部位：—	情境限制：—

定义：容易出现细胞内和（或）细胞外液体（不包括血液）潴留过多。

危险因素
- 液体摄入过多
- 钠摄入过多
- 液体需求的知识不足
- 用药自我管理无效

高危人群
- 无法排出足够液体的透析个体
- 文化程度低的个体

相关条件
- 慢性肾病
- 影响液体排出的偏差
- 血液透析
- 药物制剂

领域 2 · 分类 5 · 诊断编码 00421

体液容量不足

批准 2023 · 证据等级 2.1
MeSH: 细胞外液（M0008059），细胞内液（M0011588）

概念焦点：水合作用	年龄下限：—
背景/症状焦点：体液容量	年龄上限：—
护理对象：个体	临床过程：—
判断：不足的	诊断状态：问题导向型
解剖部位：—	情境限制：—

> **定义**：细胞内和（或）细胞外液体（不包括血液）减少。

定义性特征
- 心理状态改变
- 皮肤肿胀改变
- 血压下降
- 脉压下降
- 脉搏容积下降
- 舌肿胀减轻
- 排尿减少
- 静脉充盈减少
- 黏膜干燥
- 皮肤干燥
- 体温上升
- 心率增加
- 血细胞比容水平上升
- 尿浓缩增加
- 体重突然下降
- 眼窝凹陷
- 口渴
- 虚弱

相关因素
- 输液困难
- 躯体移动受损
- 液体摄入不足
- 液体需求的知识不足
- 肌肉质量不足
- 用药自我管理无效
- 营养不良

高危人群
- 顺性别女子
- 极端体重的个体
- 外部条件影响液体需求的个体
- 内部条件影响液体需求的个体
- 老年人

相关条件
- 活动性液体流失
- 影响液体吸收的偏差
- 影响液体排出的偏差
- 影响液体摄入的偏差
- 体液通过正常途径丧失过多
- 广泛的外科手术
- 体液通过非正常途径丧失
- 药物制剂
- 外科手术持续时间延长
- 治疗方案

领域 2·分类 5·诊断编码 00420
有体液容量不足的危险

批准 2023·证据等级 2.1
MeSH：细胞外液（M0008059），细胞内液（M0011588）

概念焦点：水合作用	年龄下限：—
背景/症状焦点：体液容量	年龄上限：—
护理对象：个体	临床过程：—
判断：不足的	诊断状态：恶化的潜在性
解剖部位：—	情境限制：—

> **定义**：容易出现细胞内和（或）细胞外液体（不包括血液）减少。

危险因素
- 输液困难
- 躯体移动受损
- 液体摄入不足
- 液体需求的知识不足
- 肌肉质量不足
- 用药自我管理无效
- 营养不良

高危人群
- 顺性别女子
- 极端体重的个体
- 外部条件影响液体需求的个体
- 内部条件影响液体需求的个体
- 老年人

相关条件
- 活动性液体流失
- 影响液体吸收的偏差
- 影响液体排出的偏差
- 影响液体摄入的偏差
- 体液通过正常途径丧失过多
- 广泛的外科手术
- 体液通过非正常途径丧失
- 药物制剂
- 外科手术持续时间延长
- 治疗方案

第 4 部分　NANDA - I 护理诊断

领域 3. 排泄与交换

从机体分泌和排出代谢废物。

分类 1.	排尿功能 分泌、再吸收和排出尿液的过程	
编码	诊断	页码
00016	排尿受损	233
00322	有尿潴留的危险	234
00297	残疾相关性尿失禁	235
00310	混合性尿失禁	236
00017	压力性尿失禁	237
00019	急迫性尿失禁	238
00022	有急迫性尿失禁的危险	239

分类 2.	胃肠功能 吸收和排泄终末消化产物的过程	
编码	诊断	页码
00423	胃肠动力受损	240
00422	有胃肠动力受损的危险	241
00344	肠道排泄受损	242
00346	有肠道排泄受损的危险	244
00235	慢性功能性便秘	245
00236	有慢性功能性便秘的危险	247
00424	排便控制受损	249
00345	有排便控制受损的危险	250

分类 3.	皮肤功能 通过皮肤分泌和排泄的过程	
编码	诊断	页码
	该分类目前无诊断	251

分类 4.	呼吸功能 气体交换和排出终末代谢产物的过程	
编码	诊断	页码
00030	气体交换受损	251

NANDA-I 护理诊断：定义与分类（2024—2026），原著第 13 版
希瑟·赫德曼（T.Heather Herdman）、上原重美（Shigemi Kamitsuru）和卡米拉·塔卡奥·洛佩斯（Camila Takáo Lopes）主编

© 2024 NANDA-I，2024，蒂姆医学出版有限公司，纽约
配套网站：www.thieme.com/nanda-i

领域 3·分类 1·诊断编码 00016
排尿受损

批准 1973·修订 2006, 2017, 2020, 2023·证据等级 3.1
MeSH：肾脏排泄（M0590321）

概念焦点：排尿功能	年龄下限：—
背景/症状焦点：排泄	年龄上限：—
护理对象：个体	临床过程：—
判断：受损的	诊断状态：问题导向型
解剖部位：泌尿生殖系统	情境限制：—

定义：无法通过尿道有效排出膀胱中储存的液体和废物。

定义性特征
- 排尿困难
- 尿频增加
- 夜尿
- 排尿踌躇
- 尿失禁
- 尿潴留
- 尿急

相关因素
- 饮酒
- 使用咖啡因
- 粪便嵌塞
- 如厕姿势不当
- 隐私不足
- 超重自我管理无效
- 如厕习惯无效
- 非自主括约肌松弛
- 盆腔器官脱垂
- 烟草使用
- 未解决的环境制约因素
- 使用阿斯巴甜
- 膀胱肌无力
- 骨盆底肌无力

高危人群
- 顺性别女子
- 老年人
- 产褥期的个体

相关条件
- 解剖性梗阻
- 良性前列腺增生
- 糖尿病
- 神经系统疾病
- 药物制剂
- 感官运动受损
- 尿道感染
- 尿路梗阻

领域 3·分类 1·诊断编码 00322
有尿潴留的危险

批准 2020·修订 2023·证据等级 3.1
MeSH: 尿潴留（M0024540）

概念焦点：排尿功能	年龄下限：—
背景/症状焦点：排泄	年龄上限：—
护理对象：个体	临床过程：—
判断：无效的	诊断状态：恶化的潜在性
解剖部位：—	情境限制：—

> **定义**：容易出现膀胱排空不完全。

危险因素
- 粪便嵌塞
- 如厕姿势不当
- 隐私不足
- 盆底肌放松不足
- 未解决的环境制约因素
- 骨盆底肌无力

高危人群
- 产褥期的个体

相关条件
- 糖尿病
- 神经系统疾病
- 盆底疾病
- 药物制剂
- 前列腺疾病
- 尿路梗阻

领域 3·分类 1·诊断编码 00297

残疾相关性尿失禁

批准 2020·修订 2023·证据等级 2.3
MeSH：尿失禁（M0022370）

概念焦点：排尿功能	年龄下限：—
背景/症状焦点：排尿控制	年龄上限：—
护理对象：个体	临床过程：—
判断：受损的	诊断状态：问题导向型
解剖部位：泌尿生殖系统	情境限制：—

定义：由于身体或认知状况，在感觉到尿意后无法前往卫生间，以避免无意尿液流出。

定义性特征
- 避免他人识别尿失禁的适应性行为
- 有便意后如厕困难
- 离家前绘制公共卫生间的路线图
- 使用防止排尿的技术
- 如厕前排尿

相关因素
- 避免使用不卫生的洗手间
- 照顾者实施膀胱训练的技术不当
- 混乱
- 找洗手间困难
- 在洗手间获得及时帮助困难
- 在社交场合如厕尴尬
- 习惯性抑制排尿冲动
- 躯体移动受损
- 姿势平衡受损
- 维持控制的动机不足
- 液体摄入量增加
- 未解决的环境制约因素
- 骨盆底肌无力

高危人群
- 儿童
- 需要行走辅助设备的个体
- 老年人

相关条件
- 心脏病
- 协作受损
- 手部灵活性受损
- 智力残疾
- 神经认知障碍
- 神经肌肉疾病
- 骨关节疾病
- 药物制剂
- 心理障碍
- 视力障碍

编辑认为该标签没有具体的判断术语。下一版将予以考虑。

领域 3 · 分类 1 · 诊断编码 00310

混合性尿失禁

批准 2020 · 修订 2023 · 证据等级 2.3
MeSH：尿失禁（M0022370）

概念焦点：排尿功能	年龄下限：—
背景/症状焦点：排尿控制	年龄上限：—
护理对象：个体	临床过程：—
判断：受损的	诊断状态：问题导向型
解剖部位：—	情境限制：—

> **定义**：不自主的尿液流出，伴有强烈或急迫性排尿感，并在腹压增加的活动下发生。

定义性特征
- 膀胱排空不全
- 夜尿
- 尿急
- 咳嗽时漏尿
- 大笑时漏尿
- 体力消耗时漏尿
- 打喷嚏时漏尿

相关因素
- 超重自我管理无效
- 骨骼肌萎缩
- 烟草使用
- 骨盆底肌无力

高危人群
- 经历更年期的个体
- 经阴道分娩的个体
- 患有一种尿失禁类型的个体
- 多产妇
- 老年人

相关条件
- 慢性咳嗽
- 糖尿病
- 雌激素缺乏
- 运动障碍
- 长期尿失禁
- 前列腺疾病
- 针对压力性尿失禁的手术
- 尿道括约肌损伤

编辑认为该标签没有具体的判断术语。下一版将予以考虑。

领域 3·分类 1·诊断编码 00017

压力性尿失禁

批准 1986·修订 2006, 2017, 2020, 2023·证据等级 2.3
MeSH: 压力性尿失禁（M0022371）

概念焦点：排尿功能	年龄下限：—
背景/症状焦点：排尿控制	年龄上限：—
护理对象：个体	临床过程：—
判断：受损的	诊断状态：问题导向型
解剖部位：—	情境限制：—

定义：在增加腹压活动的情况下出现不自主的尿液流出，与尿急无关。

定义性特征
- 无逼尿肌收缩时漏尿
- 无膀胱过度扩张时漏尿
- 咳嗽时漏尿
- 大笑时漏尿
- 体力消耗时漏尿
- 打喷嚏时漏尿

相关因素
- 超重自我管理无效
- 骨盆底肌无力

高危人群
- 经历更年期的个体
- 经阴道分娩的个体
- 进行高强度躯体锻炼的个体
- 多产妇
- 孕妇

相关条件
- 盆底肌退行性改变
- 尿道括约肌功能不全
- 神经系统疾病
- 盆底疾病
- 前列腺疾病
- 尿道括约肌损伤

编辑认为该标签没有具体的判断术语。下一版将予以考虑。

领域 3·分类 1·诊断编码 00019

急迫性尿失禁

批准 1986·修订 2006, 2017, 2020, 2023·证据等级 2.3
MeSH: 急迫性尿失禁（M0461242）

概念焦点：排尿功能	年龄下限：4 岁
背景/症状焦点：排尿控制	年龄上限：—
护理对象：个体	临床过程：—
判断：受损的	诊断状态：问题导向型
解剖部位：—	情境限制：—

定义：不自主的尿液流出，伴有突然而强烈的排尿欲望。

定义性特征
- 膀胱容量下降
- 伴有触发刺激的急迫感
- 尿频增加
- 两次尿量不同的非自主排尿，伴有急迫感
- 夜尿
- 如厕前漏尿
- 膀胱收缩时漏尿
- 漏尿伴膀胱痉挛

相关因素
- 饮酒
- 焦虑
- 使用咖啡因
- 饮用碳酸饮料
- 粪便嵌塞
- 超重自我管理无效
- 如厕习惯无效
- 非自主括约肌松弛
- 骨盆底肌无力

高危人群
- 顺性别女子
- 经历更年期的个体
- 暴露于虐待的个体
- 童年期有尿急史的个体
- 老年人

相关条件
- 萎缩性阴道炎
- 膀胱出口梗阻
- 抑郁障碍
- 糖尿病
- 神经系统疾病
- 神经系统创伤
- 盆底疾病
- 药物制剂
- 前列腺疾病
- 治疗方案
- 泌尿系统疾病

编辑认为该标签没有具体的判断术语。下一版将予以考虑。

领域 3·分类 1·诊断编码 00022
有急迫性尿失禁的危险

批准 1998·修订 2008, 2013, 2017, 2020, 2023·证据等级 2.2
MeSH：急迫性尿失禁（M0461242）

概念焦点：排尿功能	年龄下限：4 岁
背景／症状焦点：排尿控制	年龄上限：—
护理对象：个体	临床过程：—
判断：受损的	诊断状态：恶化的潜在性
解剖部位：—	情境限制：—

定义：容易出现不自主的尿液流出，伴有突然而强烈的排尿欲望。

危险因素
- 饮酒
- 焦虑
- 使用咖啡因
- 饮用碳酸饮料
- 粪便嵌塞
- 超重自我管理无效
- 如厕习惯无效
- 非自主括约肌松弛
- 骨盆底肌无力

高危人群
- 顺性别女子
- 经历更年期的个体
- 暴露于虐待的个体
- 童年期有尿急史的个体
- 老年人

相关条件
- 萎缩性阴道炎
- 膀胱出口梗阻
- 抑郁障碍
- 糖尿病
- 神经系统疾病
- 神经系统创伤
- 盆底疾病
- 药物制剂
- 前列腺疾病
- 治疗方案
- 泌尿系统疾病

编辑认为该标签没有具体的判断术语。下一版将予以考虑。

领域 3 · 分类 2 · 诊断编码 00423

胃肠动力受损

批准 2023 · 证据等级 2.1
MeSH: 胃肠动力（M0009036）

概念焦点：胃肠功能	年龄下限：—
背景/症状焦点：蠕动	年龄上限：—
护理对象：个体	临床过程：—
判断：受损的	诊断状态：问题导向型
解剖部位：—	情境限制：—

> **定义**：消化道活动增加、减少、无效或缺乏。

定义性特征
- 腹部绞痛
- 腹痛
- 无肠胃胀气
- 胃排空加速
- 肠鸣音改变
- 残胃胆汁反流
- 腹泻
- 排便困难
- 腹胀
- 坚硬成形的粪便
- 胃残留增加
- 恶心
- 反流
- 呕吐

相关因素
- 水源改变
- 焦虑
- 进食模式改变
- 压力过多
- 暴露于被污染的材料
- 躯体移动受损
- 营养不良
- 久坐行为
- 食物准备不卫生

高危人群
- 老年人
- 早产的婴儿

相关条件
- 胃肠循环减少
- 糖尿病
- 肠内营养
- 食物不耐受
- 胃食管反流
- 感染
- 药物制剂
- 治疗方案

领域 3·分类 2·诊断编码 00422
有胃肠动力受损的危险

批准 2023·证据等级 2.1
MeSH：胃肠动力（M0009036）

概念焦点：胃肠功能	年龄下限：—
背景/症状焦点：蠕动	年龄上限：—
护理对象：个体	临床过程：—
判断：受损的	诊断状态：恶化的潜在性
解剖部位：—	情境限制：—

定义：容易出现消化道活动增加、减少、无效或缺乏。

危险因素
- 水源改变
- 焦虑
- 进食模式改变
- 压力过多
- 暴露于被污染的材料
- 躯体移动受损
- 营养不良
- 久坐行为
- 食物准备不卫生

高危人群
- 老年人
- 早产的婴儿

相关条件
- 胃肠循环减少
- 糖尿病
- 肠内营养
- 食物不耐受
- 胃食管反流
- 感染
- 药物制剂
- 治疗方案

领域 3·分类 2·诊断编码 00344
肠道排泄受损

批准 2023·证据等级 2.1
MeSH：肠道排泄（M0593291）

概念焦点：胃肠功能
背景/症状焦点：排泄
护理对象：个体
判断：受损的
解剖部位：胃肠系统

年龄下限：—
年龄上限：—
临床过程：—
诊断状态：问题导向型
情境限制：—

定义：直肠或造口排便的正常过程发生变化。

定义性特征
- 腹部绞痛
- 腹痛
- 便秘
- 腹泻
- 标准化诊断标准中的症状证据
- 便急
- 肠鸣音亢进
- 需要人工操作以促进排便
- 肛门直肠梗阻感
- 排便不尽感
- 排便费力

相关因素
- 日常作息改变
- 焦虑
- 日均活动量低于同年龄同性别的活动推荐量
- 交流的阻碍
- 早期配方奶喂养
- 压力过多
- 暴露于毒性物质
- 习惯性抑制排便冲动
- 躯体移动受损
- 姿势平衡受损
- 安全饮水的可及性不足
- 安全食物的可及性不足
- 纤维摄入不足
- 液体摄入不足
- 轮状病毒疫苗的知识不足
- 食品储存卫生的知识不足
- 卫生食品制备的知识不足
- 个人卫生措施不足
- 隐私不足
- 滥用泻药
- 营养不良
- 物质滥用

高危人群
- 顺性别女子
- 经常出差者
- 老年护理机构中的个体
- 术后早期的个体

- 住院的个体
- 极端年龄的个体

- 孕妇

相关条件
- 危重疾病
- 发育障碍
- 肠内营养
- 免疫抑制

- 神经认知障碍
- 药物制剂
- 治疗方案

领域 3·分类 2·诊断编码 00346
有肠道排泄受损的危险

批准 2023·证据等级 3.1
MeSH: 肠道排泄（M0593291）

概念焦点：胃肠功能	年龄下限：—
背景/症状焦点：排泄	年龄上限：—
护理对象：个体	临床过程：—
判断：受损的	诊断状态：恶化的潜在性
解剖部位：胃肠系统	情境限制：—

定义：容易出现直肠或造口排便的正常过程发生变化。

危险因素
- 日常作息改变
- 焦虑
- 日均活动量低于同年龄同性别的活动推荐量
- 交流的阻碍
- 早期配方奶喂养
- 压力过多
- 暴露于毒性物质
- 习惯性抑制排便冲动
- 躯体移动受损
- 姿势平衡受损
- 安全饮水的可及性不足
- 安全食物的可及性不足
- 纤维摄入不足
- 液体摄入不足
- 轮状病毒疫苗的知识不足
- 食品储存卫生的知识不足
- 卫生食品制备的知识不足
- 个人卫生措施不足
- 隐私不足
- 滥用泻药
- 营养不良
- 物质滥用

高危人群
- 顺性别女子
- 经常出差者
- 住院的个体
- 极端年龄的个体
- 老年护理机构中的个体
- 术后早期的个体
- 孕妇

相关条件
- 危重疾病
- 内分泌系统疾病
- 肠内营养
- 胃肠疾病
- 免疫抑制
- 神经认知障碍
- 药物制剂
- 治疗方案

领域 3·分类 2·诊断编码 00235

慢性功能性便秘

批准 2013·修订 2017, 2023·证据等级 2.2
MeSH：便秘（M0005043）

概念焦点：胃肠功能	年龄下限：—
背景/症状焦点：排泄	年龄上限：—
护理对象：个体	临床过程：慢性
判断：受损的	诊断状态：问题导向型
解剖部位：胃肠系统	情境限制：—

定义：长期存在排便次数少或排便困难。

定义性特征
一般情况
- 腹胀
- 粪便嵌塞
- 手动刺激下漏便
- 排便时疼痛
- 可触及的腹部包块
- 粪便潜血试验阳性
- 屏气用力延长

18 岁以上个体在过去 12 个月至少有 3 个月出现下述罗马Ⅳ分类系统中 ≥ 2 种症状
- 布里斯托尔粪便表格评分 1~2 分，排便超过 1/4（25%）
- > 25% 的排便呈结块状
- > 25% 的排便需要手动帮助（手动操作，盆底支持）
- > 25% 的排便有肛门直肠梗阻/堵塞感
- > 25% 的排便有未排净感
- > 25% 的排便需要用力

4~18 岁儿童符合罗马Ⅳ儿科分类系统中 ≥ 2 项标准，持续时间 > 2 个月；4 岁以下儿童 ≥ 1 个月
- 硬便
- 直肠内有大块粪便
- 反复出现可能阻塞马桶的大直径粪便
- 反复疼痛的排便
- 保持成形
- 每周排便 ≤ 2 次
- 如厕训练儿童每周大便失禁次数 ≥ 1 次

相关因素
- 食物摄入量下降
- 老年衰弱综合征 (00353)

- 膳食中脂肪含量过多
- 膳食中蛋白质含量过多
- 热量摄入不足
- 纤维摄入不足
- 液体摄入不足
- 体液容量不足

- 习惯性抑制排便冲动
- 躯体移动受损
- 可调节因素的知识不足
- 营养摄入不足
- 久坐行为

高危人群
- 老年人
- 孕妇

相关条件
- 淀粉样变性
- 肛裂
- 肛门狭窄
- 自主神经病变
- 慢性假性肠梗阻
- 慢性肾功能不全
- 结肠直肠癌
- 抑郁症状
- 皮肌炎
- 糖尿病
- 肠外肿块
- 痔疮
- 赫什斯普龙（Hirschprung）病
- 高钙血症
- 甲状腺功能减退症
- 炎症性肠病
- 缺血性狭窄
- 多发性硬化

- 强直性肌营养不良
- 神经认知障碍
- 全垂体功能减退症
- 截瘫
- 帕金森病
- 盆底疾病
- 会阴损伤
- 药物制剂
- 复方用药
- 卟啉症
- 炎症后狭窄
- 直肠炎
- 硬皮病
- 结肠传输时间缓慢
- 脊髓损伤
- 脑卒中
- 手术性狭窄

领域 3・分类 2・诊断编码 00236
有慢性功能性便秘的危险

批准 2013・修订 2017, 2023・证据等级 2.2
MeSH: 便秘（M0005043）

概念焦点：胃肠功能	年龄下限：—
背景/症状焦点：排泄	年龄上限：—
护理对象：个体	临床过程：慢性
判断：受损的	诊断状态：恶化的潜在性
解剖部位：胃肠系统	情境限制：—

定义：容易出现长期排便次数少或排便困难。

危险因素
- 食物摄入量下降
- 膳食中脂肪含量过多
- 膳食中蛋白质含量过多
- 老年衰弱综合征（00353）
- 习惯性抑制排便冲动
- 躯体移动受损
- 热量摄入不足
- 纤维摄入不足
- 液体摄入不足
- 体液容量不足
- 可调节因素的知识不足
- 营养摄入不足
- 久坐行为

高危人群
- 老年人
- 孕妇

相关条件
- 淀粉样变性
- 肛裂
- 肛门狭窄
- 自主神经病变
- 慢性假性肠梗阻
- 慢性肾功能不全
- 结肠直肠癌
- 抑郁障碍
- 皮肌炎
- 糖尿病
- 肠外肿块
- 痔疮
- 炎症性肠病
- 缺血性狭窄
- 多发性硬化
- 强直性肌营养不良
- 神经认知障碍
- 全垂体功能减退症
- 截瘫
- 帕金森病
- 盆底疾病
- 会阴损伤
- 药物制剂
- 复方用药

- 赫什斯普龙（Hirschprung）病
- 高钙血症
- 甲状腺功能减退症
- 硬皮病
- 结肠传输时间缓慢
- 脊髓损伤
- 卟啉症
- 炎症后狭窄
- 直肠炎
- 脑卒中
- 手术性狭窄

领域 3 · 分类 2 · 诊断编码 00424
排便控制受损

批准 2023 · 证据等级 3.1
MeSH: 大便失禁（M0008281）

概念焦点：胃肠功能
背景/症状焦点：排便控制
护理对象：个体
判断：受损的
解剖部位：胃肠系统

年龄下限：4 岁
年龄上限：—
临床过程：—
诊断状态：问题导向型
情境限制：—

定义：无法控制肛门括约肌，伴有不自主的排便排气。

定义性特征
- 腹部不适
- 大便着色
- 便急
- 虽然意识到直肠充盈，但排出成形便的能力受损
- 无法延迟排便
- 无法控制胃肠胀气
- 无法及时如厕
- 活动时粪便渗漏

相关因素
- 避免使用不卫生的洗手间
- 便秘
- 如厕能力下降
- 腹泻
- 找洗手间困难
- 在洗手间获得及时帮助困难
- 在社交场合如厕尴尬
- 压力过多
- 躯体移动受损
- 姿势平衡受损
- 肠道再训练不足
- 饮食习惯不当
- 未注意排便的急迫性
- 肠道排空不全
- 滥用泻药
- 肌张力减退
- 久坐行为
- 未解决的环境制约因素

高危人群
- 有阴道分娩史的个体
- 有产钳助产史的个体
- 老年人

相关条件
- 肛门损伤
- 先天性消化系统异常
- 糖尿病
- 神经认知障碍
- 神经性疾病
- 前列腺疾病
- 直肠创伤
- 脊髓损伤
- 脑卒中

领域 3 · 分类 2 · 诊断编码 00345
有排便控制受损的危险

批准 2023 · 证据等级 3.1
MeSH: 大便失禁（M0008281）

概念焦点：胃肠功能	年龄下限：—
背景/症状焦点：排便控制	年龄上限：—
护理对象：个体	临床过程：—
判断：受损的	诊断状态：恶化的潜在性
解剖部位：胃肠系统	情境限制：—

定义：容易出现无法控制肛门括约肌，伴有非自主的排便和排气。

危险因素
- 避免使用不卫生的洗手间
- 便秘
- 如厕能力下降
- 腹泻
- 找洗手间困难
- 在洗手间获得及时帮助困难
- 在社交场合如厕尴尬
- 压力过多
- 躯体移动受损
- 姿势平衡受损
- 肠道再训练不足
- 饮食习惯不当
- 未注意排便的急迫性
- 肠道排空不全
- 滥用泻药
- 肌张力减退
- 久坐行为
- 未解决的环境制约因素

高危人群
- 有阴道分娩史的个体
- 有产钳助产史的个体
- 老年人

相关条件
- 肛门损伤
- 先天性消化系统异常
- 糖尿病
- 神经认知障碍
- 神经性疾病
- 前列腺疾病
- 直肠创伤
- 脊髓损伤
- 脑卒中

领域 3 · 分类 3 · 该分类目前无诊断

领域 3 · 分类 4 · 诊断编码 00030

气体交换受损

批准 1980 · 修订 1996, 1998, 2017, 2020, 2023 · 证据等级 3.3
MeSH: 肺气体交换（M0018136）

概念焦点：呼吸功能	年龄下限：—
背景/症状焦点：氧合	年龄上限：—
护理对象：个体	临床过程：—
判断：受损的	诊断状态：问题导向型
解剖部位：心肺系统	情境限制：—

> **定义**：氧和（或）二氧化碳排出过多或不足。

定义性特征
- 动脉血 pH 值异常
- 皮肤颜色异常
- 呼吸深度改变
- 呼吸节律改变
- 呼吸过缓
- 混乱
- 二氧化碳水平下降
- 发汗
- 昏昏欲睡
- 清醒时头痛
- 高碳酸血症
- 低氧血症
- 缺氧
- 易激心境
- 鼻翼煽动
- 精神运动性焦虑不安
- 心动过速
- 呼吸急促
- 视觉障碍

相关因素
- 气道清理无效
- 呼吸模式无效
- 疼痛

高危人群
- 早产的婴儿

相关条件
- 肺泡毛细血管膜改变
- 哮喘
- 全身麻醉
- 心脏病
- 通气－灌注失衡

领域 4. 活动 / 休息

能量的产生、保存、消耗或平衡。

分类 1.	睡眠 / 休息 熟睡、安眠、轻松、放松或无活动	
编码	诊断	页码
00337	睡眠模式无效	254
00407	有睡眠模式无效的危险	256
00417	愿意改善睡眠模式	258
00323	睡眠卫生行为无效	259
00408	有睡眠卫生行为无效的危险	260

分类 2.	活动 / 锻炼 移动部分肢体（移动能力），做工作，或从事活动，常常（但不总是）对抗阻力	
编码	诊断	页码
00085	躯体移动受损	261
00324	有躯体移动受损的危险	263
00091	床上移动受损	264
00089	轮椅移动受损	265
00363	坐位能力受损	267
00364	站立能力受损	268
00367	转移能力受损	269
00365	步行能力受损	270

分类 3.	能量平衡 资源摄入与消耗的和谐动态平衡状态	
编码	诊断	页码
00298	活动耐受性降低	271
00299	有活动耐受性降低的危险	272
00477	过度疲劳负担	273
00465	手术恢复受损	275
00464	有手术恢复受损的危险	277

分类 4.	心血管 / 肺反应 支持活动 / 休息的心肺机制	
编码	诊断	页码
00311	有心血管功能受损的危险	278
00362	有血压失衡的危险	279

领域 4. 活动 / 休息

00240	有心输出量减少的危险	280
00201	有脑组织灌注无效的危险	281
00204	外周组织灌注无效	282
00228	有外周组织灌注无效的危险	283
00032	呼吸模式无效	284
00033	自主通气受损	286
00431	儿童通气戒断反应受损	287
00430	成人通气戒断反应受损	289

分类 5.	自理 能够进行照顾自身以及躯体功能活动的能力	
编码	诊断	页码
00331	自理能力下降综合征	291
00332	有自理能力下降综合征的危险	292
00442	愿意加强自理能力	293
00326	沐浴能力下降	294
00327	穿衣能力下降	295
00328	进食能力下降	296
00330	梳洗能力下降	297
00329	如厕能力下降	299
00375	口腔卫生行为无效	300
00414	有口腔卫生行为无效的危险	301

NANDA-I 护理诊断：定义与分类（2024—2026），原著第 13 版
希瑟·赫德曼（T.Heather Herdman）、上原重美（Shigemi Kamitsuru）和卡米拉·塔卡奥·洛佩斯（Camila Takáo Lopes）主编
© 2024 NANDA-I，2024，蒂姆医学出版有限公司，纽约
配套网站：www.thieme.com/nanda-i

领域 4·分类 1·诊断编码 00337

睡眠模式无效

批准 2023·证据等级 2.1
MeSH：睡眠（M0019957），睡眠质量（M000745185）

概念焦点：能量水平
背景/症状焦点：睡眠
护理对象：个体
判断：无效的
解剖部位：—

年龄下限：—
年龄上限：—
临床过程：—
诊断状态：问题导向型
情境限制：—

定义：难以体验自然的、周期性的相对意识暂停，从而对功能造成负面影响。

定义性特征

- 白天嗜睡
- 注意力下降
- 快速眼动（REM）睡眠效率下降
- 功能性精神运动能力下降
- 入睡困难
- 维持睡眠状态困难
- 对睡眠不满意
- 标准化诊断标准中的症状证据

- 疲劳
- 感觉不安
- 躯体耐受性不足
- 失眠
- 非恢复性睡眠觉醒周期
- 精神运动性焦虑不安
- 浅睡眠
- 非自主唤醒

相关因素

- 焦虑
- 日均活动量低于同年龄同性别的活动推荐量
- 睡眠 6 小时内摄入咖啡因
- 睡眠效率下降
- 抑郁症状
- 过度照顾负担
- 摄入过多加工食品
- 压力过多
- 摄入过多糖分
- 过度使用交互式电子设备
- 恐惧
- 韧性受损

- 对睡眠卫生行为重要性的知识不足
- 隐私不足
- 超重自我管理无效
- 睡眠卫生行为无效
- 造口自我管理无效
- 孤独
- 疼痛
- 久坐行为
- 在标准有效的工具中，睡眠卫生得分超出预期范围
- 物质滥用
- 持续性睡眠卫生不良
- 未解决的年龄相关睡眠时相变化

领域 4. 活动 / 休息

- 血糖控制不足
- 年龄相关睡眠变化的知识不足
- 未解决的环境干扰
- 未解决的睡眠剥夺

高危人群
- 青少年
- 哀伤的个体
- 关系状况发生变化的个体
- 有家族性睡眠瘫痪症的个体
- 长期处于重症监护的个体
- 有造口的个体
- 夜班工作人员
- 老年人
- 孕妇
- 轮班工作人员

相关条件
- 心血管疾病
- 慢性疾病
- 周期性肢体运动性疾病
- 危重疾病
- 特发性中枢神经系统嗜睡症
- 制动
- 发作性睡病
- 神经认知障碍
- 梦魇
- 药物制剂
- 睡眠呼吸暂停综合征
- 睡眠相关遗尿
- 睡眠相关痛性勃起
- 治疗方案

领域 4・分类 1・诊断编码 00407
有睡眠模式无效的危险

批准 2023・证据等级 2.1
MeSH：睡眠（M0019957），睡眠质量（M000745185）

概念焦点：能量水平	年龄下限：—
背景/症状焦点：睡眠	年龄上限：—
护理对象：个体	临床过程：—
判断：无效的	诊断状态：恶化的潜在性
解剖部位：—	情境限制：—

> **定义**：容易出现难以体验自然的、周期性的相对意识暂停，从而对功能造成负面影响。

危险因素
- 焦虑
- 日均活动量低于同年龄同性别的活动推荐量
- 睡眠 6 小时内摄入咖啡因
- 睡眠效率下降
- 抑郁症状
- 过度照顾负担
- 摄入过多加工食品
- 压力过多
- 摄入过多糖分
- 过度使用交互式电子设备
- 恐惧
- 韧性受损
- 血糖控制不足
- 年龄相关睡眠变化的知识不足
- 对睡眠卫生行为重要性的知识不足
- 隐私不足
- 超重自我管理无效
- 睡眠卫生行为无效
- 造口自我管理无效
- 孤独
- 疼痛
- 久坐行为
- 在标准有效的工具中，睡眠卫生得分超出预期范围
- 物质滥用
- 持续性睡眠卫生不良
- 未解决的年龄相关睡眠时相变化
- 未解决的环境干扰
- 未解决的睡眠剥夺

高危人群
- 青少年
- 哀伤的个体
- 关系状况发生变化的个体
- 有家族性睡眠瘫痪症的个体
- 长期处于重症监护的个体
- 有造口的个体
- 夜班工作人员
- 老年人
- 孕妇
- 轮班工作人员

相关条件
- 心血管疾病
- 周期性肢体运动性疾病
- 危重疾病
- 特发性中枢神经系统嗜睡症
- 制动
- 发作性睡病
- 神经认知障碍
- 慢性疾病
- 梦魇
- 药物制剂
- 睡眠呼吸暂停综合征
- 睡眠相关遗尿
- 睡眠相关痛性勃起
- 治疗方案

领域 4·分类 1·诊断编码 00417

愿意改善睡眠模式

批准 2023·证据等级 2.1
MeSH：睡眠（M0019957），睡眠质量（M000745185）

概念焦点：能量水平	年龄下限：—
背景/症状焦点：睡眠	年龄上限：—
护理对象：个体	临床过程：—
判断：愿意的	诊断状态：改善的潜在性
解剖部位：—	情境限制：—

> **定义**：自然周期性的相对意识暂停模式，该模式能够被加强。

定义性特征
- 希望加强恢复性睡眠觉醒周期
- 希望加强睡眠启动
- 希望加强睡眠维持
- 希望加强睡眠满意度

领域 4 · 分类 1 · 诊断编码 00323

睡眠卫生行为无效

批准 2023 · 证据等级 2.1
MeSH：健康行为（M0023790），睡眠卫生（M000609748）

概念焦点：行为	年龄下限：—
背景/症状焦点：睡眠	年龄上限：—
护理对象：个体	临床过程：—
判断：无效的	诊断状态：问题导向型
解剖部位：—	情境限制：—

定义：难以坚持有助于入睡、维持睡眠和恢复精力睡眠的常规做法、仪式和习惯。

定义性特征

- 睡眠 4 小时内饮酒
- 日均活动量低于同年龄同性别的活动推荐量
- 睡前拖延症
- 睡眠 6 小时内摄入咖啡因
- 睡前过量饮水
- 睡眠 1 小时内暴露于电子屏幕
- 白天频繁小睡
- 晚上频繁小睡
- 带着忧虑入睡

- 睡前进行高强度躯体锻炼
- 睡眠时间不一致
- 进食大量食物后马上睡眠
- 卧室环境灯火通明
- 睡眠 6 小时内使用尼古丁
- 卧室环境嘈杂
- 躺在床上超过 20 分钟仍无法入睡
- 在标准有效的工具中，睡眠卫生得分超出预期范围
- 卧室温度过高

相关因素

- 焦虑
- 抑郁症状
- 压力过多
- 解决可改变因素的行动不足
- 对睡眠卫生习惯重要性的知识不足
- 可调节因素的知识不足

- 自我控制不足
- 社交媒体卫生不足
- 冲动控制无效
- 与睡眠的负面联系
- 物质滥用

高危人群

- 青少年
- 哀伤的个体
- 夜班工作人员

- 轮班工作人员
- 大学生

领域 4 · 分类 1 · 诊断编码 00408
有睡眠卫生行为无效的危险

批准 2023 · 证据等级 2.1
MeSH：健康行为（M0023790），睡眠卫生（M000609748）

概念焦点：行为	年龄下限：—
背景/症状焦点：睡眠	年龄上限：—
护理对象：个体	临床过程：—
判断：无效的	诊断状态：恶化的潜在性
解剖部位：—	情境限制：—

> **定义**：容易出现难以坚持有助于入睡、维持睡眠和恢复精力睡眠的常规做法、仪式和习惯。

危险因素
- 焦虑
- 抑郁症状
- 压力过多
- 解决可改变因素的行动不足
- 对睡眠卫生习惯重要性的知识不足
- 可调节因素的知识不足
- 自我控制不足
- 社交媒体卫生不足
- 冲动控制无效
- 与睡眠的负面联系
- 物质滥用

高危人群
- 青少年
- 哀伤的个体
- 夜班工作人员
- 轮班工作人员
- 大学生

领域 4・分类 2・诊断编码 00085
躯体移动受损

批准 1973・修订 1998, 2013, 2017, 2023・证据等级 2.1

概念焦点：移动	年龄下限：—
背景 / 症状焦点：肌肉骨骼功能	年龄上限：—
护理对象：个体	临床过程：—
判断：受损的	诊断状态：问题导向型
解剖部位：肌肉骨骼系统	情境限制：—

> 定义：身体或一个及以上肢体独立、有目的的移动受限。

定义性特征
- 步态改变
- 精细运动技能下降
- 粗大运动技能下降
- 活动范围减少
- 左右转弯困难
- 运动不适
- 参与替代运动

- 活动性震颤
- 姿势不稳定
- 反应时间延长
- 活动缓慢
- 痉挛性运动
- 四肢运动不协调

相关因素
- 焦虑
- 关于可接受活动的文化信念
- 肌肉控制减弱
- 失用
- 环境支持不足
- 躯体活动益处的知识不足
- 肌肉质量不足
- 肌力不足
- 躯体耐受性不足

- 超重自我管理无效
- 关节僵硬
- 营养不良
- 疼痛
- 长期制动
- 不愿意主动活动
- 久坐行为
- 未解决的躯体不适

高危人群
- 经历长期卧床休息的个体
- 术后早期的个体
- 老年人

相关条件
- 骨骼结构完整性改变
- 代谢受损

- 挛缩
- 抑郁障碍
- 发育障碍
- 药物制剂
- 规定的移动限制
- 骨骼肌受损
- 神经认知障碍
- 神经肌肉疾病
- 感知觉受损
- 外科手术

领域 4 · 分类 2 · 诊断编码 00324
有躯体移动受损的危险

批准 2023 · 证据等级 2.1

概念焦点：移动	年龄下限：—
背景/症状焦点：肌肉骨骼功能	年龄上限：—
护理对象：个体	临床过程：—
判断：受损的	诊断状态：恶化的潜在性
解剖部位：肌肉骨骼系统	情境限制：—

定义：容易出现身体或一个以上肢端独立、有目的的移动受限。

危险因素
- 焦虑
- 关于可接受活动的文化信念
- 肌肉控制减弱
- 失用
- 环境支持不足
- 躯体活动益处的知识不足
- 肌肉质量不足
- 肌力不足
- 躯体耐受性不足
- 超重自我管理无效
- 关节僵硬
- 营养不良
- 疼痛
- 长期制动
- 不愿意主动活动
- 久坐行为
- 未解决的躯体不适

高危人群
- 经历长期卧床休息的个体
- 术后早期的个体
- 老年人

相关条件
- 骨骼结构完整性改变
- 挛缩
- 抑郁障碍
- 发育障碍
- 代谢受损
- 骨骼肌受损
- 神经认知障碍
- 神经肌肉疾病
- 药物制剂
- 规定的移动限制
- 感知觉受损
- 外科手术

领域 4 · 分类 2 · 诊断编码 00091
床上移动受损

批准 1998 · 修订 2006, 2017, 2020, 2023 · 证据等级 2.1
MeSH: 日常活动（M0000313）

概念焦点：移动	年龄下限：1 岁
背景/症状焦点：肌肉骨骼功能	年龄上限：—
护理对象：个体	临床过程：—
判断：受损的	诊断状态：问题导向型
解剖部位：肌肉骨骼系统	情境限制：—

> **定义**：从一种卧位独立改变为另一种卧位受限。

定义性特征
- 直腿坐位和仰卧位之间变换困难
- 俯卧位和仰卧位之间变换困难
- 坐位和仰卧位之间变换困难
- 触及床上物品困难
- 床上变换体位困难
- 床上翻身困难
- 床边坐位困难

相关因素
- 灵活性下降
- 姿势平衡受损
- 床头板角度不足
- 活动技术的知识不足
- 肌力不足
- 超重自我管理无效
- 疼痛
- 长期制动
- 未解决的环境制约因素

高危人群
- 术后早期的个体
- 老年人

相关条件
- 人工呼吸
- 危重疾病
- 引流管
- 骨骼肌受损
- 神经认知障碍
- 神经退行性疾病
- 神经肌肉疾病
- 药物制剂
- 外科手术

领域 4·分类 2·诊断编码 00089

轮椅移动受损

批准 1998·修订 2006, 2017, 2020, 2023·证据等级 3.4
MeSH：日常活动（M0000313），轮椅（M0022969）

概念焦点：移动	年龄下限：2 岁
背景/症状焦点：肌肉骨骼功能	年龄上限：—
护理对象：个体	临床过程：—
判断：受损的	诊断状态：问题导向型
解剖部位：肌肉骨骼系统	情境限制：—

定义：在环境中独立使用轮椅受限。

定义性特征

- 向前弯腰从地板上捡起物体困难
- 折叠或展开轮椅困难
- 向前倾斜触及头顶物品困难
- 手动轮椅上的制动器锁定困难
- 轮椅侧向移动困难
- 将轮椅移出电梯困难
- 通过铰链门导航困难
- 电动轮椅的电池充电器操作困难
- 下坡时操作电动轮椅困难
- 上坡时操作电动轮椅困难
- 在路缘操作电动轮椅困难
- 在平坦的路面操作电动轮椅困难
- 在不平坦的路面操作电动轮椅困难
- 向后操作轮椅困难
- 向前操作轮椅困难
- 在转角处操作轮椅困难
- 轮椅电机操作困难
- 下坡时操作轮椅困难
- 上坡时操作轮椅困难
- 在路缘操作轮椅困难
- 在平坦的路面操作轮椅困难
- 在楼梯上操作轮椅困难
- 在不平坦的路面操作轮椅困难
- 携带物品时操作轮椅困难
- 释放压力困难
- 执行固定车轮定位困难
- 将脚放在轮椅踏板上困难
- 坐轮椅时通过斜坡困难
- 电动轮椅驾驶模式选择困难
- 电动轮椅速度选择困难
- 转移重量困难
- 坐在轮椅上保持平衡困难
- 在撞到物体之前停下轮椅困难
- 离开轮椅困难
- 向轮椅转移困难
- 在车轮定位时移动到位困难

相关因素

- 心境改变
- 轮椅尺寸调整不足
- 轮椅使用的知识不足
- 肌力不足
- 疼痛
- 长期制动
- 物质滥用
- 未解决的环境制约因素

- 躯体耐受性不足
- 超重自我管理无效

- 未解决的视力不足

高危人群
- 短期使用轮椅的个体
- 有轮椅跌落史的个体

- 老年人

相关条件
- 骨骼肌受损
- 神经认知障碍

- 神经肌肉疾病
- 视力障碍

领域 4·分类 2·诊断编码 00363

坐位能力受损

批准 2023·证据等级 2.1
MeSH：日常活动（M0000313），坐位（M000611353）

概念焦点：移动	年龄下限：—
背景/症状焦点：肌肉骨骼功能	年龄上限：—
护理对象：个体	临床过程：—
判断：受损的	诊断状态：问题导向型
解剖部位：肌肉骨骼系统	情境限制：—

> **定义**：独立和有目的地达到和（或）维持由臀部和大腿支持的休息体位的能力受限，在这种体位下，躯干为直立状态。

定义性特征
- 在不平坦的表面调整一侧或双侧下肢的位置困难
- 达到姿势平衡困难
- 屈曲或移动双侧髋部困难
- 屈曲或移动双侧膝部困难
- 维持姿势平衡困难
- 进行负重锻炼困难

相关因素
- 肌力不足
- 躯体耐受性不足
- 缓解姿势不当
- 营养不良
- 疼痛

高危人群
- 老年人

相关条件
- 代谢受损
- 精神障碍
- 神经功能障碍
- 矫形手术
- 规定的体位
- 肌肉减少症

领域 4 · 分类 2 · 诊断编码 00364
站立能力受损

批准 2023 · 证据等级 2.1
MeSH：日常活动（M0000313），站立位（M000610851）

概念焦点：移动	年龄下限：—
背景/症状焦点：肌肉骨骼功能	年龄上限：—
护理对象：个体	临床过程：—
判断：受损的	诊断状态：问题导向型
解剖部位：肌肉骨骼系统	情境限制：—

> **定义**：独立和有目的地实现和（或）保持身体从脚到头的直立姿势受限。

定义性特征
- 在不平坦的表面调整一侧或双侧下肢的位置困难
- 达到姿势平衡困难
- 伸展一侧或双侧髋部困难
- 伸展一侧或双侧膝部困难
- 屈曲一侧或双侧髋部困难
- 屈曲一侧或双侧膝部困难
- 维持姿势平衡困难
- 移动一侧或双侧髋部困难
- 移动一侧或双侧膝部困难
- 进行负重锻炼困难

相关因素
- 过度情绪失调
- 肌力不足
- 躯体耐受性不足
- 缓解姿势不当
- 超重自我管理无效
- 营养不良
- 疼痛

高危人群
- 老年人

相关条件
- 循环灌注障碍
- 代谢受损
- 下肢损伤
- 神经功能障碍
- 规定的体位
- 肌肉减少症
- 外科手术

领域 4・分类 2・诊断编码 00367

转移能力受损

批准 2023・证据等级 2.1
MeSH: 日常活动（M0000313）

概念焦点：移动
背景/症状焦点：肌肉骨骼功能
护理对象：个体
判断：受损的
解剖部位：肌肉骨骼系统

年龄下限：—
年龄上限：—
临床过程：—
诊断状态：问题导向型
情境限制：—

> **定义**：在两个近距离平面间的独立活动受限。

定义性特征
- 在床和椅子之间移动困难
- 在卧位与站立位之间移动困难
- 在汽车和椅子之间移动困难
- 在椅子和地板之间移动困难
- 在椅子与站立位之间移动困难
- 在地面与站立位之间移动困难
- 在凹凸不平的楼层之间移动困难
- 出入浴缸困难
- 出入淋浴间困难
- 在床旁马桶如厕困难
- 在洗手间如厕困难

相关因素
- 姿势平衡受损
- 转移技术的知识不足
- 肌力不足
- 超重自我管理无效
- 疼痛
- 长期制动
- 未解决的环境制约因素

高危人群
- 老年人

相关条件
- 骨骼肌受损
- 神经认知障碍
- 神经肌肉疾病
- 视力障碍

领域 4 · 分类 2 · 诊断编码 00365
步行能力受损

批准 2023 · 证据等级 2.1
MeSH: 日常活动（M0000313），活动受限（M0480202），步行（M0024648）

概念焦点：移动	年龄下限：—
背景/症状焦点：肌肉骨骼功能	年龄上限：—
护理对象：个体	临床过程：—
判断：受损的	诊断状态：问题导向型
解剖部位：肌肉骨骼系统	情境限制：—

> **定义**：通过双脚在环境中的独立活动受限。

定义性特征
- 下坡行走困难
- 上坡行走困难
- 在水平面行走困难
- 在不平坦的表面行走困难
- 行走至要求的距离困难
- 上楼困难
- 下楼梯困难
- 跨过路缘困难

相关因素
- 心境改变
- 恐惧跌倒
- 活动技术的知识不足
- 肌力不足
- 躯体耐受性不足
- 超重自我管理无效
- 疼痛
- 长期制动
- 未解决的环境制约因素

高危人群
- 老年人

相关条件
- 脑血管障碍
- 姿势平衡受损
- 骨骼肌受损
- 神经认知障碍
- 神经肌肉疾病
- 前庭失调
- 视力障碍

领域 4・分类 3・诊断编码 00298
活动耐受性降低

批准 2020・修订 2023・证据等级 3.2
MeSH: 身体耐力（M0016781）

概念焦点：能量水平	年龄下限：—
背景/症状焦点：耐受性	年龄上限：—
护理对象：个体	临床过程：—
判断：减少的	诊断状态：问题导向型
解剖部位：—	情境限制：—

定义：完成必要或预期日常活动的耐受性不足。

定义性特征
- 活动时血压反应异常
- 活动时心率反应异常
- 需要活动时焦虑
- 心电图变化
- 劳累性胸部不适
- 劳累性呼吸困难
- 劳累性头痛
- 疲劳
- 虚弱

相关因素
- 抑郁症状
- 恐惧疼痛
- 供氧/需氧失衡
- 躯体移动受损
- 肌肉质量不足
- 缺乏活动经验
- 营养不良
- 肌无力
- 疼痛
- 长期不活动
- 久坐行为
- 未解决的维生素 D 缺乏

高危人群
- 心肺康复计划中的个体
- 有活动耐受性下降史的个体
- 老年人

相关条件
- 肿瘤
- 神经退行性疾病
- 呼吸障碍
- 脑外伤

领域 4 · 分类 3 · 诊断编码 00299
有活动耐受性降低的危险

批准 2020 · 修订 2023 · 证据等级 3.2
MeSH: 身体耐力（M0016781）

概念焦点：能量水平	年龄下限：—
背景/症状焦点：耐受性	年龄上限：—
护理对象：个体	临床过程：—
判断：减少的	诊断状态：恶化的潜在性
解剖部位：—	情境限制：—

定义：容易出现完成必要或预期日常活动的耐受性不足。

危险因素
- 抑郁症状
- 恐惧疼痛
- 供氧/需氧失衡
- 躯体移动受损
- 肌肉质量不足
- 缺乏活动经验
- 营养不良
- 肌无力
- 疼痛
- 长期不活动
- 久坐行为
- 未解决的维生素 D 缺乏

高危人群
- 心肺康复计划中的个体
- 有活动耐受性下降史的个体
- 老年人

相关条件
- 肿瘤
- 神经退行性疾病
- 呼吸障碍
- 脑外伤

领域 4·分类 3·诊断编码 00477

过度疲劳负担

批准 2023·证据等级 3.2
MeSH: 疲劳（M0008254）

概念焦点：能量水平	年龄下限：—
背景/症状焦点：耐受性	年龄上限：—
护理对象：个体	临床过程：—
判断：过度的	诊断状态：问题导向型
解剖部位：—	情境限制：—

定义：压倒性的持续性耗竭感和正常水平的躯体及心理工作能力下降。

定义性特征

- 冷漠
- 有氧运动能力下降
- 注意力下降
- 步速下降
- 维持日常体力活动困难
- 维持日常惯例困难
- 对周围环境无兴趣
- 昏昏欲睡
- 使用标准有效的评估工具评估疲劳特征
- 使用标准有效的评估工具评估疲劳严重程度
- 沮丧
- 躯体耐受性不足
- 角色扮演不足
- 躯体症状增加
- 对休息的需要增加
- 内省
- 昏睡
- 通过常规的能量恢复策略无法缓解
- 耐力减少
- 倦怠

相关因素

- 睡眠觉醒周期改变
- 抑郁症状
- 过度焦虑
- 压力过多
- 合理营养需求的知识不足
- 营养摄入不足
- 脑力消耗增加
- 体力消耗增加
- 营养不良
- 非刺激性生活方式
- 躯体功能失调
- 社交隔离
- 未解决的环境制约因素
- 未解决的疼痛

高危人群

- 经历分娩的个体
- 暴露于负性生活事件的个体
- 老年人
- 孕妇

– 职业要求苛刻的个体

相关条件
– 贫血
– 化学疗法
– 慢性疾病
– 慢性炎症
– 纤维肌痛
– 下丘脑—垂体—肾上腺轴失调
– 重症肌无力
– 肿瘤
– 神经认知障碍
– 放射疗法
– 睡眠障碍
– 脑卒中

领域 4. 活动 / 休息

领域 4 · 分类 3 · 诊断编码 00465

手术恢复受损

批准 2023 · 证据等级 3.3
MeSH：功能恢复（M0029867），外科手术步骤（M0020872）

概念焦点：能量水平	年龄下限：—
背景 / 症状焦点：恢复	年龄上限：—
护理对象：个体	临床过程：—
判断：受损的	诊断状态：问题导向型
解剖部位：—	情境限制：围手术期

定义：围手术期生理或心理变化，导致休养期延长，以达到和（或）提高术前的功能健康状况。

定义性特征
- 恢复活动困难
- 行动困难
- 恢复所需时间过长
- 住院时间延长
- 疲劳
- 食欲不足
- 术区愈合受阻
- 感知需要更多的时间恢复
- 躯体不适
- 恢复工作延迟
- 需要帮助自理

相关因素
- 谵妄
- 过度焦虑
- 恐惧搬家
- 躯体移动受损
- 血糖水平升高
- 获取健康知识无效
- 超重自我管理无效
- 营养不良
- 对手术结局的负性情绪反应
- 应对疼痛的被动策略
- 顽固性恶心
- 顽固性疼痛
- 顽固性呕吐
- 不利结局的推定
- 烟草使用

高危人群
- > 70 岁的个体
- 美国麻醉医师协会（ASA）躯体状态分类评分 ≥ 3 分的个体
- 有心肌梗死史的个体
- 术前体重下降 >5 % 的个体

相关条件
- 贫血
- 紧急手术

- 糖尿病
- 功能能力不足
- 围手术期输血
- 围手术期体温过低
- 药物制剂
- 广泛的外科手术
- 术后期心理障碍
- 严重的并发症
- 手术伤口感染

领域 4·分类 3·诊断编码 00464
有手术恢复受损的危险

批准 2023·证据等级 3.3
MeSH：功能恢复（M0029867），外科手术步骤（M0020872）

概念焦点：能量水平	年龄下限：—
背景/症状焦点：恢复	年龄上限：—
护理对象：个体	临床过程：—
判断：受损的	诊断状态：恶化的潜在性
解剖部位：—	情境限制：围手术期

定义：容易出现围手术期生理或心理变化，导致休养期延长，以达到和（或）提高术前的功能健康状况。

危险因素
- 谵妄
- 过度焦虑
- 恐惧搬家
- 躯体移动受损
- 血糖水平升高
- 获取健康知识无效
- 超重自我管理无效
- 营养不良
- 对手术结局的负性情绪反应
- 应对疼痛的被动策略
- 顽固性恶心
- 顽固性疼痛
- 顽固性呕吐
- 不利结局的推定
- 烟草使用

高危人群
- \> 70 岁的个体
- 美国麻醉医师协会（ASA）躯体状态分类评分 ≥ 3 分的个体
- 有心肌梗死史的个体
- 术前体重下降 > 5% 的个体

相关条件
- 贫血
- 糖尿病
- 紧急手术
- 广泛的外科手术
- 功能能力不足
- 围手术期输血
- 围手术期体温过低
- 药物制剂
- 术后期心理障碍
- 严重的并发症
- 手术伤口感染

领域 4 · 分类 4 · 诊断编码 00311

有心血管功能受损的危险

批准 2020·修订 2023·证据等级 3.4
MeSH: 心血管系统（M0003475）

概念焦点：循环功能	年龄下限：—
背景/症状焦点：心血管功能	年龄上限：—
护理对象：个体	临床过程：—
判断：受损的	诊断状态：恶化的潜在性
解剖部位：心肺系统	情境限制：—

定义：容易出现正常物质运输过程、体内平衡、组织代谢残留物清除和器官功能的变化。

危险因素
- 日均活动量低于同年龄同性别的活动推荐量
- 与同年龄同性别相比脂肪积聚过多
- 饮酒过多
- 过度焦虑
- 压力过多
- 血压自我管理不足
- 可调节因素的知识不足
- 饮食习惯不当
- 未注意二手烟
- 血糖水平管理无效
- 脂质平衡管理无效
- 超重自我管理无效
- 物质滥用
- 烟草使用

高危人群
- 顺性别男子
- 处于经济弱势的个体
- 有糖尿病家族史的个体
- 有血脂异常家族史的个体
- 有高血压家族史的个体
- 有代谢综合征家族史的个体
- 有肥胖家族史的个体
- 有心血管事件史的个体
- 老年人
- 绝经后的个体

相关条件
- 抑郁障碍
- 糖尿病
- 血脂异常
- 高血压
- 胰岛素抵抗
- 药物制剂

领域 4 · 分类 4 · 诊断编码 00362

有血压失衡的危险

批准 2023 · 证据等级 3.2
MeSH：血压（M0002706）

概念焦点：循环功能
背景 / 症状焦点：血容量
护理对象：个体
判断：失衡的
解剖部位：心肺系统

年龄下限：—
年龄上限：—
临床过程：—
诊断状态：恶化的潜在性
情境限制：—

定义：容易出现血流对动脉壁的作用力反复升高或降低，高于或低于个体所需的水平。

危险因素

- 焦虑
- 水肿
- 出血过多
- 体液容量过多
- 压力过多
- 体液容量不足
- 治疗方案的随访不足
- 危险因素的知识不足
- 静态平衡位自我管理不足
- 饮食习惯不当
- 超重自我管理无效
- 睡眠模式无效
- 每天静坐行为 ≥ 2 小时
- 物质滥用
- 烟草使用

高危人群

- 献血的个体
- 有高血压家族史的个体
- 处于社会弱势的个体

相关条件

- 心血管疾病
- 库欣综合征
- 糖尿病
- 血脂异常
- 体液转移
- 激素改变
- 颅内压升高
- 代谢综合征
- 甲状旁腺疾病
- 药物制剂
- 创伤后应激障碍
- 甲状腺疾病
- 水电解质失衡

领域 4 · 分类 4 · 诊断编码 00240
有心输出量减少的危险

批准 2013 · 修订 2017, 2023 · 证据等级 3.2
MeSH：心脏输出（M0003452），心脏输出低下（M0003453）

概念焦点：循环功能	年龄下限：—
背景/症状焦点：心输出量	年龄上限：—
护理对象：个体	临床过程：—
判断：减少的	诊断状态：恶化的潜在性
解剖部位：心肺系统	情境限制：—

> **定义**：患有心血管和（或）肺部疾病或外伤的个体，容易出现心脏泵血量无法满足代谢需求。

危险因素
- 日均活动量低于同年龄同性别的活动推荐量
- 与同年龄同性别相比脂肪积聚过多
- 饮酒过多
- 过度焦虑
- 压力过多
- 心律失常治疗的自我管理不足
- 血压自我管理不足
- 照顾者的可调节因素的知识不足
- 糖尿病自我管理不足
- 可调节因素的知识不足
- 疫苗接种不足
- 饮食习惯不当
- 未注意二手烟
- 用药自我管理无效
- 超重自我管理无效
- 左侧卧位
- 俯卧位
- 物质滥用
- 烟草使用
- 未解决的睡眠剥夺

高危人群
- 极端年龄的个体
- 孕妇

相关条件
- 人工呼吸
- 心血管疾病
- 心血管外科
- 全身麻醉
- 低血糖症
- 缺氧
- 代谢率增加
- 感染
- 阻塞性睡眠呼吸暂停
- 氧疗
- 呼吸道疾病
- 移植
- 尿毒症
- 水电解质失衡

领域 4 · 分类 4 · 诊断编码 00201
有脑组织灌注无效的危险

批准 2008 · 修订 2013, 2017, 2023 · 证据等级 2.1
MeSH: 大脑（M0002865），灌注（M0016276）

概念焦点：循环功能	年龄下限：—
背景/症状焦点：组织灌注	年龄上限：—
护理对象：个体	临床过程：—
判断：无效的	诊断状态：恶化的潜在性
解剖部位：脑血管系统	情境限制：—

定义：容易出现脑部血液循环减少。

危险因素
- 饮酒过多
- 压力过多
- 解决可改变因素的行动不足
- 心律失常治疗的自我管理不足
- 血压自我管理不足
- 病程的知识不足
- 可调节因素的知识不足
- 超重自我管理无效
- 久坐行为
- 物质滥用
- 烟草使用

高危人群
- 有近期心肌梗死史的个体
- 有脑卒中史的个体

相关条件
- 左心室壁无运动节段
- 凝血障碍
- 脑损伤
- 心血管疾病
- 高胆固醇血症
- 颅内动脉瘤
- 机械性人工瓣膜
- 药物制剂
- 睡眠呼吸暂停
- 治疗方案

领域 4 · 分类 4 · 诊断编码 00204

外周组织灌注无效

批准 2008・修订 2010, 2017, 2023・证据等级 2.2
MeSH: 灌注（M0016276），组织（M0021595）

概念焦点：循环功能	年龄下限：—
背景/症状焦点：组织灌注	年龄上限：—
护理对象：个体	临床过程：—
判断：无效的	诊断状态：问题导向型
解剖部位：外周血管系统	情境限制：—

> **定义**：肢端血液循环减少。

定义性特征
- 肢端无出汗
- 无外周脉搏
- 运动功能改变
- 踝肱指数 < 0.90
- 毛细血管再充盈时间 > 3 秒
- 肢端冰冷
- 抬高下肢 1 分钟后，皮肤颜色未恢复
- 肢端血压下降
- 肢端出汗减少
- 6 分钟步行测验的无痛距离缩短
- 外周脉搏减弱
- 外周伤口愈合延迟
- 6 分钟步行试验的距离低于正常范围
- 指甲营养不良
- 水肿
- 伴随肢体抬高的皮肤颜色苍白
- 肢端发绀
- 肢体疼痛
- 股动脉杂音
- 间歇性跛行
- 感觉异常

相关因素
- 钠摄入过多
- 解决可改变因素的行动不足
- 病程的知识不足
- 可调节因素的知识不足
- 健康自我管理无效
- 久坐行为
- 烟草使用

高危人群
- 有压力性损伤史的个体
- 老年人

相关条件
- 心血管疾病
- 糖尿病
- 血脂异常
- 血管内手术
- 创伤
- 治疗方案

领域 4 · 分类 4 · 诊断编码 00228
有外周组织灌注无效的危险

批准 2010 · 修订 2013, 2017, 2023 · 证据等级 2.2
MeSH: 灌注（M0016276），组织（M0021595）

概念焦点：循环功能	年龄下限：—
背景/症状焦点：组织灌注	年龄上限：—
护理对象：个体	临床过程：—
判断：无效的	诊断状态：恶化的潜在性
解剖部位：外周血管系统	情境限制：—

定义： 容易出现肢端血液循环减少。

危险因素
- 钠摄入过多
- 解决可改变因素的行动不足
- 病程的知识不足
- 可调节因素的知识不足
- 健康自我管理无效
- 久坐行为
- 烟草使用

高危人群
- 有压力性损伤史的个体
- 老年人

相关条件
- 心血管疾病
- 糖尿病
- 血脂异常
- 血管内手术
- 创伤
- 治疗方案

领域 4·分类 4·诊断编码 00032

呼吸模式无效

批准 1980·修订 1996, 1998, 2010, 2017, 2020, 2023·证据等级 3.3
MeSH: 呼吸（M0018878）

概念焦点：呼吸功能	年龄下限：—
背景/症状焦点：呼吸模式	年龄上限：—
护理对象：个体	临床过程：—
判断：无效的	诊断状态：问题导向型
解剖部位：心肺系统	情境限制：—

> **定义**：吸气和/或呼气时难以保持足够的通气量。

定义性特征

- 腹部反常呼吸模式
- 偶然性呼吸音
- 胸廓扩张异常
- 呼吸深度改变
- 呼吸节律改变
- 潮气量改变
- 呼吸过缓
- 发绀
- 呼气压力下降
- 吸气压力下降
- 每分通气量下降
- 肺活量降低
- 呼吸音减弱
- 呼吸困难
- 过度使用辅助呼吸肌
- 高碳酸血症
- 过度通气
- 通气不足
- 低氧血症
- 缺氧
- 胸部前后径增加
- 鼻翼煽动
- 端坐呼吸
- 呼气相延长
- 缩唇呼吸
- 肋下回缩
- 呼吸急促
- 使用三点定位

相关因素

- 焦虑
- 抑制肺扩张的体位
- 过多的气道分泌物
- 过度疲劳负担
- 体力消耗增加
- 咳嗽无效
- 超重自我管理无效
- 疼痛
- 呼吸肌疲劳

高危人群

- 年轻的顺性别女子

相关条件
- 慢性阻塞性肺病
- 危重疾病
- 肺顺应性下降
- 心脏病
- 气道阻力增加
- 血清氢浓度升高
- 骨骼肌受损

- 先天性异常
- 神经发育不成熟
- 神经发育受损
- 神经肌肉疾病
- 呼吸障碍
- 脊髓损伤

领域 4 · 分类 4 · 诊断编码 00033
自主通气受损

批准 1992 · 修订 2017, 2023 · 证据等级 2.1
MeSH：通气（M0022593）

概念焦点：呼吸功能
背景/症状焦点：呼吸模式
护理对象：个体
判断：受损的
解剖部位：心肺系统

年龄下限：—
年龄上限：—
临床过程：—
诊断状态：问题导向型
情境限制：—

定义：无法开始和（或）维持独立呼吸，以便能够支持生命。

定义性特征
- 忧虑
- 发绀
- 动脉血氧饱和度下降
- 合作减少
- 氧分压下降
- 潮气量下降
- 动脉血气从基线恶化
- 呼吸困难
- 缺氧
- 辅助肌使用增加
- 心率增加
- 代谢率增加
- 二氧化碳分压（PCO_2）增加
- 精神运动性焦虑不安

相关因素
- 抑制肺扩张的体位
- 呼吸肌疲劳

高危人群
- 围手术期的个体

相关条件
- 过敏反应
- 血管性水肿
- 代谢受损
- 肌张力减退
- 药物制剂
- 呼吸道疾病
- 休克

领域 4·分类 4·诊断编码 00431
儿童通气戒断反应受损

批准 2023·证据等级 2.1
MeSH：呼吸机撤机（M0023557）

概念焦点：呼吸功能
背景/症状焦点：氧合
护理对象：个体
判断：受损的
解剖部位：心肺系统

年龄下限：—
年龄上限：18 岁
临床过程：—
诊断状态：问题导向型
情境限制：—

> **定义**：年龄 < 18 岁，至少需要 24 小时机械通气的个体，无法成功过渡到自主呼吸。

定义性特征

轻度
- 呼吸不适
- 疲劳
- 恐惧机器功能障碍
- 感觉温暖
- 对呼吸的关注增加
- 呼吸频率轻度高于基础水平
- 感知氧需求增加
- 精神运动性焦虑不安

中度
- 皮肤颜色异常
- 忧虑
- 血压高于基础水平（< 20mmHg）
- 听诊呼吸音减弱
- 发汗
- 合作困难
- 应答训练困难
- 恐惧的面部表情
- 心率高于基础水平（< 20 次/分）
- 过度关注活动
- 呼吸辅助肌使用最少化
- 呼吸频率较基础水平中度增加

重度
- 偶然性呼吸音
- 与呼吸机不同步呼吸
- 血压高于基础水平（≥ 20mmHg）
- 动脉血气从基线恶化
- 喘气
- 心率高于基础水平（≥ 20 次/分）
- 矛盾的腹式呼吸
- 大量出汗
- 浅快呼吸
- 呼吸频率较基础水平显著增加
- 使用重要的辅助肌呼吸

相关因素
生理因素
- 睡眠觉醒周期改变
- 气道清理无效
- 营养不良
- 疼痛

心理因素
- 焦虑
- 动机减弱
- 恐惧
- 无望
- 断奶过程的知识不足
- 自尊心不足
- 对卫生人员的信任不足
- 无能为力
- 对断奶能力不确定

情境因素
- 断奶过程的步骤不当
- 未解决的环境干扰
- 无法控制的偶发性能量需求

高危人群
- 有尝试断奶不成功史的个体
- 有呼吸机依赖 > 4 天史的个体

相关条件
- 意识水平下降

该诊断的制定最初针对新生儿。如果关于新生儿和（或）儿童的证据等级未达到 2.1 及以上，在 2027—2029 版的 NANDA-I 分类系统中将废弃该诊断。

领域 4 · 分类 4 · 诊断编码 00430

成人通气戒断反应受损

批准 2023 · 证据等级 3.2
MeSH：呼吸机撤机（M0023557）

概念焦点：呼吸功能
背景/症状焦点：氧合
护理对象：个体
判断：受损的
解剖部位：心肺系统

年龄下限：19 岁
年龄上限：—
临床过程：—
诊断状态：问题导向型
情境限制：—

> **定义**：年龄 >18 岁，至少需要 24 小时机械通气的个体，无法成功过渡到自主呼吸。

定义性特征

早期反应（30 分钟）
- 偶然性呼吸音
- 忧虑
- 可听到的气道分泌物
- 血压下降（< 90mmHg 或低于基线 > 20%）
- 心率下降（低于基线 > 20%）
- 氧饱和度下降（吸氧比 > 40% 时 < 90%）
- 恐惧机器功能障碍
- 感觉温暖
- 过度关注活动
- 血压上升（收缩压 > 180mmHg 或高于基线 > 20%）

- 心率上升（> 140 次/分或高于基线 > 20%）
- 呼吸频率上升（> 35 次/分或高于基线 > 50%）
- 鼻翼煽动
- 气喘
- 矛盾的腹式呼吸
- 感知氧需求增加
- 精神运动性焦虑不安
- 浅快呼吸
- 使用重要的辅助肌呼吸
- 吃惊的表情

中期反应（30~90 分钟）
- pH 值下降（< 7.32 或低于基线 > 0.07）
- 发汗
- 配合指导困难

- 高碳酸血症（二氧化碳分压 > 50mmHg 或高于基线 > 8mmHg）
- 低氧血症（氧分压 50% 或氧流量 > 6 升/分钟）

晚期反应（> 90 分钟）
- 心跳呼吸骤停
- 发绀

- 疲劳
- 近期发作的心律失常

相关因素
- 睡眠觉醒周期改变
- 过多的气道分泌物
- 咳嗽无效
- 营养不良

高危人群
- 有尝试断奶失败史的个体
- 有肺病史的个体
- 有长期依赖呼吸机史的个体
- 有意外拔管史的个体
- 拔管前指标不佳的个体
- 老年人

相关条件
- 酸碱失衡
- 贫血
- 心血管疾病
- 意识水平下降
- 重症监护病房获得性膈肌功能障碍
- 内分泌系统疾病
- 高危性疾病
- 体温过高
- 感染
- 神经肌肉疾病
- 药物制剂
- 水电解质失衡

领域 4 · 分类 5 · 诊断编码 00331

自理能力下降综合征

批准 2023 · 证据等级 2.1
MeSH：日常活动（M0000313），健康行为（M0023790），自理（M0019610）

概念焦点：自理	年龄下限：4 岁
背景/症状焦点：卫生	年龄上限：—
护理对象：个体	临床过程：—
判断：减少的	诊断状态：问题导向型
解剖部位：—	情境限制：—

定义：独立完成多种日常生活活动的能力下降。

定义性特征
- 沐浴能力下降 (00326)
- 穿衣能力下降 (00327)
- 进食能力下降 (00328)
- 梳洗能力下降 (00330)
- 如厕能力下降 (00329)

相关因素
- 焦虑
- 动机减弱
- 躯体舒适受损
- 躯体移动受损
- 姿势平衡受损
- 肌张力减退
- 疼痛
- 长期不活动
- 自我忽视
- 未解决的环境制约因素
- 虚弱

高危人群
- 经历长期住院的个体
- 老年人

相关条件
- 精神障碍
- 骨骼肌受损
- 神经肌肉疾病
- 严重的并发症
- 脑卒中
- 伤痕累累

领域 4 · 分类 5 · 诊断编码 00332
有自理能力下降综合征的危险

批准 2023 · 证据等级 2.1
MeSH：日常活动（M0000313），健康行为（M0023790），自理（M0019610）

概念焦点：自理	年龄下限：4 岁
背景/症状焦点：卫生	年龄上限：—
护理对象：个体	临床过程：—
判断：减少的	诊断状态：恶化的潜在性
解剖部位：—	情境限制：—

定义：容易出现独立完成多种日常生活活动的能力下降。

危险因素
- 焦虑
- 动机减弱
- 躯体舒适受损
- 躯体移动受损
- 姿势平衡受损
- 肌张力减退
- 疼痛
- 长期不活动
- 自我忽视
- 未解决的环境制约因素
- 虚弱

高危人群
- 经历长期住院的个体
- 老年人

相关条件
- 精神障碍
- 骨骼肌受损
- 神经肌肉疾病
- 严重的并发症
- 脑卒中
- 伤痕累累

领域 4·分类 5·诊断编码 00442

愿意加强自理能力

批准 2023·证据等级 2.1
MeSH: 日常活动（M0000313），健康行为（M0023790），自理（M0019610）

概念焦点：自理	年龄下限：4 岁
背景/症状焦点：卫生	年龄上限：—
护理对象：个体	临床过程：—
判断：愿意的	诊断状态：改善的潜在性
解剖部位：—	情境限制：—

定义：独立完成日常生活活动的模式，该模式能够被加强。

定义性特征
- 希望加强沐浴能力
- 希望加强着装能力
- 希望加强喂养能力
- 希望加强梳洗能力
- 希望加强如厕能力

领域 4·分类 5·诊断编码 00326

沐浴能力下降

批准 2023·证据等级 2.1
MeSH：日常活动（M0000313），沐浴（M0002228），健康行为（M0023790）

概念焦点：自理	年龄下限：8 岁
背景 / 症状焦点：卫生	年龄上限：—
护理对象：个体	临床过程：—
判断：减少的	诊断状态：问题导向型
解剖部位：—	情境限制：—

> **定义**：独立清洁身体的相关能力下降。

定义性特征
- 进入浴室困难
- 获取水源困难
- 擦干身体困难
- 收集沐浴用物困难
- 按照适当顺序完成沐浴动作困难
- 调节沐浴水温困难
- 调节沐浴水量困难
- 沐浴困难

相关因素
- 焦虑
- 活动耐受性下降
- 动机减弱
- 躯体舒适受损
- 躯体移动受损
- 姿势平衡受损
- 移动能力受损
- 肌张力减退
- 疼痛
- 长期不活动
- 自我忽视
- 未解决的环境制约因素
- 虚弱

高危人群
- 经历长期住院的个体
- 老年人

相关条件
- 精神障碍
- 骨骼肌受损
- 神经肌肉疾病
- 严重的并发症
- 脑卒中
- 伤痕累累

领域 4 · 分类 5 · 诊断编码 00327

穿衣能力下降

批准 2023 · 证据等级 2.1
MeSH：日常活动（M0000313）、衣物（M0004641）、健康行为（M0023790）

概念焦点：自理	年龄下限：4 岁
背景/症状焦点：卫生	年龄上限：—
护理对象：个体	临床过程：—
判断：减少的	诊断状态：问题导向型
解剖部位：—	情境限制：—

定义：独立穿脱衣物的相关能力下降。

定义性特征
- 选择衣服困难
- 扣紧衣服困难
- 收集衣服困难
- 拿衣服困难
- 下半身穿衣困难
- 上半身穿衣困难
- 穿各种衣服困难
- 脱衣困难
- 使用辅助性设备困难
- 使用拉链困难

相关因素
- 焦虑
- 活动耐受性下降
- 动机减弱
- 躯体舒适受损
- 躯体移动受损
- 姿势平衡受损
- 肌张力减退
- 疼痛
- 长期不活动
- 自我忽视
- 未解决的环境制约因素
- 虚弱

高危人群
- 经历长期住院的个体
- 老年人

相关条件
- 精神障碍
- 骨骼肌受损
- 神经肌肉疾病
- 严重的并发症
- 脑卒中
- 伤痕累累

领域 4 · 分类 5 · 诊断编码 00328

进食能力下降

批准 2023 · 证据等级 2.1
MeSH：日常活动（M0000313），喂养方法（M0008289），健康行为（M0023790）

概念焦点：自理	年龄下限：2 岁
背景/症状焦点：营养摄入	年龄上限：—
护理对象：个体	临床过程：—
判断：减少的	诊断状态：问题导向型
解剖部位：—	情境限制：—

定义：独立进食的相关能力下降。

定义性特征
- 将食物送入口中困难
- 以可接受的方式进食困难
- 把食物放到餐具上困难
- 握持餐具困难
- 打开容器困难
- 按照适当顺序实施进食动作困难
- 拿杯子困难
- 使用辅助性设备困难

相关因素
- 焦虑
- 活动耐受性下降
- 躯体舒适受损
- 躯体移动受损
- 姿势平衡受损
- 肌张力减退
- 疼痛
- 长期不活动
- 未解决的环境制约因素
- 虚弱

高危人群
- 经历长期住院的个体
- 老年人

相关条件
- 精神障碍
- 骨骼肌受损
- 神经肌肉疾病
- 严重的并发症
- 脑卒中
- 伤痕累累

领域 4 · 分类 5 · 诊断编码 00330

梳洗能力下降

批准 2023 · 证据等级 2.1
MeSH：日常活动（M0000313），体貌（M000597655）

概念焦点：自理	年龄下限：4 岁
背景/症状焦点：卫生	年龄上限：—
护理对象：个体	临床过程：—
判断：减少的	诊断状态：问题导向型
解剖部位：—	情境限制：—

> **定义**：独立维持外表的相关能力下降。

定义性特征

躯体护理
- 使用身体护理产品困难
- 实施指甲护理困难
- 洗手困难

面部护理
- 使用面部护理产品困难
- 剃须困难
- 洗脸困难

头发护理
- 梳头困难
- 头发造型困难

口腔护理
- 刷牙困难
- 清洁义齿困难
- 清洁舌头困难
- 用牙线清洁牙齿困难
- 安装义齿困难

一般情况
- 收集照护资料困难
- 保持自理能力困难
- 按照适当顺序实施梳理动作困难

相关因素
- 焦虑
- 动机减弱
- 躯体舒适受损
- 躯体移动受损
- 姿势平衡受损
- 肌张力减退

- 疼痛
- 长期不活动
- 自我忽视
- 未解决的环境制约因素
- 虚弱

高危人群
- 经历长期住院的个体
- 老年人

相关条件
- 精神障碍
- 肌肉骨骼疾病
- 神经肌肉疾病
- 严重的并发症
- 脑卒中
- 伤痕累累

领域 4. 活动 / 休息

领域 4·分类 5·诊断编码 00329

如厕能力下降

批准 2023·证据等级 2.1
MeSH：日常活动（M0000313），健康行为（M0023790）

概念焦点：自理	年龄下限：4 岁
背景 / 症状焦点：卫生	年龄上限：—
护理对象：个体	临床过程：—
判断：减少的	诊断状态：问题导向型
解剖部位：—	情境限制：—

定义：独立完成排泄任务的相关能力下降。

定义性特征
- 冲马桶困难
- 如厕时整理衣服困难
- 如厕困难
- 如厕后起身困难
- 如厕坐位困难

相关因素
- 焦虑
- 活动耐受性下降
- 动机减弱
- 躯体舒适受损
- 躯体移动受损
- 姿势平衡受损
- 移动能力受损
- 肌张力减退
- 疼痛
- 长期不活动
- 未解决的环境制约因素
- 虚弱

高危人群
- 经历长期住院的个体
- 老年人

相关条件
- 精神障碍
- 骨骼肌受损
- 神经肌肉疾病
- 严重的并发症
- 脑卒中
- 伤痕累累

领域 4 · 分类 5 · 诊断编码 00375

口腔卫生行为无效

批准 2023 · 证据等级 2.2
MeSH: 健康行为（M0023790），口腔卫生（M0015368）

概念焦点：行为	年龄下限：8 岁
背景/症状焦点：卫生	年龄上限：—
护理对象：个体	临床过程：
判断：无效的	诊断状态：问题导向型
解剖部位：胃肠系统	情境限制：—

> **定义**：难以坚持维护口腔健康的常规做法和习惯。

定义性特征
- 牙齿缺如
- 舌苔
- 龋齿
- 义齿口腔炎
- 咀嚼困难
- 定期观察牙齿修复困难
- 定期观察口腔困难
- 牙菌斑过多
- 牙垢过多
- 未履行与卫生人员的约定
- 牙龈炎
- 口臭
- 随访照护承诺不足
- 治疗方案的随访不足
- 牙痛

相关因素
- 焦虑
- 竞争性需求
- 动机减弱
- 获得牙齿护理困难
- 照顾者的牙齿健康的知识不足
- 牙齿卫生的知识不足
- 未解决的牙科恐惧症

高危人群
- 有发育问题的儿童
- 处于经济弱势的个体
- 文化程度低的个体
- 被机构收容的个体
- 老年人

相关条件
- 抑郁障碍
- 神经认知障碍

领域 4 · 分类 5 · 诊断编码 00414
有口腔卫生行为无效的危险

批准 2023 · 证据等级 2.2
MeSH: 健康行为（M0023790），口腔卫生（M0015368）

概念焦点：行为	年龄下限：8 岁
背景/症状焦点：卫生	年龄上限：—
护理对象：个体	临床过程：—
判断：无效的	诊断状态：恶化的潜在性
解剖部位：胃肠系统	情境限制：—

定义： 容易出现难以坚持维护口腔健康的常规做法和习惯。

危险因素
- 焦虑
- 竞争性需求
- 动机减弱
- 获得牙齿护理困难
- 照顾者的牙齿健康的知识不足
- 牙齿卫生的知识不足
- 未解决的牙科恐惧症

高危人群
- 有发育问题的儿童
- 处于经济弱势的个体
- 文化程度低的个体
- 被机构收容的个体
- 老年人

相关条件
- 抑郁障碍
- 神经认知障碍

领域 5. 感知／认知

包括注意力、定向力、感觉、感知、认知和交流的人类信息处理系统。

分类 1.	注意力 注意或观察的心理准备就绪状态	
编码	诊断	页码
	该分类目前无诊断	304

分类 2.	定向力 对时间、地点和人的意识	
编码	诊断	页码
	该分类目前无诊断	304

分类 3.	感觉／感知 通过触觉、味觉、嗅觉、视觉、听觉和运动觉感知信息，并且各种感官信息的综合能够进行命名、关联和（或）模式认知	
编码	诊断	页码
	该分类目前无诊断	304

分类 4.	认知 记忆、学习、思维、解决问题、抽象、判断、洞察力、智力、计算和语言的应用	
编码	诊断	页码
00128	急性精神错乱	305
00173	有急性精神错乱的危险	306
00129	慢性精神错乱	307
00222	冲动控制无效	308
00493	思维过程中断	309
00435	健康知识不足	310
00499	愿意加强健康知识	311
00131	记忆力受损	312
00429	决策受损	313
00184	愿意加强决策	314
00242	自主决策受损	315
00244	有自主决策受损的危险	316
00243	愿意加强自主决策	317

领域 5. 感知 / 认知

分类 5.	交流 发送和接收语言和非语言信息	
编码	诊断	页码
00051	语言交流受损	318
00434	有语言交流受损的危险	320
00368	愿意加强语言交流	321

NANDA-I 护理诊断：定义与分类（2024—2026），原著第 13 版
希瑟·赫德曼（T.Heather Herdman）、上原重美（Shigemi Kamitsuru）和卡米拉·塔卡奥·洛佩斯（Camila Takáo Lopes）主编
© 2024 NANDA-I，2024，蒂姆医学出版有限公司，纽约
配套网站：www.thieme.com/nanda-i

领域 5・分类 1・该分类目前无诊断

领域 5・分类 2・该分类目前无诊断

领域 5・分类 3・该分类目前无诊断

领域 5·分类 4·诊断编码 00128

急性精神错乱

批准 1994·修订 2006, 2017, 2023·证据等级 2.1
MeSH: 精神错乱（M0005001）

概念焦点：认知功能	年龄下限：—
背景/症状焦点：—	年龄上限：—
护理对象：个体	临床过程：急性
判断：不足的	诊断状态：问题导向型
解剖部位：脑血管系统	情境限制：—

> **定义**：可逆转的意识、注意力、认知和感知障碍，短期内出现，持续时间 < 3 个月。

定义性特征
- 思维混乱
- 人物定向障碍
- 地点定向障碍
- 时间定向障碍
- 意识水平波动
- 精神运动活动波动
- 幻觉
- 超敏反应
- 幻想
- 注意力受损
- 集中力受损
- 记忆力受损
- 易激心境
- 精神运动性焦虑不安
- 精神运动减慢
- 重复动作
- 坐立不安

相关因素
- 环境感官剥夺
- 环境感官过度刺激
- 体温过高
- 体液容量不足
- 躯体限制使用不当
- 蛋白质-能量营养不良
- 久坐行为
- 剧烈疼痛
- 物质滥用
- 未解决的睡眠剥夺
- 未解决的维生素 B_{12} 缺乏
- 尿潴留

高危人群
- 有脑血管意外史的个体
- 有脑退化性疾病史的个体
- ≥ 60 岁的个体

相关条件
- 脑血管疾病
- 代谢受损
- 感染
- 神经退行性疾病
- 药物制剂
- 脑外伤

编辑认为该标签没有具体的判断术语。下一版将予以考虑。

领域 5·分类 4·诊断编码 00173

有急性精神错乱的危险

批准 2006·修订 2013, 2017, 2023·证据等级 2.2
MeSH: 精神错乱（M0005001）

概念焦点：认知功能	年龄下限：—
背景/症状焦点：—	年龄上限：—
护理对象：个体	临床过程：急性
判断：不足的	诊断状态：恶化的潜在性
解剖部位：脑血管系统	情境限制：—

定义：短期内容易出现可逆转的意识、注意力、认知和感知障碍。

危险因素
- 环境感官剥夺
- 环境感官过度刺激
- 体温过高
- 体液容量不足
- 躯体限制使用不当
- 蛋白质-能量营养不良
- 久坐行为
- 剧烈疼痛
- 物质滥用
- 未解决的睡眠剥夺
- 未解决的维生素 B_{12} 缺乏
- 尿潴留

高危人群
- 有脑血管意外史的个体
- 有脑退化性疾病史的个体
- ≥60 岁的个体

相关条件
- 脑血管疾病
- 代谢受损
- 感染
- 神经退行性疾病
- 药物制剂
- 脑外伤

编辑认为该标签没有具体的判断术语。下一版将予以考虑。

领域 5·分类 4·诊断编码 00129

慢性精神错乱

批准 1994·修订 2017, 2020, 2023·证据等级 3.1
MeSH: 精神错乱（M0005001）

概念焦点：认知功能	年龄下限：—
背景/症状焦点：—	年龄上限：—
护理对象：个体	临床过程：慢性
判断：不足的	诊断状态：问题导向型
解剖部位：脑血管系统	情境限制：—

> **定义**：不可逆转的、进行性的、潜伏的意识、注意力、认知和感知障碍，持续 3 个月及以上。

定义性特征
- 人格改变
- 行为改变
- 思维阻滞
- 做决策困难
- 说话时检索信息困难
- 执行能力受损
- 无法从事至少一项日常活动
- 语无伦次
- 远期记忆丧失
- 放松联系
- 新词
- 言语贫乏
- 重复行为
- 沉思
- 近期记忆丧失
- 言语附会

相关因素
- 慢性悲伤
- 饮酒过多
- 环境感官刺激不足
- 久坐行为
- 物质滥用

高危人群
- 有脑血管意外史的个体
- 有脑退化性疾病史的个体
- 有物质滥用史的个体
- ≥ 60 岁的个体

相关条件
- 脑血管疾病
- 电击
- 人类免疫缺陷病毒（HIV）感染
- 精神障碍
- 肿瘤
- 神经退行性疾病
- 复方用药
- 热冲击

编辑认为该标签没有具体的判断术语。下一版将予以考虑。

领域 5・分类 4・诊断编码 00222

冲动控制无效

批准 2010・修订 2017, 2023・证据等级 2.1
MeSH: 破坏性冲动控制障碍（M0011180）

概念焦点：认知功能	年龄下限：4 岁
背景/症状焦点：—	年龄上限：—
护理对象：个体	临床过程：—
判断：无效的	诊断状态：问题导向型
解剖部位：—	情境限制：—

> **定义**：对内部或外部刺激做出不当的、快速的、无计划的、无法控制的反应模式，不考虑负面后果。

定义性特征
- 尽管会引起他人不适但仍然提问个人问题
- 睡前拖延症
- 危险行为
- 赌博成瘾
- 经济调节能力受损
- 个人隐私分享不当
- 易激心境
- 对陌生人过于熟悉
- 寻求感觉
- 性滥交
- 抑制意志过程
- 发脾气

相关因素
- 混乱
- 无望
- 记忆力受损
- 语言交流受损
- 心境障碍
- 物质滥用
- 烟草使用

相关条件
- 发育障碍
- 神经认知障碍
- 人格障碍

领域 5. 感知/认知

领域 5 · 分类 4 · 诊断编码 00493

思维过程中断

批准 2023 · 证据等级 2.3
MeSH: 心理过程（M0013412）

概念焦点：认知功能	年龄下限：—
背景/症状焦点：—	年龄上限：—
护理对象：个体	临床过程：—
判断：中断的	诊断状态：问题导向型
解剖部位：—	情境限制：—

定义：形成概念和类别、推理和解决问题的心理过程出现障碍。

定义性特征
- 口头交流困难
- 找到针对日常情境的解决办法困难
- 独立进行日常生活的工具性活动困难
- 做决策困难
- 扮演预期的社会角色困难
- 计划活动困难
- 控制冲动困难
- 无组织的思维顺序
- 对事件的解释能力受损
- 判断力受损
- 对情境的情绪反应不足
- 痴迷
- 怀疑
- 不切实际的想法

相关因素
- 急性精神错乱
- 定向障碍
- 过度焦虑
- 过度恐惧
- 压力过多
- 适应不良性哀伤
- 非精神病性抑郁症状
- 疼痛
- 物质滥用
- 未解决的创伤

高危人群
- 处于经济弱势的个体
- 术后早期的个体
- 老年人
- 孕妇

相关条件
- 脑损伤
- 危重疾病
- 幻觉
- 精神障碍
- 神经退行性疾病
- 药物制剂
- 恐惧障碍

领域 5 · 分类 4 · 诊断编码 00435

健康知识不足

批准 2023 · 证据等级 2.3
MeSH：健康知识的态度与实践（M0012073）

概念焦点：认知功能	年龄下限：10 岁
背景/症状焦点：信息处理	年龄上限：—
护理对象：个体	临床过程：—
判断：不足的	诊断状态：问题导向型
解剖部位：—	情境限制：—

> **定义**：无法充分获取、处理、理解和（或）回忆与影响个体健康的特定主题相关的信息。

定义性特征
- 缺乏对自身疾病的知识寻求
- 无法阐明治疗方案
- 无法与医疗团队进行知识交流
- 无法重复某项活动以改善表现
- 指令执行不准确
- 测试性能不准确
- 关于某一主题的不准确陈述
- 症状控制的知识不足
- 病程的知识不足
- 健康习惯的知识不足
- 可调节因素的知识不足
- 危险因素的知识不足
- 安全预防措施的知识不足
- 自理管理策略的知识不足
- 治疗方案的知识不足
- 标准有效的疾病知识工具得分不足
- 为自己选择医疗保健服务的自我认识不足
- 为实现健康行为的日常决策中的知识应用不足

相关因素
- 焦虑
- 抑郁症状
- 驾驭复杂的医疗体系困难
- 资源的可及性不足
- 对资源的认识不足
- 对学习的承诺不足
- 信息不足
- 学习兴趣不足
- 资源的知识不足
- 参与照护计划不足
- 自我效能不足
- 对卫生人员的信任不足
- 错误信息

高危人群
- 处于经济弱势的个体
- 文盲个体
- 文化程度低的个体

相关条件
- 抑郁障碍
- 发育障碍
- 神经认知障碍

领域 5·分类 4·诊断编码 00499

愿意加强健康知识

批准 2023·证据等级 2.1
MeSH: 健康知识的态度与实践（M0012073）

概念焦点：认知功能	年龄下限：10 岁
背景/症状焦点：信息处理	年龄上限：—
护理对象：个体	临床过程：—
判断：愿意的	诊断状态：改善的潜在性
解剖部位：—	情境限制：—

> **定义**：获取、处理、理解和回忆与影响个体健康特定主题相关信息的模式，该模式能够被加强。

定义性特征

- 希望加强对教学的准确跟进
- 希望加强对某一主题的准确表述
- 希望加强适当的行为
- 希望加强学习

领域 5·分类 4·诊断编码 00131

记忆力受损

批准 1994·修订 2017, 2020, 2023·证据等级 3.1
MeSH：记忆力（M0013346）

概念焦点：认知功能	年龄下限：10 岁
背景/症状焦点：信息处理	年龄上限：—
护理对象：个体	临床过程：—
判断：受损的	诊断状态：问题导向型
解剖部位：脑血管系统	情境限制：—

> **定义**：在保持独立进行日常生活活动能力的情况下，始终无法记住或回忆零星的信息或技能。

定义性特征
- 持续性遗忘在规定的时间从事某种行为
- 获得新技能困难
- 获得新信息困难
- 执行以前学过的技能困难
- 回忆事件困难
- 回忆事实信息困难
- 回忆熟悉的姓名困难
- 回忆熟悉的物品困难
- 回忆熟悉的词语困难
- 回忆是否已执行的行为困难
- 保持新技能困难
- 保持新信息困难

相关因素
- 动机减弱
- 社交互动减少
- 抑郁症状
- 智力刺激不足
- 社会支持不足
- 水电解质失衡

高危人群
- 处于经济弱势的个体
- 文化程度低的个体
- ≥ 60 岁的个体

相关条件
- 贫血
- 脑缺氧
- 脑肿瘤
- 认知障碍
- 脑外伤

领域 5·分类 4·诊断编码 00429

决策受损

批准 2023·证据等级 2.1
MeSH：决策（M0005721）

概念焦点：行为	年龄下限：10 岁
背景/症状焦点：决策	年龄上限：—
护理对象：个体	临床过程：—
判断：受损的	诊断状态：问题导向型
解剖部位：—	情境限制：—

定义：无法做出适当的选择，可能会对健康相关目标、幸福感和生活质量产生负面影响。

定义性特征

- 决策延迟
- 决策过程中感到苦恼
- 痛苦的生理体征
- 紧张的生理体征
- 在尝试决策时质疑道德原则
- 在尝试决策时质疑道德规范
- 在尝试决策时质疑道德价值
- 在尝试决策时质疑个人信仰
- 在尝试决策时质疑个人价值
- 明确潜在行为的非预期后果
- 自我关注
- 对选择不确定
- 在选择之间摇摆不定

相关因素

- 与道德义务冲突
- 信息来源冲突
- 信息不足
- 社会支持不足
- 缺乏决策经验
- 决策干扰
- 道德原则支持互不一致的行为
- 道德规范支持互不一致的行为
- 道德价值观支持互不一致的行为
- 感知价值系统的危险
- 对个人信仰不确定
- 对个人价值观不确定

领域 5·分类 4·诊断编码 00184

愿意加强决策

批准 2006·修订 2013, 2023·证据等级 2.1
MeSH: 决策（M0005721）

概念焦点：行为
背景/症状焦点：决策
护理对象：个体
判断：愿意的
解剖部位：—

年龄下限：10 岁
年龄上限：—
临床过程：
诊断状态：改善的潜在性
情境限制：—

> **定义**：影响健康相关目标、幸福和生活质量的选择模式，该模式能够被加强。

定义性特征

- 希望加强和社会文化目标一致的决策
- 希望加强和社会文化价值观一致的决策
- 希望加强和目标一致的决策
- 希望加强和价值观一致的决策
- 希望加强对决策的风险效益分析
- 希望加强对选择的理解
- 希望加强使用可靠的证据做决策

领域 5 · 分类 4 · 诊断编码 00242

自主决策受损

批准 2013 · 修订 2017, 2023 · 证据等级 2.1
MeSH：决策（M0005721）

概念焦点：行为	年龄下限：10 岁
背景/症状焦点：决策	年龄上限：—
护理对象：个体	临床过程：—
判断：受损的	诊断状态：问题导向型
解剖部位：—	情境限制：—

> **定义**：选择健康照护决策的过程未包括个人知识和（或）对社会规范的考虑，或未发生在灵活的环境中，导致决策不满意。

定义性特征
- 健康护理选择的实施延迟
- 对优化当前生活方式的健康护理选择困难
- 对他人意见感到不适
- 过度关注他人意见
- 过度恐惧他人对决策的看法
- 描述照护方式如何匹配当前生活方式的能力受损
- 他人在场时，对健康护理选择的语言表达受限
- 在描述自己的观点时受到约束

相关因素
- 对可用的健康护理选择的理解下降
- 公开讨论健康护理选择的信心不足
- 健康护理选择的相关信息不足
- 公开讨论健康护理选择的私密性不足
- 做决策时自信不足
- 讨论健康护理选择的时间不足
- 健康护理选择的信念表达不足

高危人群
- 从父权等级制系统中获得健康照护的顺性别女子
- 生活在父权等级制家庭中的顺性别女子
- 决策经验有限的个体

领域 5·分类 4·诊断编码 00244

有自主决策受损的危险

批准 2013·修订 2017, 2023·证据等级 2.1
MeSH: 决策（M0005721）

概念焦点：行为	年龄下限：10 岁
背景／症状焦点：决策	年龄上限：—
护理对象：个体	临床过程：—
判断：受损的	诊断状态：恶化的潜在性
解剖部位：—	情境限制：—

> **定义**：容易出现选择健康照护决策的过程未包括个人知识和（或）对社会规范的考虑，或未发生在灵活的环境中，导致决策不当。

危险因素

- 对可用的健康护理选择的理解下降
- 公开讨论健康护理选择的信心不足
- 健康护理选择的相关信息不足
- 公开讨论健康护理选择的私密性不足
- 做决策时自信不足
- 讨论健康护理选择的时间不足
- 健康护理选择的信念表达不足

高危人群

- 从父权等级制系统中获得健康照护的顺性别女子
- 生活在父权等级制家庭中的顺性别女子
- 决策经验有限的个体

领域 5 · 分类 4 · 诊断编码 00243

愿意加强自主决策

批准 2013 · 修订 2023 · 证据等级 2.1
MeSH: 决策（M0005721）

概念焦点：行为	年龄下限：10 岁
背景/症状焦点：决策	年龄上限：—
护理对象：个体	临床过程：—
判断：愿意的	诊断状态：改善的潜在性
解剖部位：—	情境限制：—

定义：选择包括个人知识和（或）对社会规范考虑的健康照护决策过程的模式，该模式能够被加强。

定义性特征

- 希望加强健康护理选择能力以优化当前的生活方式
- 希望加强实施所选健康护理选择的能力
- 希望加强理解所有可用的健康护理选择的能力
- 希望加强不受约束的表达自我观点的能力
- 希望他人在场的情况下说出健康护理选择以加强舒适度
- 希望加强做决策的信心
- 希望加强公开讨论健康护理选择的信心
- 希望加强决策
- 希望加强讨论健康护理选择的私密性

领域 5 · 分类 5 · 诊断编码 00051
语言交流受损

批准 1983 · 修订 1996, 1998, 2017, 2020, 2023 · 证据等级 3.2
MeSH: 交流（M0004869）

概念焦点：认知功能	年龄下限：2 岁
背景/症状焦点：交流	年龄上限：—
护理对象：个体	临床过程：—
判断：受损的	诊断状态：问题导向型
解剖部位：—	情境限制：—

定义：接收、处理、转移和（或）使用符号系统的能力受限或缺失。

定义性特征
- 失写症
- 构音不全
- 失语症
- 显得害羞
- 显得退缩
- 对话变得令人厌烦
- 说话效率下降
- 根据不同的社会环境调整言语困难
- 遵守对话规则困难
- 听从指示困难
- 应答他人困难
- 理解幽默困难
- 难以理解非直接表达的信息
- 使用替代交流困难
- 使用强化交流困难
- 不参与对话
- 回避社交情境
- 构音障碍
- 书写障碍
- 言语困难
- 发音困难
- 说话能力受损
- 无法调整交流速度
- 言辞不当
- 应答问题不当
- 误解要求
- 固执地拒绝说话
- 说话含糊

相关因素
- 呼吸困难
- 情绪不稳定
- 无法使用照顾者的语言进行交流
- 自我概念不足
- 自尊心不足
- 刺激不当
- 感知脆弱性
- 心理阻碍
- 物质滥用
- 未解决的环境制约因素
- 价值观与文化规范不一致

高危人群
- 面对躯体阻碍的个体
- 术后早期的个体
- 无重要他人的个体
- 无法言语表达的个体
- 有交流阻碍的个体

相关条件
- 感知改变
- 中枢神经系统疾病
- 听力障碍
- 精神障碍
- 运动神经元病
- 口腔疾病
- 神经认知障碍
- 神经发育障碍
- 口咽发育异常
- 外周神经系统疾病
- 呼吸肌无力
- 气管造口术
- 治疗方案
- 声带功能障碍

领域 5 · 分类 5 · 诊断编码 00434

有语言交流受损的危险

批准 2023 · 修订 2023 · 证据等级 2.1
MeSH: 交流（M0004869）

概念焦点：认知功能
背景/症状焦点：交流
护理对象：个体
判断：受损的
解剖部位：—

年龄下限：2 岁
年龄上限：—
临床过程：—
诊断状态：恶化的潜在性
情境限制：—

> **定义**：容易出现接收、处理、传输和（或）使用符号系统的能力受限或缺失。

危险因素
- 呼吸困难
- 情绪不稳定
- 无法使用照顾者的语言进行交流
- 自我概念不足
- 自尊心不足
- 刺激不当
- 感知脆弱性
- 心理阻碍
- 未解决的环境制约因素
- 价值观与文化规范不一致

高危人群
- 面对躯体阻碍的个体
- 术后早期的个体
- 无重要他人的个体

相关条件
- 感知改变
- 中枢神经系统疾病
- 听力障碍
- 精神障碍
- 运动神经元病
- 口腔疾病
- 神经认知障碍
- 神经发育障碍
- 口咽发育异常
- 外周神经系统疾病
- 呼吸肌无力
- 物质滥用
- 气管造口术
- 治疗方案
- 声带功能障碍

领域 5 · 分类 5 · 诊断编码 00368

愿意加强语言交流

批准 2023 · 证据等级 2.1
MeSH: 交流（M0004869）

概念焦点：认知功能	年龄下限：—
背景 / 症状焦点：交流	年龄上限：—
护理对象：个体	临床过程：—
判断：愿意的	诊断状态：改善的潜在性
解剖部位：—	情境限制：—

定义：接收、处理、传输和（或）使用符号系统的模式，该模式能够被加强。

定义性特征

- 希望加强遵守对话规则的能力
- 希望加强理解非直接表达信息的能力
- 希望提升替代性沟通的能力
- 希望加强辅助沟通的能力
- 希望加强情感交流
- 希望加强建立社交
- 希望加强维持交流
- 希望加强选择性注意
- 希望针对不同的社会环境加强言语调整
- 希望加强言语模式
- 希望加强对社会对话的理解
- 希望加强语音模式

领域 6. 自我感知

对自我/家庭/群体的认识。

分类 1. 自我概念
个体对自我或家庭的整体感知

编码	诊断	页码
00167	愿意加强自我概念	323
00494	自我认同中断	324
00495	家庭认同中断综合征	325
00496	有家庭认同中断综合征的危险	326
00488	有人格尊严受损的危险	327
00341	愿意加强跨性别社会认同	328

分类 2. 自尊
对自我价值、能力、重要性和成功的评估

编码	诊断	页码
00483	长期自尊不足	329
00480	有长期自尊不足的危险	331
00481	情境性自尊不足	332
00482	有情境性自尊不足的危险	333
00338	健康自我效能不足	334

分类 3. 体像
对自我身体的心理映像

编码	诊断	页码
00497	体像中断	335

NANDA-I 护理诊断:定义与分类(2024—2026),原著第 13 版
希瑟·赫德曼(T.Heather Herdman)、上原重美(Shigemi Kamitsuru)和卡米拉·塔卡奥·洛佩斯(Camila Takáo Lopes)主编
© 2024 NANDA-I,2024,蒂姆医学出版有限公司,纽约
配套网站:www.thieme.com/nanda-i

领域 6 · 分类 1 · 诊断编码 00167

愿意加强自我概念

批准 2002 · 修订 2013, 2023 · 证据等级 2.1
MeSH: 自我概念（M0019612）

概念焦点：身份认同	年龄下限：—
背景/症状焦点：自我概念	年龄上限：—
护理对象：个体	临床过程：—
判断：愿意的	诊断状态：改善的潜在性
解剖部位：—	情境限制：—

定义： 关于自我的观点或感知模式，这种观点或感知模式能够被加强。

定义性特征
- 希望加强接受限制
- 希望加强接受优势
- 希望加强对体像的满意度
- 希望加强对能力的信心
- 希望加强言行一致性
- 希望加强角色扮演
- 希望加强对个人身份认同的满意度
- 希望加强对价值感的满意度
- 希望加强自尊心

领域 6·分类 1·诊断编码 00494

自我认同中断

批准 2023·证据等级 2.1

概念焦点：身份认同	年龄下限：—
背景/症状焦点：感知	年龄上限：—
护理对象：个体	临床过程：—
判断：中断的	诊断状态：问题导向型
解剖部位：—	情境限制：—

> **定义**：无法保持整体和完整的自我感知。

定义性特征
- 体像中断
- 文化价值观混乱
- 目标混乱
- 思想价值观混乱
- 空虚感
- 陌生感
- 自我感觉波动
- 区别内部和外部刺激的能力受损
- 人际关系不足
- 角色扮演不足
- 行为不一致
- 应对策略应用无效

相关因素
- 压力过多
- 性别冲突
- 家庭运作受损
- 自尊心不足
- 感知社会歧视
- 价值观与文化规范不一致

高危人群
- 经历社会角色改变的个体
- 经历邪教灌输的个体
- 经历发展转型的个体

相关条件
- 精神障碍
- 药物制剂

领域 6・分类 1・诊断编码 00495
家庭认同中断综合征

批准 2023・证据等级 2.1

概念焦点：身份认同	年龄下限：—
背景/症状焦点：感知	年龄上限：—
护理对象：家庭	临床过程：—
判断：中断的	诊断状态：问题导向型
解剖部位：—	情境限制：—

定义：无法建立和保持整体及完整的家庭感知。

定义性特征
- 家庭互动模式中断（00389）
- 自我认同中断（00494）
- 决策受损（00429）
- 家庭运作受损（00388）
- 韧性受损（00210）
- 性功能受损（00386）
- 分娩过程无效（00221）
- 家庭应对适应不良（00373）

相关因素
- 家庭关系矛盾
- 家庭成员的不同应对方式
- 家庭仪式中断
- 家庭角色中断
- 压力过多
- 社会支持不足
- 家庭成员对治疗方案的管理不一致
- 家庭交流无效
- 应对策略的使用无效
- 感知价值系统的危险
- 感知社会歧视
- 性功能障碍
- 未解决的家庭暴力
- 不实际的期望
- 价值观与文化规范不一致

高危人群
- 混合家庭
- 经济窘迫的家庭
- 经历不孕不育的家庭
- 有暴力史的家庭
- 有被监禁成员的家庭
- 成员经历健康状况变化的家庭
- 成员经历发展危机的家庭
- 成员经历情境性危机的家庭
- 成员脱离社会支持的家庭
- 有收养史成员的家庭
- 有亲密功能障碍成员的家庭
- 有无业成员的家庭

领域 6 · 分类 1 · 诊断编码 00496
有家庭认同中断综合征的危险

批准 2023 · 证据等级 2.1

概念焦点：身份认同　　　　　年龄下限：—
背景/症状焦点：感知　　　　　年龄上限：—
护理对象：家庭　　　　　　　临床过程：—
判断：中断的　　　　　　　　诊断状态：恶化的潜在性
解剖部位：—　　　　　　　　情境限制：—

> **定义**：容易出现无法建立和保持整体及完整的家庭感知。

危险因素
- 家庭关系矛盾
- 家庭成员的不同应对方式
- 家庭仪式中断
- 家庭角色中断
- 压力过多
- 社会支持不足
- 家庭成员对治疗方案的管理不一致
- 家庭交流无效
- 应对策略的使用无效
- 感知价值系统的危险
- 感知社会歧视
- 性功能障碍
- 未解决的家庭暴力
- 不实际的期望
- 价值观与文化规范不一致

高危人群
- 混合家庭
- 经济窘迫的家庭
- 经历不孕不育的家庭
- 有暴力史的家庭
- 有被监禁成员的家庭
- 成员经历健康状况变化的家庭
- 成员经历发展危机的家庭
- 成员经历情境性危机的家庭
- 成员脱离社会支持的家庭
- 有收养史成员的家庭
- 有亲密功能障碍成员的家庭
- 有无业成员的家庭

领域 6·分类 1·诊断编码 00488

有人格尊严受损的危险

批准 2023·证据等级 2.1

概念焦点：身份认同	年龄下限：—
背景/症状焦点：感知	年龄上限：—
护理对象：个体	临床过程：—
判断：受损的	诊断状态：恶化的潜在性
解剖部位：—	情境限制：—

定义：容易感知到失去尊重和荣誉。

危险因素
- 去人性化
- 保密信息泄露
- 身体暴露
- 羞辱
- 隐私不足
- 对健康信息的理解不足
- 临床工作者的侵入性操作
- 对身体功能的控制丧失
- 感知社会耻辱
- 价值观与文化规范不一致

高危人群
- 决策经验有限的个体

领域 6 · 分类 1 · 诊断编码 00341

愿意加强跨性别社会认同

批准 2023 · 证据等级 2.2
MeSH: 社会认同（M0020027），跨性别者（M0571147），跨性别主义（M0021843）

概念焦点：身份认同	年龄下限：—
背景 / 症状焦点：自我概念	年龄上限：—
护理对象：个体	临床过程：—
判断：愿意的	诊断状态：改善的潜在性
解剖部位：—	情境限制：—

> **定义**：发展性别自我形象的模式，包括改变身体特征，从而促进对某一社会或文化群体的归属感，该模式能够被加强。

定义性特征
- 希望身体改观
- 希望加强自主性
- 希望加强被接纳感
- 希望加强被爱感
- 希望加强自我认同感
- 希望加强自我尊重感
- 希望加强与跨性别社区的联系
- 希望加强对跨性别身份的认同

领域 6・分类 2・诊断编码 00483

长期自尊不足

批准 2023・证据等级 3.2

概念焦点：身份认同
背景 / 症状焦点：自尊
护理对象：个体
判断：不足的
解剖部位：—
年龄下限：—
年龄上限：—
临床过程：慢性
诊断状态：问题导向型
情境限制：—

定义：对自我价值、自我接纳、自我尊重、能力和对自我态度的长期负面感知。

定义性特征

- 眼神接触减少
- 依赖他人的意见
- 抑郁症状
- 过度内疚
- 过度寻求保证
- 无望
- 失眠
- 孤独
- 过于顺从的行为

- 过分顺从行为
- 拒绝积极反馈
- 反复失败
- 沉思
- 自我否定的言语
- 羞愧
- 自杀意念
- 低估应对环境的能力

相关因素

- 正念接纳水平降低
- 财务管理困难
- 体像中断
- 压力过多
- 疲劳
- 恐惧被拒绝
- 宗教信仰受损
- 韧性受损
- 接受的关爱不足
- 他人认可不足
- 依恋行为不足
- 家庭凝聚力不足

- 小组成员不足
- 他人尊重不足
- 自我效能不足
- 归属感不足
- 社会支持不足
- 交流技能无效
- 适应不良性哀伤
- 消极的辞职取向
- 精神不协调
- 污名化
- 未解决的反复负强化
- 价值观与文化规范不一致

高危人群
- 处于经济弱势的个体
- 经历反复失败的个体
- 暴露于创伤性事件的个体
- 有被忽视史的个体
- 暴露于创伤性情境的个体
- 有被遗弃史的个体
- 有被虐待史的个体
- 有丧失史的个体

相关条件
- 抑郁障碍
- 功能性损伤
- 精神障碍
- 躯体疾病

领域 6 · 分类 2 · 诊断编码 00480
有长期自尊不足的危险

批准 2023 · 证据等级 3.2

概念焦点：身份认同	年龄下限：—
背景/症状焦点：自尊	年龄上限：—
护理对象：个体	临床过程：慢性
判断：不足的	诊断状态：恶化的潜在性
解剖部位：—	情境限制：—

> **定义**：容易出现对自我价值、自我接纳、自我尊重、能力和对自我态度的长期负面感知。

危险因素
- 正念接纳水平降低
- 财务管理困难
- 体像中断
- 压力过多
- 疲劳
- 恐惧被拒绝
- 宗教信仰受损
- 韧性受损
- 接受的关爱不足
- 他人认可不足
- 依恋行为不足
- 家庭凝聚力不足
- 小组成员不足
- 他人尊重不足
- 自我效能不足
- 归属感不足
- 社会支持不足
- 交流技能无效
- 适应不良性哀伤
- 消极的辞职取向
- 精神不协调
- 污名化
- 未解决的反复负强化
- 价值观与文化规范不一致

高危人群
- 处于经济弱势的个体
- 经历反复失败的个体
- 暴露于创伤性事件的个体
- 发展转型困难的个体
- 有被遗弃史的个体
- 有被虐待史的个体
- 有被忽视史的个体
- 有丧失史的个体

相关条件
- 抑郁障碍
- 功能性损伤
- 精神障碍
- 躯体疾病

领域 6 · 分类 2 · 诊断编码 00481

情境性自尊不足

批准 2023 · 证据等级 3.2

概念焦点：身份认同　　　　　　年龄下限：—
背景/症状焦点：自尊　　　　　　年龄上限：—
护理对象：个体　　　　　　　　临床过程：间断性
判断：不足的　　　　　　　　　诊断状态：问题导向型
解剖部位：—　　　　　　　　　情境限制：—

> **定义**：对自我价值、自我接纳、自我尊重、能力和对自我的态度从积极转为消极，从而对当前情境做出反应。

定义性特征
- 抑郁症状
- 无助
- 优柔寡断的行为
- 失眠
- 孤独
- 过分顺从行为
- 无目的
- 沉思
- 自我否定的言语
- 低估应对环境的能力

相关因素
- 与价值观不一致的行为
- 正念接纳水平降低
- 接受社会角色改变困难
- 财务管理困难
- 体像中断
- 压力过多
- 疲劳
- 恐惧被拒绝
- 宗教信仰受损
- 依恋行为不足
- 家庭凝聚力不足
- 他人尊重不足
- 自我效能不足
- 社会支持不足
- 交流技能无效
- 适应不良的完美主义
- 消极的辞职取向
- 无能为力
- 污名化
- 不实际的自我期望
- 价值观与文化规范不一致

高危人群
- 经历新危机的个体
- 经历慢性危机的个体
- 经历发展危机的个体
- 经历临终期危机的个体
- 经历经济危机的个体
- 经历成熟危机的个体
- 经历个人危机的个体
- 经历性身份认同危机的个体
- 经历情境性危机的个体
- 经历精神危机的个体

相关条件
- 功能性损伤
- 精神障碍
- 躯体疾病

领域 6·分类 2·诊断编码 00482
有情境性自尊不足的危险

批准 2023·证据等级 3.2

概念焦点：身份认同	年龄下限：—
背景/症状焦点：自尊	年龄上限：—
护理对象：个体	临床过程：间断性
判断：不足的	诊断状态：恶化的潜在性
解剖部位：—	情境限制：—

> **定义**：容易出现对自我价值、自我接纳、自我尊重、能力和对自我的态度从积极转为消极，从而对当前情境做出反应。

危险因素
- 与价值观不一致的行为
- 正念接纳水平降低
- 接受社会角色改变困难
- 财务管理困难
- 体像中断
- 压力过多
- 疲劳
- 恐惧被拒绝
- 宗教信仰受损
- 依恋行为不足
- 家庭凝聚力不足
- 他人尊重不足
- 自我效能不足
- 社会支持不足
- 交流技能无效
- 适应不良的完美主义
- 消极的辞职取向
- 无能为力
- 污名化
- 不实际的自我期望
- 价值观与文化规范不一致

高危人群
- 经历新危机的个体
- 经历慢性危机的个体
- 经历发展危机的个体
- 经历临终期危机的个体
- 经历经济危机的个体
- 经历成熟危机的个体
- 经历个人危机的个体
- 经历性身份认同危机的个体
- 经历情境性危机的个体
- 经历精神危机的个体

相关条件
- 功能性损伤
- 精神障碍
- 躯体疾病

领域 6 · 分类 2 · 诊断编码 00338
健康自我效能不足

批准 2023 · 证据等级 3.3
MeSH：自我效能（M0030017）

概念焦点：身份认同	年龄下限：—
背景/症状焦点：自我效能	年龄上限：—
护理对象：个体	临床过程：—
判断：不足的	诊断状态：问题导向型
解剖部位：—	情境限制：—

> **定义**：对自己促进、保持或恢复适当健康状态的能力缺乏信心。

定义性特征
- 回避行为
- 在需要时寻求健康相关支持与照护困难
- 尝试不同方法来克服实现健康目标的阻碍困难
- 为自己的健康目标制定可行的计划困难
- 对采用健康的生活方式感觉良好困难
- 确定自己不满意的健康领域困难
- 未能采取预防健康问题的行为
- 治疗方案依从性不足
- 健康相关生活质量不足
- 应对健康相关压力的积极方法的知识不足
- 关注自身健康动机的知识不足
- 自我控制不足
- 为自己选择医疗保健服务的自我认识不足
- 消极的健康自我感知
- 有危险倾向的健康行为

相关因素
- 焦虑
- 压力过多
- 疲劳
- 恐惧
- 语言交流受损
- 交流技能不足
- 健康素养不足
- 社会支持不足
- 对卫生人员的信任不足
- 选择非健康行为的理由不当
- 疼痛
- 感知健康相关的阻碍
- 无能为力
- 对情况的严重性无知

高危人群
- 文化程度低的个体
- 老年人

相关条件
- 严重的并发症

领域 6 · 分类 3 · 诊断编码 00497

体像中断

批准 2023 · 证据等级 3.2
MeSH: 体像（M0002748）

概念焦点：身份认同	年龄下限：—
背景/症状焦点：感知	年龄上限：—
护理对象：个体	临床过程：—
判断：中断的	诊断状态：问题导向型
解剖部位：—	情境限制：—

定义：对自身身体的负面心理映像。

定义性特征

- 本体感觉改变
- 避免看自己的身体
- 避免触摸自己的身体
- 性健康困扰
- 固执地与他人比较
- 社交互动减少
- 抑郁症状
- 恐惧与他人互动
- 感觉生活失败
- 注重过去的仪表
- 注重过去的功能
- 注重过去的优势
- 经常称自己的体重
- 无助
- 隐藏身体部位
- 监测身体的变化
- 命名身体部位
- 命名缺失的身体部位
- 忽视非功能性的身体部位
- 对身体变化的非语言反应
- 对感知身体变化的非语言反应
- 过度暴露身体部位
- 对反映形象观点变化的感知
- 专注于改变
- 专注于丧失的身体部位
- 拒绝承认变化
- 社交焦虑
- 使用非人称代词描述身体部位
- 使用非人称代词描述身体丧失的部位

相关因素

- 精神信仰与治疗方案之间冲突
- 价值观与文化规范之间冲突
- 不相信身体的功能
- 恐惧疾病复发
- 自我效能不足
- 自尊心不足
- 超重自我管理无效
- 消极的身体意识
- 残肢痛
- 未解决的身体羞愧
- 对治疗结局的非现实性感知
- 不实际的自我期望

高危人群
- 癌症幸存者
- 顺性别女子
- 经历青春期的个体
- 身体功能改变的个体
- 经历体重改变的个体
- 经历发展转型的个体
- 有伤疤的个体
- 有造口的个体

相关条件
- 慢性疼痛
- 进食障碍
- 纤维肌痛
- 人类免疫缺陷病毒感染
- 心理社会功能受损
- 精神障碍
- 外科手术
- 治疗方案
- 伤痕累累

领域 7. 角色关系

个体与群体之间的积极和消极联系或关系，以及这些联系的表现方式。

分类 1.　照顾角色
社会对非专业的健康照护者提供照护的期望行为模式

编码	诊断	页码
00436	抚养行为受损	338
00437	有抚养行为受损的危险	340
00438	愿意加强抚养行为	342
00387	抚养角色冲突过度	343

分类 2.　家庭关系
有生物学相关或选择性相关者之间的关系

编码	诊断	页码
00389	家庭互动模式中断	345
00440	有家庭互动模式中断的危险	347
00388	家庭运作受损	348
00159	愿意加强家庭运作	351
00439	有依恋行为中断的危险	352

分类 3.　角色扮演
执行社会期望行为模式的质量

编码	诊断	页码
00055	角色扮演无效	353
00449	亲密伴侣关系无效	355
00445	有亲密伴侣关系无效的危险	356
00446	愿意加强亲密伴侣关系	357
00052	社交受损	358
00221	分娩过程无效	359
00227	有分娩过程无效的危险	361
00208	愿意加强分娩过程	362

NANDA-I 护理诊断：定义与分类（2024—2026），原著第 13 版
希瑟·赫德曼（T.Heather Herdman）、上原重美（Shigemi Kamitsuru）和卡米拉·塔卡奥·洛佩斯（Camila Takáo Lopes）主编
© 2024 NANDA-I，2024，蒂姆医学出版有限公司，纽约
配套网站：www.thieme.com/nanda-i

领域 7 · 分类 1 · 诊断编码 00436

抚养行为受损

批准 2023 · 证据等级 3.1
MeSH：健康行为（M0023790），抚养（M0025169）

概念焦点：行为	年龄下限：—
背景/症状焦点：抚养	年龄上限：—
护理对象：个体	临床过程：—
判断：受损的	诊断状态：问题导向型
解剖部位：—	情境限制：—

> **定义**：主要照顾者无法通过一贯和感同身受地行使权威，并对儿童的需求作出恰当回应，在养育、保护和促进其最佳成长和发展方面受到限制。

定义性特征
照顾者和儿童症状
– 极端情绪波动

主要照顾者体征
– 参与亲子关系减少
– 未能提供安全的家庭环境
– 敌对的抚养行为
– 冲动行为
– 对婴儿行为线索的反应不足
– 儿童保育安排不当
– 侵入式抚养行为
– 负性交流
– 拒绝儿童

主要照顾者症状
– 对照护儿童的焦虑
– 积极气质下降
– 主观注意力质量下降
– 社会异化

儿童表现
– 品行问题
– 认知发展延迟
– 建立健康的亲密人际关系困难
– 社交功能困难
– 调节情绪困难
– 学业成绩不足
– 与同年龄同性别相比超重
– 角色转换
– 躯体不适的诉求

相关因素
– 情绪识别能力下降
– 复杂治疗方案的管理困难

领域 7. 角色关系

- 抑郁症状
- 建立社会互动困难
- 过度使用交互式电子设备
- 家庭运作受损
- 儿童发育的知识不足
- 儿童健康维持的知识不足
- 抚养角色的榜样不足
- 自我效能不足
- 社会支持不足
- 解决问题困难
- 情绪摇摆不定
- 运输不足
- 未注意儿童的需求
- 婚姻冲突
- 非恢复性睡眠觉醒周期
- 感知经济压力
- 物质滥用
- 未解决的亲密伴侣暴力

高危人群
- 青少年
- 处于经济弱势的个体
- 无家可归的个体
- 唯一主要照顾者的个体
- 经历家庭物质滥用的主要照顾者
- 经历与儿童长期分离的主要照顾者
- 经历情境危机的主要照顾者
- 脾气暴躁儿童的主要照顾者
- 有新生儿重症监护住院史儿童的主要照顾者
- 非期望性别儿童的主要照顾者
- 早产婴儿的主要照顾者
- 有创伤后休克家族史的主要照顾者
- 有被虐待史的主要照顾者
- 有虐待史的主要照顾者
- 有被忽视史的主要照顾者
- 有暴力暴露史的主要照顾者
- 有产前护理不足史的主要照顾者
- 有产前压力史的主要照顾者
- 文化程度低的主要照顾者

相关条件
儿童因素
- 行为障碍
- 复杂的治疗方案
- 情绪障碍
- 神经发育障碍

主要照顾者
- 精神障碍

339

领域 7·分类 1·诊断编码 00437
有抚养行为受损的危险

批准 2023·证据等级 3.1
MeSH: 健康行为（M0023790），抚养（M0025169）

概念焦点：行为	年龄下限：—
背景/症状焦点：抚养	年龄上限：—
护理对象：个体	临床过程：—
判断：受损的	诊断状态：恶化的潜在性
解剖部位：—	情境限制：—

> **定义**：主要照顾者可能无法通过一贯和感同身受地行使权威，并对儿童的需求作出恰当回应，在养育、保护和促进其最佳成长和发展方面容易受到限制。

危险因素
- 情绪识别能力下降
- 抑郁症状
- 建立社会互动困难
- 复杂治疗方案的管理困难
- 解决问题困难
- 情绪摇摆不定
- 过度使用交互式电子设备
- 家庭运作受损
- 儿童发育的知识不足
- 儿童健康维持的知识不足
- 抚养角色的榜样不足
- 自我效能不足
- 社会支持不足
- 运输不足
- 未注意儿童的需求
- 焦虑症状增加
- 婚姻冲突
- 非恢复性睡眠觉醒周期
- 感知经济压力
- 物质滥用
- 未解决的亲密伴侣暴力

高危人群
主要照顾者
- 青少年
- 处于经济弱势的个体
- 唯一主要照顾者的个体
- 经历家庭物质滥用的主要照顾者
- 经历与儿童长期分离的主要照顾者
- 脾气暴躁儿童的主要照顾者
- 有新生儿重症监护住院史儿童的主要照顾者
- 非期望性别儿童的主要照顾者
- 早产婴儿的主要照顾者
- 有创伤后休克家族史的主要照顾者
- 有被虐待史的主要照顾者
- 有虐待史的主要照顾者
- 有被忽视史的主要照顾者
- 有暴力暴露史的主要照顾者
- 有产前护理不足史的主要照顾者
- 有产前压力史的主要照顾者
- 文化程度低的主要照顾者

相关条件
儿童因素
- 行为障碍
- 复杂的治疗方案
- 情绪障碍
- 神经发育障碍

主要照顾者
- 精神障碍

领域 7・分类 1・诊断编码 00438

愿意加强抚养行为

批准 2023・证据等级 2.1
MeSH: 健康行为（M0023790），抚养（M0025169）

概念焦点：行为	年龄下限：—
背景/症状焦点：抚养	年龄上限：—
护理对象：个体	临床过程：—
判断：愿意的	诊断状态：改善的潜在性
解剖部位：—	情境限制：—

> **定义**：主要照顾者通过一贯和感同身受地行使权威，并对儿童的需求作出恰当回应，从而实现对儿童养育、保护和促进其最佳成长和发展的模式，该模式能够被加强。

定义性特征

- 希望加强对儿童的接纳
- 希望加强维持儿童的健康
- 希望加强儿童的保育安排
- 希望加强与儿童的接触
- 希望加强家庭环境的安全
- 希望加强情绪稳定性
- 希望加强亲子关系
- 希望加强耐心
- 希望加强积极交流
- 希望加强积极抚养行为
- 希望加强积极气质
- 希望加强对婴儿行为线索的应答
- 希望加强主观注意力质量

领域 7 · 分类 1 · 诊断编码 00387

抚养角色冲突过度

批准 2023 · 证据等级 2.1
MeSH: 抚养（M0025169），角色（M0019251）

概念焦点：关系	年龄下限：—
背景/症状焦点：角色	年龄上限：—
护理对象：个体	临床过程：—
判断：过度的	诊断状态：问题导向型
解剖部位：—	情境限制：—

定义：主要照顾者在满足儿童的需求时，经历了不一致、相互冲突和（或）不协调的期望与责任。

定义性特征
- 愤怒行为
- 焦虑
- 担心抚养角色改变
- 担心家庭
- 显示照护常规中断
- 过度内疚
- 恐惧
- 感到对儿童相关决策的失控
- 沮丧
- 无助
- 感知无法满足儿童的情感需求
- 感知无法满足儿童的生理需求
- 无能为力
- 不愿参与照顾者的日常活动

相关因素
- 缺乏父母与婴儿之间的隐私
- 抑郁症状
- 角色承诺优先级排序困难
- 父母的角色情感受限
- 压力过多
- 无法创建自己的育儿常规
- 儿童发育的知识不足
- 儿童健康维持的知识不足
- 父母的自信不足
- 社会支持网络不足
- 受到侵入性照护方式的威胁
- 受到限制性照护方式的威胁
- 感知缺乏支持性社会网络
- 未解决的环境制约因素
- 不实际的期望

高危人群
- 因儿童的治疗方案而经历家庭生活中断的个体
- 有特殊需求而需要居家照护儿童的个体
- 接受疼痛治疗儿童的主要照顾者
- 住院儿童的主要照顾者
- 早产婴儿的主要照顾者
- 婚姻状况发生变化的主要照顾者

- 生活在非传统环境中的主要照顾者
- 发育障碍儿童的主要照顾者
- 与儿童分离的主要照顾者
- 父母角色榜样不足的主要照顾者
- 文化程度低的主要照顾者

相关条件
- 抑郁障碍

领域 7·分类 2·诊断编码 00389

家庭互动模式中断

批准 2023·证据等级 2.1
MeSH: 家庭健康（M0008206）

概念焦点：关系	年龄下限：—
背景/症状焦点：—	年龄上限：—
护理对象：家庭	临床过程：—
判断：中断的	诊断状态：问题导向型
解剖部位：—	情境限制：—

定义：家庭组织和结构紊乱，无法为家庭成员的健康提供支持。

定义性特征
- 情感反应改变
- 交流模式改变
- 家庭冲突的解决方式改变
- 家庭满意度改变
- 人际关系改变
- 亲密度改变
- 决策参与度改变
- 解决问题的参与度改变
- 性伴侣关系改变
- 躯体化改变
- 减压行为改变
- 任务分配变化
- 家庭内部的共谋联盟
- 社区资源冲突
- 家庭成员之间的联系减少
- 可用的情感支持减少
- 相互支持减少
- 家庭内部的混乱联盟
- 家庭报告互动改变
- 任务完成无效
- 社区资源隔离
- 合作共育受限
- 亲情受限
- 家庭互动受限
- 权力联盟改变
- 仪式改变
- 家庭内部的紧张联盟
- 标准有效的评估工具的不稳定家庭联盟评分

相关因素
- 应对社区互动的变化困难
- 应对家庭角色改变困难
- 家庭成员的层级关系转变应对困难
- 家庭成员的权力转移应对困难
- 家庭成员的社会角色转变应对困难
- 压力过多
- 感知社会歧视
- 物质滥用
- 未解决的社区暴力
- 未解决的家庭暴力

高危人群
- 社会地位变化的家庭
- 成员经历发展危机的家庭
- 成员经历发展转型的家庭
- 有财务危机的家庭
- 成员经历情境性危机的家庭
- 成员经历情境转变的家庭

相关条件
- 精神障碍

领域 7 · 分类 2 · 诊断编码 00440
有家庭互动模式中断的危险

批准 2023 · 证据等级 2.1
MeSH: 家庭健康（M0008206）

概念焦点：关系	年龄下限：—
背景/症状焦点：—	年龄上限：—
护理对象：家庭	临床过程：—
判断：中断的	诊断状态：恶化的潜在性
解剖部位：—	情境限制：—

定义：容易出现家庭组织和结构紊乱，无法为家庭成员的健康提供支持。

危险因素
- 应对社区互动的变化困难
- 应对家庭角色改变困难
- 家庭成员的层级关系转变应对困难
- 家庭成员的权力转移应对困难
- 家庭成员的社会角色转变应对困难
- 压力过多
- 感知社会歧视
- 物质滥用
- 未解决的社区暴力
- 未解决的家庭暴力

高危人群
- 社会地位变化的家庭
- 有财务危机的家庭
- 成员经历发展危机的家庭
- 成员经历发展转型的家庭
- 成员经历情境性危机的家庭
- 成员经历情境转变的家庭

相关条件
- 精神障碍

领域 7 · 分类 2 · 诊断编码 00388

家庭运作受损

批准 2023 · 证据等级 2.1
MeSH：家庭关系（M0008222）

概念焦点：关系	年龄下限：—
背景/症状焦点：—	年龄上限：—
护理对象：家庭	临床过程：—
判断：受损的	诊断状态：问题导向型
解剖部位：—	情境限制：—

定义：无法为家庭成员的健康提供支持的家庭关系。

定义性特征

行　为

- 学业成绩改变
- 避免冲突
- 对立的交流模式
- 控制性的交流模式
- 批判他人
- 注意力下降
- 身体接触减少
- 社交互动减少
- 否认问题
- 接受帮助困难
- 适应变化困难
- 建设性处理创伤经历困难
- 悲伤困难
- 享受快乐困难
- 满足成员的情感需求困难
- 满足成员的安全需求困难
- 满足成员的精神需求困难
- 获得适当的帮助困难
- 亲密的人际关系困难
- 生命周期过渡困难
- 助长物质滥用模式
- 不断升级的冲突
- 苛刻的自我判断
- 不成熟
- 物质滥用的知识不足
- 愤怒表达不当
- 独立性丧失
- 说谎
- 操纵
- 倾向于缓解紧张而非达成目标的取向
- 矛盾的交流模式
- 承诺失信模式
- 权力斗争
- 精神运动性焦虑不安
- 合理化
- 拒绝接受个人责任
- 拒绝接受帮助
- 寻求肯定
- 寻求认可
- 自责
- 集中物质滥用的特殊场合
- 压力相关躯体疾病
- 物质滥用
- 行为不可靠
- 对儿童语言虐待
- 对父母语言虐待
- 对同伴语言虐待

– 交流技能不足

感　受
– 被遗弃
– 愤怒
– 焦虑
– 混乱
– 抑郁症状
– 不满意
– 尴尬
– 被他人控制情绪
– 情绪孤立
– 过度恐惧
– 过度内疚
– 感觉与他人不同
– 感觉没人爱
– 沮丧
– 无望
– 敌意
– 自尊心不足
– 不安全
– 挥之不去的怨恨
– 孤独
– 丧失
– 身份认同丧失
– 不信任他人
– 被误解
– 情绪不稳
– 感知失败
– 无能为力
– 拒绝
– 压抑的情绪
– 羞愧
– 紧张
– 不快乐
– 无价值

角色与关系
– 家庭关系改变
– 角色功能改变
– 长期的家庭问题
– 封闭式交流系统
– 同伴之间冲突
– 爱与怜悯混淆
– 家庭关系恶化
– 家庭成员相互联系以促进彼此成长与成熟的能力减弱
– 家庭仪式中断
– 家庭角色中断
– 家庭否认
– 家庭无组织性
– 家庭凝聚力不足
– 对家庭成员自主性的尊重不足
– 对家庭成员个性化的尊重不足
– 人际关系的技能不足
– 抚养行为不一致
– 与同伴交流无效
– 忽视对家庭成员的义务
– 拒绝模式
– 感知主要照顾者的支持不足
– 为物质滥用者的行为承担责任
– 三角家庭关系

相关因素
– 解决问题困难
– 感知脆弱性

－应对策略的使用无效

高危人群
－经济窘迫的家庭
－对治疗方案有耐药史的家庭
－有物质滥用遗传倾向成员的家庭
－有物质滥用史成员的家庭

相关条件
－抑郁障碍
－发育障碍
－亲密功能障碍
－外科手术

领域 7 · 分类 2 · 诊断编码 00159

愿意加强家庭运作

批准 2002・修订 2013, 2023・证据等级 2.1
MeSH：家庭关系（M0008222）

概念焦点：关系	年龄下限：—
背景/症状焦点：—	年龄上限：—
护理对象：家庭	临床过程：—
判断：愿意的	诊断状态：改善的潜在性
解剖部位：—	情境限制：—

定义： 支持家庭成员幸福的家庭关系模式，该模式能够被加强。

定义性特征

- 希望加强个人自主性与家庭凝聚力之间的平衡
- 希望加强交流模式
- 希望提升家庭能量水平以支持日常生活活动
- 希望加强家庭对变化的适应性
- 希望加强家庭活力
- 希望加强家庭的心理韧性
- 希望加强家庭成员的成长
- 希望加强和社区的相互依赖
- 希望加强与家庭成员保持界限
- 希望加强对家庭成员的尊重
- 希望加强家庭成员的安全

领域 7 · 分类 2 · 诊断编码 00439
有依恋行为中断的危险

批准 2023 · 证据等级 2.1
MeSH: 物品依恋（M0015164），亲子关系（M0015937）

概念焦点：关系	年龄下限：—
背景/症状焦点：依恋	年龄上限：—
护理对象：家庭	临床过程：—
判断：中断的	诊断状态：恶化的潜在性
解剖部位：—	情境限制：—

> **定义**：容易出现主要照顾者和婴儿之间互动过程的干扰，这种互动过程促进了体现保护和养育互惠关系的活动。

危险因素
婴儿因素
- 婴儿神经发育组织性下降
- 触摸相关刺激减少
- 与主要照顾者面对面的距离受限

主要照顾者因素
- 对胸式喂养焦虑
- 婴儿神经发育组织性下降导致的冲突
- 照顾者敏感性下降
- 抑郁症状
- 过度焦虑
- 压力过多
- 无法满足个人需求
- 胸式喂养自我效能不足
- 侵入性抚养行为
- 物质滥用

环境因素
- 长期混乱的家庭环境
- 隐私不足
- 躯体阻碍
- 未解决主要照顾者与婴儿分离的问题

高危人群
- 重症监护病房住院的个体
- 有特殊需求而需要居家照护儿童的个体
- 有负面情绪的婴儿
- 患有神经感觉过敏症的婴儿
- 有不良童年经历的主要照顾者

相关条件
- 抑郁障碍

领域 7 · 分类 3 · 诊断编码 00055

角色扮演无效

批准 1978 · 修订 1996, 1998, 2017, 2023
MeSH: 角色（M0019251）

概念焦点：行为	年龄下限：—
背景/症状焦点：角色	年龄上限：—
护理对象：个体	临床过程：—
判断：无效的	诊断状态：问题导向型
解剖部位：—	情境限制：—

> **定义**：不符合环境背景、规范和期望的行为模式和自我表达。

定义性特征

- 责任模式改变
- 角色恢复改变
- 焦虑
- 角色感知改变
- 对他人角色的感知改变
- 抑郁症状
- 家庭暴力
- 烦扰
- 信心不足
- 角色要求的知识不足
- 动机不足
- 自我管理不足
- 技能不足
- 对角色实现的支持不足
- 发展性期望不当
- 适应变化无效
- 应对策略的使用无效
- 感知社会歧视
- 悲观主义
- 无能为力
- 角色矛盾
- 角色否认
- 角色不满意
- 系统冲突
- 不确定

相关因素

- 冲突
- 体像中断
- 压力过多
- 疲劳
- 卫生资源不足
- 角色扮演的机会不足
- 奖励不足
- 角色榜样不足
- 角色准备不足
- 自尊心不足
- 社会支持不足
- 实现角色的社会化不足
- 与健康护理系统的联系不当
- 疼痛
- 角色冲突
- 角色混乱
- 角色紧张
- 物质滥用
- 未解决的家庭暴力
- 不实际的角色期望

高危人群
- 处于经济弱势的个体
- 发育水平与角色期望不符的个体
- 对工作角色要求高的个体
- 文化程度低的个体

相关条件
- 精神障碍
- 神经功能障碍
- 躯体疾病

如果不能完成额外的工作，将证据等级提高到 2.1 及以上，在 2027—2029 版的 NANDA-I 分类系统中将废弃该诊断。

领域 7 · 分类 3 · 诊断编码 00449

亲密伴侣关系无效

批准 2023 · 证据等级 2.1
MeSH：人际关系（M0011542）

概念焦点：关系	年龄下限：—
背景/症状焦点：—	年龄上限：—
护理对象：家庭	临床过程：—
判断：无效的	诊断状态：问题导向型
解剖部位：—	情境限制：—

> **定义**：相互关系不稳固，或可能影响一方或双方健康状况的进程、预后或治疗的模式。

定义性特征
- 实现同伴生命周期阶段的合理发展目标延迟
- 对同伴之间互补的人际关系不满意
- 对同伴之间情感需要的实现不满意
- 对同伴之间分享的观点不满意
- 对同伴之间分享的信息不满意
- 对同伴之间生理需要的实现不满意
- 不将同伴认同为支持者
- 同伴之间的协作失衡
- 同伴之间的相互尊重不足
- 同伴之间在日常活动中的相互支持不足
- 对同伴的功能受损了解不足
- 与同伴交流不满意

相关因素
- 抑郁症状
- 获得支持困难
- 对社会支持不满意
- 过度焦虑
- 压力过多
- 同伴之间的自主失衡
- 交流技能不足
- 情感支持不足
- 亲密同伴攻击
- 同伴意图的负面归因
- 同伴一方过度参与
- 未解决的同伴愤怒
- 未解决的同伴冷漠
- 未解决的同伴长期忧伤
- 未解决的同伴间冲突
- 未解决的亲密伴侣暴力
- 不实际的期望

高危人群
- 经历发展危机的个体
- 有家庭暴力史的个体
- 有同伴出轨史的个体
- 亲密伴侣被监禁的个体

相关条件
- 慢性疾病
- 慢性疼痛
- 精神障碍
- 物质相关疾病

领域 7 · 分类 3 · 诊断编码 00445
有亲密伴侣关系无效的危险

批准 2023 · 证据等级 2.1

概念焦点：关系	年龄下限：—
背景/症状焦点：—	年龄上限：—
护理对象：家庭	临床过程：—
判断：无效的	诊断状态：恶化的潜在性
解剖部位：—	情境限制：—

> **定义**：容易出现相互关系不稳固，或可能影响一方或双方健康状况的进程、预后或治疗的模式。

危险因素
- 同伴之间冲突
- 抑郁症状
- 获得支持困难
- 对社会支持不满意
- 过度焦虑
- 压力过多
- 同伴之间的自主失衡
- 交流技能不足
- 情感支持不足
- 亲密同伴攻击
- 同伴意图的负面归因
- 同伴一方过度参与
- 未解决的同伴愤怒
- 未解决的同伴冷漠
- 未解决的同伴长期忧伤
- 未解决的亲密伴侣暴力
- 不实际的期望
- 同伴一方退出

高危人群
- 经历发展危机的个体
- 有家庭暴力史的个体
- 有同伴出轨史的个体
- 亲密伴侣被监禁的个体

相关条件
- 慢性残疾
- 慢性疾病
- 慢性疼痛
- 精神障碍
- 物质相关疾病

领域 7 · 分类 3 · 诊断编码 00446

愿意加强亲密伴侣关系

批准 2023 · 证据等级 2.1
MeSH：人际关系（M0011542）

概念焦点：关系	年龄下限：—
背景/症状焦点：—	年龄上限：—
护理对象：家庭	临床过程：—
判断：愿意的	诊断状态：改善的潜在性
解剖部位：—	情境限制：—

> **定义**：可支持一方或双方健康状况的进程、预后或治疗的相互关系模式，该模式能够被加强。

定义性特征
- 希望加强同伴之间的自主性
- 希望加强同伴之间的协作
- 希望加强同伴之间的交流
- 希望加强满足每一位同伴的情感需求
- 希望加强同伴之间的相互尊重
- 希望加强同伴之间在日常活动中的相互支持
- 希望加强同伴之间对互补性人际关系的满意度
- 希望加强每一位成员对情感需求实现的满意度
- 希望加强同伴之间对分享观点的满意度
- 希望加强同伴之间对分享信息的满意度
- 希望加强对同伴功能受损的理解
- 希望将同伴认同为支持者

领域 7・分类 3・诊断编码 00052
社交受损

批准 1986・修订 2017, 2020, 2023・证据等级 2.1
MeSH: 社交（M0011543）

概念焦点：关系	年龄下限：4 岁
背景/症状焦点：社交	年龄上限：—
护理对象：个体	临床过程：—
判断：受损的	诊断状态：问题导向型
解剖部位：—	情境限制：—

定义：社会交流数量不足或过多，或质量不高。

定义性特征
- 建立满意的互惠人际关系困难
- 执行社会角色困难
- 对社会连接性不满意
- 对社交参与度不满意
- 与他人互动功能障碍
- 家庭报告互动改变
- 社交活动水平不足
- 不恰当地利用社会地位对待他人
- 与他人互动极少
- 社交焦虑
- 社交不适
- 不健康的竞争焦点
- 不愿与他人合作

相关因素
- 混乱
- 抑郁症状
- 思维过程紊乱
- 躯体移动受损
- 交流技能不足
- 加强互动方式的知识不足
- 个人卫生措施不足
- 自我概念不足
- 社交技能不足
- 社会支持不足
- 适应不良性哀伤
- 社会文化失调
- 未解决的环境制约因素
- 未解决的口臭

高危人群
- 无重要他人的个体

相关条件
- 精神障碍
- 神经发育障碍
- 治疗性隔离

领域 7 · 分类 3 · 诊断编码 00221

分娩过程无效

批准 2010·修订 2017, 2023·证据等级 2.1
MeSH：生殖行为（M0019719）

概念焦点：行为	年龄下限：—
背景/症状焦点：生殖	年龄上限：—
护理对象：个体	临床过程：—
判断：无效的	诊断状态：问题导向型
解剖部位：—	情境限制：—

> **定义**：无法为确保健康状况而做好备孕和（或）维持健康妊娠、分娩过程以及新生儿护理。

定义性特征
整个分娩过程
- 未能利用社会支持
- 依恋行为不足

妊娠期
- 产前生活方式不当
- 对胎儿的尊重不足
- 新生儿照护的用物准备不足
- 妊娠期的不适症状管理无效
- 家庭环境准备不足
- 对分娩的非现实性期待

分娩期间
- 分娩过程的积极主动性下降
- 临产反应不当
- 分娩期生活方式不当

产 后
- 婴儿照护的技能不足
- 乳房护理不当
- 婴儿衣服不足
- 不健康的生活方式
- 婴儿喂养技能不当
- 婴儿环境不安全

相关因素
- 亲生父母营养不良
- 妊娠的心理准备不足
- 亲生父母无能为力
- 抚养角色的榜样不足
- 亲生父母的心理压力
- 产前护理不足
- 家庭暴力
- 社会支持不足

- 胸式喂养的父母信心不足
- 分娩过程的知识不足
- 抚养的心理准备不足
- 不安全的环境

- 产前健康访视不一致
- 物质滥用
- 分娩计划不实际

高危人群
- 经历非计划怀孕的个体

- 经历意外怀孕的个体

领域 7 · 分类 3 · 诊断编码 00227
有分娩过程无效的危险

批准 2010 · 修订 2013, 2017, 2023 · 证据等级 2.1
MeSH：生殖行为（M0019719）

概念焦点：行为	年龄下限：—
背景/症状焦点：生殖	年龄上限：—
护理对象：个体	临床过程：—
判断：无效的	诊断状态：恶化的潜在性
解剖部位：—	情境限制：—

定义：容易出现无法为确保健康状况而做好备孕和（或）维持健康妊娠、分娩过程以及新生儿护理。

危险因素
- 亲生父母营养不良
- 亲生父母无能为力
- 亲生父母的心理压力
- 胸式喂养的父母信心不足
- 分娩过程的知识不足
- 抚养的心理准备不足
- 妊娠的心理准备不足
- 抚养角色的榜样不足
- 产前护理不足
- 社会支持不足
- 产前健康访视不一致
- 物质滥用
- 未解决的家庭暴力
- 分娩计划不实际
- 不安全的环境

高危人群
- 经历非计划怀孕的个体
- 经历意外怀孕的个体

领域 7 · 分类 3 · 诊断编码 00208
愿意加强分娩过程

批准 2008 · 修订 2013, 2023 · 证据等级 2.1
MeSH: 生殖行为（M0019719）

概念焦点：行为	年龄下限：—
背景/症状焦点：生殖	年龄上限：—
护理对象：个体	临床过程：—
判断：愿意的	诊断状态：改善的潜在性
解剖部位：—	情境限制：—

> **定义**：一种为确保健康状况而进行的备孕、维持健康妊娠、分娩过程以及新生儿护理的模式，该模式能够被加强。

定义性特征

妊娠期
- 希望加强分娩过程的知识
- 希望加强对妊娠不适症状的管理
- 希望加强产前的生活方式
- 希望加强新生儿的准备工作

分娩期间
- 希望加强适合分娩阶段的生活方式
- 希望加强分娩的积极主动性

产后
- 希望加强依恋行为
- 希望加强婴儿护理技能
- 希望加强婴儿喂养技能
- 希望加强乳房护理
- 希望为婴儿加强环境安全
- 希望加强产后的生活方式
- 希望加强支持系统的利用

领域 8. 性

性身份认同、性功能和生殖。

分类 1.	性身份认同 作为与性和（或）性别相关的特定个体的状态	
编码	诊断	页码
	该分类目前无诊断	364

分类 2.	性功能 参与性活动的功能或能力	
编码	诊断	页码
00386	性功能受损	365

分类 3.	生殖 人类生产的过程	
编码	诊断	页码
00349	有母胎二联体受损的危险	367

NANDA-I 护理诊断：定义与分类（2024—2026），原著第 13 版
希瑟·赫德曼（T.Heather Herdman）、上原重美（Shigemi Kamitsuru）和卡米拉·塔卡奥·洛佩斯（Camila Takáo Lopes）主编
© 2024 NANDA-I，2024，蒂姆医学出版有限公司，纽约
配套网站：www.thieme.com/nanda-i

领域 8 · 分类 1 · 该分类目前无诊断

领域 8 · 分类 2 · 诊断编码 00386
性功能受损

批准 2023 · 证据等级 2.1
MeSH: 性唤起（M000679977），生理性性功能障碍，Physiological（M0019736），心理性性功能障碍（M0029727）

概念焦点：性功能	年龄下限：—
背景/症状焦点：—	年龄上限：—
护理对象：个体	临床过程：—
判断：受损的	诊断状态：问题导向型
解剖部位：—	情境限制：—

> **定义**：难以通过性反应周期的各个阶段，被认为是不满足、无回报或不充分。

定义性特征
- 预期性生殖器唤起缺失
- 性行为改变
- 性角色改变
- 预期性生殖器唤起减弱
- 对伴侣性表现的满足感降低
- 对性关系的满足感降低
- 对惯常的性角色扮演欲望减退
- 参与惯常的性幻想场景减少
- 对他人的兴趣下降
- 性欲减退
- 性互动时自然润滑减弱
- 对性唤起线索的反应减弱
- 对伴侣性挑逗的接受度降低
- 自我兴趣减退
- 对预期的性活动反应厌恶
- 对尝试的性活动反应厌恶
- 性交疼痛
- 对预期的性活动反应过度焦虑
- 对尝试的性活动反应过度焦虑
- 标准有效的性功能评估工具得分不足
- 对性困难的负面情绪反应
- 感知性限制
- 正常性兴奋后反复出现性高潮缺失
- 性刺激下性高潮期复发性不射精
- 正常性兴奋后反复出现性高潮延迟
- 正常性兴奋后反复出现性高潮强度减弱
- 反复出现意外的延迟射精
- 寻求对可取性的确认
- 意外的生殖器唤起
- 阴道炎

相关因素
- 精神信仰与健康习俗之间冲突
- 抑郁症状
- 对性唤起线索的注意力集中困难
- 性信念功能失调
- 关于性功能的不准确信息
- 性功能的知识不足
- 隐私不足
- 超重自我管理无效

- 饮酒过多
- 压力过多
- 恐惧亲密接触
- 感知脆弱性
- 未解决的虐待
- 角色榜样不足

- 对自己身体的负面评价
- 不接受疾病
- 感知脆弱性
- 未解决的虐待
- 不切实际的性表现期望
- 价值观冲突

高危人群
- 经历不孕不育的个体
- 同伴有性功能障碍的个体
- 有被虐待史的个体
- 无重要他人的个体
- 内向的个体
- 老年人
- 绝经后的个体
- 产褥期的个体

相关条件
- 躯体功能改变
- 躯体结构改变
- 心血管疾病
- 抑郁障碍
- 糖尿病
- 药物制剂
- 创伤后应激障碍
- 前列腺切除术
- 物质滥用

领域 8・分类 3・诊断编码 00349
有母胎二联体受损的危险

批准 2023・证据等级 3.2
MeSH: 母胎交换（M0013121），母胎关系（M1402205）

概念焦点：关系	年龄下限：—
背景/症状焦点：—	年龄上限：—
护理对象：家庭	临床过程：—
判断：受损的	诊断状态：恶化的潜在性
解剖部位：—	情境限制：—

定义：由于合并症或与妊娠有关的疾病，容易出现母胎共生关系中断而影响妊娠期的生理交换和情感互动。

危险因素
- 孕期饮酒
- 同伴支持不足
- 产前护理不足
- 社会支持不足
- 物质滥用
- 孕期烟草使用
- 未解决的虐待

高危人群
- 处于经济弱势的个体
- 孕期体重超过同年龄同性别的个体
- 有流产史的个体
- 有先兆子痫史的个体
- 文化程度低的个体
- > 35 岁的孕妇
- 初产妇

相关条件
- 胎盘异常老化
- 亲生父母自身免疫疾病
- 亲生父母抑郁
- 亲生父母血脂异常
- 亲生父母感染
- 亲生父母全身性炎症
- 亲生父母维生素 D 缺乏
- 胎儿氧运输受损
- 子宫内膜异位症
- 胎儿染色体异常
- 糖代谢障碍
- 高血压综合征
- 宫内生长受限
- 代谢综合征
- 多胎妊娠
- 肿瘤
- 羊水过少
- 羊水过多
- 妊娠并发症
- 甲状腺功能障碍
- 治疗方案
- 单动脉脐带

该诊断需要更多的工作来澄清母胎二联体所代表的概念。

领域 9. 应对 / 压力耐受性

与生活事件 / 生命过程的斗争。

分类 1. 创伤后反应
躯体或心理创伤后发生的反应

编码	诊断	页码
00141	创伤后综合征	370
00145	有创伤后综合征的危险	371
00484	有移民过渡中断的危险	372

分类 2. 应对反应
管理环境相关压力的过程

编码	诊断	页码
00405	应对适应不良	373
00158	愿意加强应对	375
00373	家庭应对适应不良	376
00075	愿意加强家庭应对	377
00456	社区应对适应不良	378
00076	愿意加强社区应对	379
00366	过度照顾负担	380
00401	有过度照顾负担的危险	382
00301	适应不良性哀伤	383
00302	有适应不良性哀伤的危险	385
00285	愿意改善哀伤	386
00210	韧性受损	387
00211	有韧性受损的危险	388
00212	愿意加强韧性	389
00185	愿意加强希望	390
00325	自我同情不足	391
00400	过度焦虑	392
00399	过度死亡焦虑	394
00390	过度恐惧	395

分类 3. 神经行为反应
体现神经和脑功能的行为反应

编码	诊断	页码
00010	有自主神经反射异常的危险	397
00372	情绪调节无效	399

00241	情绪调节障碍	400
00258	急性物质戒断综合征	402
00259	有急性物质戒断综合征的危险	403

NANDA-I 护理诊断：定义与分类（2024—2026），原著第 13 版
希瑟·赫德曼（T.Heather Herdman）、上原重美（Shigemi Kamitsuru）和卡米拉·塔卡奥·洛佩斯（Camila Takáo Lopes）主编
© 2024 NANDA-I，2024，蒂姆医学出版有限公司，纽约
配套网站：http://www.thieme.com/nanda-i

领域 9 · 分类 1 · 诊断编码 00141

创伤后综合征

批准 1986 · 修订 1998, 2010, 2017, 2023 · 证据等级 2.1

概念焦点：行为
背景/症状焦点：创伤反应
护理对象：个体
判断：适应不良的
解剖部位：—

年龄下限：—
年龄上限：—
临床过程：—
诊断状态：问题导向型
情境限制：—

> **定义**：对创伤性和压倒性事件的持续适应不良反应。

定义性特征
- 思维过程中断（00493）
- 过度焦虑（00400）
- 过度恐惧（00390）
- 决策受损（00429）
- 情绪调节障碍（00241）
- 韧性受损（00210）
- 性功能受损（00386）
- 自我同情不足（00325）
- 睡眠模式无效（00337）
- 应对适应不良（00405）

相关因素
- 自我力量减弱
- 不利于需求的环境
- 夸大的责任感
- 社会支持网络不足

高危人群
- 背井离乡的个体
- 长期经历创伤事件的个体
- 暴露于灾难的个体
- 暴露于流行病的个体
- 暴露于多种死亡事件的个体
- 暴露于超常人类经历范围事件的个体
- 暴露于严重事故的个体
- 暴露于战争的个体
- 从事人力服务职业的个体
- 遭受严重威胁的个体
- 目睹肢体残缺的个体
- 目睹暴力致死的个体
- 亲人遭受严重伤害的个体
- 亲人遭受严重威胁的个体
- 住房遭到破坏的个体
- 有战俘史的个体
- 有被虐待史的个体
- 有刑事受害史的个体
- 有情感疏离史的个体
- 有强奸史的个体
- 有折磨史的个体

相关条件
- 抑郁障碍
- 解离性遗忘
- 恐惧障碍

领域 9·分类 1·诊断编码 00145
有创伤后综合征的危险
批准 1998·修订 2013, 2017, 2023·证据等级 2.1

概念焦点：行为	年龄下限：—
背景/症状焦点：创伤反应	年龄上限：—
护理对象：个体	临床过程：—
判断：适应不良的	诊断状态：恶化的潜在性
解剖部位：—	情境限制：—

> **定义**：容易出现对创伤性和压倒性事件的持续适应不良反应。

危险因素
- 自我力量减弱
- 不利于需求的环境
- 夸大的责任感
- 社会支持不足

高危人群
- 背井离乡的个体
- 长期经历创伤事件的个体
- 暴露于灾难的个体
- 暴露于流行病的个体
- 暴露于多种死亡事件的个体
- 暴露于超常人类经历范围事件的个体
- 暴露于严重事故的个体
- 暴露于战争的个体
- 从事人力服务职业的个体
- 遭受严重威胁的个体
- 目睹肢体残缺的个体
- 目睹暴力致死的个体
- 亲人遭受严重伤害的个体
- 亲人遭受严重威胁的个体
- 住房遭到破坏的个体
- 有战俘史的个体
- 有被虐待史的个体
- 有刑事受害史的个体
- 有情感疏离史的个体
- 有强奸史的个体
- 有折磨史的个体

相关条件
- 抑郁障碍
- 解离性遗忘
- 恐惧障碍

领域 9 · 分类 1 · 诊断编码 00484

有移民过渡中断的危险

批准 2023 · 证据等级 2.1
MeSH：迁出和迁入（M0007286）

概念焦点：压力反应	年龄下限：—
背景/症状焦点：社会文化转型	年龄上限：—
护理对象：个体	临床过程：—
判断：中断的	诊断状态：恶化的潜在性
解剖部位：—	情境限制：—

定义：在从原籍国迁移和适应的过程中，容易出现负面感受和后果。

危险因素

- 现有工作要求的文化程度低于所具备的文化程度
- 交流的阻碍
- 文化阻碍
- 环境卫生不足
- 获得资源的知识不足
- 社会支持不足
- 住房过度拥挤
- 公开的社会歧视
- 与文化适应相关的亲子冲突

高危人群

- 遭遇房东虐待的个体
- 经历被迫移民的个体
- 经历劳动剥削的个体
- 经历经济形势不稳定的个体
- 暴露于危险的工作条件且培训不足的个体
- 生活远离重要他人的个体
- 生活在不卫生住房中的个体
- 与不相关者同住的个体
- 无证件移民身份的个体
- 未实现移民期望的个体

领域 9・分类 2・诊断编码 00405
应对适应不良

批准 2023・证据等级 2.1
MeSH：心理性适应（M0000342），情绪调整（M000595534）

概念焦点：压力反应	年龄下限：—
背景／症状焦点：适应	年龄上限：—
护理对象：个体	临床过程：—
判断：适应不良的	诊断状态：问题导向型
解剖部位：—	情境限制：—

定义：为管理压力性或不愉快情境而做出适得其反的认知和（或）行为努力。

定义性特征
认知／行为
- 攻击性行为
- 焦虑
- 回避行为
- 欺凌
- 灾难化
- 社交互动减少
- 否认问题
- 分心行为
- 逃避现实
- 沮丧
- 强迫行为
- 饮食过量
- 拖延症
- 从事危险的行为
- 沉思
- 自责
- 自残行为
- 物质滥用
- 进食过少

后　果
- 情感反应改变
- 睡眠觉醒周期改变
- 抑郁症状
- 满足基本需求困难
- 满足角色期望困难
- 疲劳
- 频繁患病
- 解决问题的方法不足

相关因素
- 高度威胁
- 韧性受损
- 不准确的威胁性评估
- 资源的可及性不足
- 压力管理策略的知识不足
- 对压力源的准备不足
- 控制感不足
- 社会支持不足

- 对处理现状能力的信心不足
- 资源的知识不足
- 以情感为重点的策略使用不足
- 以问题为重点的策略使用不足

高危人群
- 经历生活环境变化的个体
- 经历成熟危机的个体
- 经历情境性危机的个体

领域 9 · 分类 2 · 诊断编码 00158
愿意加强应对

批准 2002・修订 2013, 2023・证据等级 2.1
MeSH: 心理适应（M0000342），情绪调整（M000595534）

概念焦点：压力反应	年龄下限：—
背景/症状焦点：适应	年龄上限：—
护理对象：个体	临床过程：—
判断：愿意的	诊断状态：改善的潜在性
解剖部位：—	情境限制：—

定义：管理压力性或不愉快情境的认知和（或）行为努力模式，该模式能够被加强。

定义性特征
- 希望加强压力管理策略的知识
- 希望加强问题解决
- 希望加强压力管理
- 希望加强使用以情感为重点的策略
- 希望加强使用以问题为重点的策略
- 希望加强精神资源的利用

领域 9·分类 2·诊断编码 00373

家庭应对适应不良

批准 2023·证据等级 2.1
MeSH: 心理适应（M0000342），情绪调整（M000595534）

概念焦点：压力反应	年龄下限：—
背景/症状焦点：适应	年龄上限：—
护理对象：家庭	临床过程：—
判断：适应不良的	诊断状态：问题导向型
解剖部位：—	情境限制：—

> **定义**：家庭为管理压力性或不愉快情境而做出的适得其反的认知和（或）行为努力。

定义性特征

- 被遗弃
- 遗弃服务对象
- 攻击性行为
- 对健康有害的行为
- 抑郁症状
- 构建有意义的生活困难
- 忽视服务对象的基本需求
- 无视家庭关系
- 扭曲关于服务对象健康问题的现实
- 敌意
- 个人主义受损
- 容忍服务对象的能力不足
- 独立性丧失
- 忽视治疗方案
- 高度关注服务对象延长
- 精神运动性焦虑不安
- 心身症状
- 无意识模仿服务对象的疾病症状

相关因素

- 家庭关系矛盾
- 支持者长期未表达的感受
- 支持者与服务对象之间的应对方式差异
- 支持者之间的应对方式差异
- 矛盾的家庭关系

领域 9 · 分类 2 · 诊断编码 00075
愿意加强家庭应对

批准 1980 · 修订 2013, 2023
MeSH: 心理适应（M0000342），情绪调整（M000595534）

概念焦点：压力反应	年龄下限：—
背景/症状焦点：适应	年龄上限：—
护理对象：家庭	临床过程：—
判断：愿意的	诊断状态：改善的潜在性
解剖部位：—	情境限制：—

定义：家庭管理压力或不愉快情境的认知和（或）行为努力模式，该模式能够被加强。

定义性特征

- 希望承认危机对成长的影响
- 希望选择最优健康体验
- 希望和经历相似情境的他人加强联系
- 希望加强生活方式的丰富性
- 希望加强健康促进

如果不能完成额外的工作，将证据等级提高到 2.1 及以上，那么在 2027—2029 版的 NANDA-I 分类系统中将废弃该诊断。

领域 9 · 分类 2 · 诊断编码 00456
社区应对适应不良

批准 2023
MeSH: 心理适应（M0000342），情绪调整（M000595534）

概念焦点：压力反应	年龄下限：—
背景/症状焦点：适应	年龄上限：—
护理对象：社区	临床过程：—
判断：适应不良的	诊断状态：问题导向型
解剖部位：—	情境限制：—

> **定义**：针对适应和解决问题的社区活动模式，该模式未能满足社区的需求或需要。

定义性特征
- 社区未能满足其成员的期望
- 缺乏社区参与
- 社区患病率增加
- 社区冲突过度
- 社区压力过多
- 社区问题高发
- 感知社区无能为力
- 感知社区脆弱性

相关因素
- 社区解决问题的资源不足
- 社区资源不足
- 社区系统不存在

高危人群
- 经历了灾害的社区

如果不能完成额外的工作，将证据等级提高到 2.1 及以上，那么在 2027—2029 版的 NANDA-I 分类系统中将废弃该诊断。

领域 9．应对 / 压力耐受性

领域 9・分类 2・诊断编码 00076
愿意加强社区应对

批准 1994・修订 2013, 2023
MeSH：心理适应（M0000342），情绪调整（M000595534）

概念焦点：压力反应	年龄下限：—
背景 / 症状焦点：适应	年龄上限：—
护理对象：社区	临床过程：—
判断：愿意的	诊断状态：改善的潜在性
解剖部位：—	情境限制：—

定义：针对适应和解决问题的社区活动模式，以满足社区的需求或需要，该模式能够被加强。

定义性特征
- 希望加强社区娱乐活动的可及性
- 希望加强社区放松活动的可及性
- 希望加强社区成员之间的交流
- 希望加强群体和大型社区之间的交流
- 希望加强社区对可预期压力源的规划
- 希望加强针对压力管理的社区资源
- 希望加强针对压力管理的社区责任
- 希望加强解决已明确的问题

如果不能完成额外的工作，将证据等级提高到 2.1 及以上，那么在 2027—2029 版的 NANDA-I 分类系统中将废弃该诊断。

379

领域 9 · 分类 2 · 诊断编码 00366

过度照顾负担

批准 2023 · 证据等级 2.1
MeSH：照顾者负担（M000683337）

概念焦点：压力反应	年龄下限：—
背景/症状焦点：照顾	年龄上限：—
护理对象：非正式照顾者	临床过程：—
判断：过度的	诊断状态：问题导向型
解剖部位：—	情境限制：—

> **定义**：在照顾重要他人时，承受着压倒性的多方面压力。

定义性特征

行　为
- 享受休闲活动困难
- 满足自我医疗保健需求困难
- 满足个人需求困难
- 执行要求的任务困难
- 躯体形式障碍
- 物质滥用

生理性
- 睡眠觉醒周期改变
- 疲劳
- 频繁患病
- 胃肠不适
- 头痛
- 高血压
- 食欲不足
- 肌肉紧张
- 皮疹
- 体重变化

心理性
- 愤怒行为
- 焦虑
- 抑郁症状
- 情绪不稳定
- 夸大的责任感
- 感觉孤独
- 沮丧
- 无助
- 无耐心
- 自杀意念

相关因素
- 获得社区资源困难
- 获得支持困难
- 驾驭复杂的医疗体系困难
- 角色承诺优先级排序困难
- 提供照护的设备不足
- 社区资源的知识不足
- 提供照护的物理环境不足
- 隐私不足

领域 9. 应对 / 压力耐受性

- 家庭运作受损
- 韧性受损
- 未解决的照顾接受者的虐待行为

- 处方药物使用不足
- 应对策略的使用无效

高危人群
- 同伴的照顾者
- 配偶的照顾者
- 照顾者未做好角色准备
- 智力障碍个体的照顾者
- 精神障碍个体的照顾者
- 有重大护理需求个体的照顾者
- 提供高强度护理的照顾者
- 有健康问题的照顾者

- 顺性别女性照顾者
- 经济窘迫的照顾者
- 工时较长的照顾者
- 个体在发展过程中未做好承担照顾者角色的准备
- 长期照顾者
- 主要照顾者
- 年轻的照顾者

相关条件
- 精神障碍

领域 9·分类 2·诊断编码 00401
有过度照顾负担的危险

批准 2023·证据等级 2.1
MeSH: 照顾者负担（M000683337）

概念焦点：压力反应	年龄下限：—
背景/症状焦点：照顾	年龄上限：—
护理对象：非正式照顾者	临床过程：—
判断：过度的	诊断状态：恶化的潜在性
解剖部位：—	情境限制：—

> **定义**：在照顾重要他人时，容易出现压倒性的多方面压力。

危险因素
- 获得社区资源困难
- 获得支持困难
- 驾驭复杂的医疗体系困难
- 角色承诺优先级排序困难
- 家庭运作受损
- 韧性受损
- 提供照护的设备不足
- 社区资源的知识不足
- 提供照护的物理环境不足
- 隐私不足
- 处方药物使用不足
- 应对策略的使用无效
- 未解决的照顾接受者的虐待行为

高危人群
- 同伴的照顾者
- 配偶的照顾者
- 照顾者未做好角色准备
- 智力障碍个体的照顾者
- 精神障碍个体的照顾者
- 有重大护理需求个体的照顾者
- 提供高强度护理的照顾者
- 有健康问题的照顾者
- 顺性别女性照顾者
- 经济窘迫的照顾者
- 工时较长的照顾者
- 个体在发展过程中未做好承担照顾者角色的准备
- 长期照顾者
- 主要照顾者
- 年轻的照顾者

相关条件
- 精神障碍

领域 9 · 分类 2 · 诊断编码 00301

适应不良性哀伤

批准 2020 · 修订 2023 · 证据等级 3.4
MeSH: 哀伤（M0009639）

概念焦点：压力反应	年龄下限：—
背景/症状焦点：哀伤	年龄上限：—
护理对象：个体	临床过程：—
判断：适应不良的	诊断状态：问题导向型
解剖部位：—	情境限制：—

定义：对重要他人死亡后的反应，在这种反应中，伴有丧亲之痛的痛苦经历与社会文化期望不符。

定义性特征

- 愤怒
- 焦虑
- 生活角色扮演减少
- 抑郁症状
- 亲密程度降低
- 难以置信
- 对逝者感到悲痛
- 压力过多
- 出现了逝者经历过的症状
- 疲劳
- 空虚感
- 麻木感
- 感觉与他人疏远
- 胃肠道症状
- 避免哀伤
- 发病率增加
- 怀念逝者
- 不信任他人
- 不接受死亡
- 不知所措
- 持续痛苦的回忆
- 专注于对逝者的思念
- 对逝者的沉思
- 寻找逝者
- 自责
- 休克

相关因素

- 应对同时发生的危机存在困难
- 过度情绪失调
- 社会支持不足
- 未解决的高度依恋焦虑
- 未解决的低依恋回避

高危人群

- 顺性别女子
- 处于经济弱势的个体
- 经历社会无法接受的损失的个体
- 目睹逝者症状失控的个体
- 有童年虐待史的个体
- 有未解决哀伤史的个体

- 经历重要他人意外猝死的个体
- 经历重要他人暴力死亡的个体
- 对死亡通知不满意的个体
- 无薪就业的个体
- 对逝者生前高度依赖的个体
- 与逝者有强烈情感联系的个体
- 与逝者有未解决冲突的个体

相关条件
- 焦虑障碍
- 抑郁障碍

领域 9 · 分类 2 · 诊断编码 00302
有适应不良性哀伤的危险

批准 2020 · 修订 2023 · 证据等级 3.4
MeSH: 哀伤（M0009639）

概念焦点：压力反应	年龄下限：—
背景/症状焦点：哀伤	年龄上限：—
护理对象：个体	临床过程：—
判断：适应不良的	诊断状态：恶化的潜在性
解剖部位：—	情境限制：—

定义：容易出现对重要他人死亡后的反应，在这种反应中，伴有丧亲之痛的痛苦经历与社会文化期望不符。

危险因素
- 应对同时发生的危机存在困难
- 过度情绪失调
- 社会支持不足
- 未解决的高度依恋焦虑
- 未解决的低依恋回避

高危人群
- 顺性别女子
- 处于经济弱势的个体
- 经历社会无法接受的损失的个体
- 经历重要他人意外猝死的个体
- 经历重要他人暴力死亡的个体
- 对死亡通知不满意的个体
- 目睹逝者症状失控的个体
- 有童年虐待史的个体
- 有未解决哀伤史的个体
- 对逝者生前高度依赖的个体
- 与逝者有强烈情感联系的个体
- 与逝者有未解决冲突的个体
- 无薪就业的个体

相关条件
- 焦虑障碍
- 抑郁障碍

领域 9 · 分类 2 · 诊断编码 00285

愿意改善哀伤

批准 2020 · 修订 2023 · 证据等级 2.1
MeSH: 哀伤（M0009639）

概念焦点：压力反应	年龄下限：—
背景/症状焦点：哀伤	年龄上限：—
护理对象：个体	临床过程：—
判断：愿意的	诊断状态：改善的潜在性
解剖部位：—	情境限制：—

> **定义**：对重要他人死亡的反应模式，该模式能够被改善。

定义性特征
- 希望继承逝者遗产
- 希望参与以前的活动
- 希望加强对疼痛的应对
- 希望加强宽恕
- 希望加强希望
- 希望加强个人成长
- 希望加强恢复性睡眠觉醒周期
- 希望整合愤怒感
- 希望整合绝望感
- 希望整合负罪感
- 希望整合悔恨感
- 希望整合积极感
- 希望整合对逝者的积极怀念
- 希望为了快乐生活而整合各种可能性
- 希望为了有意义的生活而整合各种可能性
- 希望为了有目的的生活而整合各种可能性
- 希望为了满意的生活而整合各种可能性
- 希望整合丧失
- 希望在新的人际关系中投入精力

领域 9・分类 2・诊断编码 00210

韧性受损

批准 2008・修订 2017, 2023・证据等级 3.3
MeSH：心理韧性（M0518038）

概念焦点：压力反应	年龄下限：—
背景/症状焦点：韧性	年龄上限：—
护理对象：个体	临床过程：—
判断：受损的	诊断状态：问题导向型
解剖部位：—	情境限制：—

> **定义**：从感知到的不利或不断变化的情况中恢复的能力减弱。

定义性特征
- 对学业活动的兴趣下降
- 对职业活动的兴趣下降
- 社交互动减少
- 抑郁症状
- 疾病体征加重
- 疾病症状加重
- 过度内疚
- 频繁患病
- 自尊心不足
- 控制感不足
- 应对策略的使用无效
- 重复性过度压力
- 羞愧

相关因素
- 家庭仪式中断
- 家庭角色中断
- 无望
- 家庭运作受损
- 卫生资源不足
- 社会支持不足
- 抚养行为不一致
- 家庭适应无效
- 冲动控制无效
- 感知脆弱性
- 无能为力
- 物质滥用
- 未解决的社区暴力

高危人群
- 顺性别女子
- 处于经济弱势的个体
- 经历生活环境变化的个体
- 经历新危机的个体
- 经历慢性危机的个体
- 经历不孕不育的个体
- 经历多种不利情况并存的个体
- 经历暴力的个体
- 属于少数民族成员的个体
- 父母患有精神障碍的个体
- 有暴力暴露史的个体
- 大家庭的个体
- 文化程度低的个体

相关条件
- 不孕不育的治疗方案
- 智力残疾
- 心理障碍

领域 9·分类 2·诊断编码 00211

有韧性受损的危险

批准 2008·修订 2013, 2017, 2023·证据等级 2.1
MeSH：心理韧性（M0518038）

概念焦点：压力反应	年龄下限：—
背景/症状焦点：韧性	年龄上限：—
护理对象：个体	临床过程：—
判断：受损的	诊断状态：恶化的潜在性
解剖部位：—	情境限制：—

定义：容易出现从感知到的不利或不断变化的情况中恢复的能力减弱。

危险因素
- 家庭仪式中断
- 家庭角色中断
- 无望
- 家庭运作受损
- 卫生资源不足
- 社会支持不足
- 抚养行为不一致
- 家庭适应无效
- 冲动控制无效
- 感知脆弱性
- 无能为力
- 物质滥用
- 未解决的社区暴力

高危人群
- 顺性别女子
- 处于经济弱势的个体
- 经历新危机的个体
- 经历慢性危机的个体
- 经历不孕不育的个体
- 经历多种不利情况并存的个体
- 经历暴力的个体
- 属于少数民族成员的个体
- 父母患有精神障碍的个体
- 有暴力暴露史的个体
- 大家庭的个体
- 文化程度低的个体

相关条件
- 不孕不育的治疗方案
- 智力残疾
- 心理障碍

领域 9·分类 2·诊断编码 00212

愿意加强韧性

批准 2008·修订 2013, 2023·证据等级 2.1
MeSH：心理韧性（M0518038）

概念焦点：压力反应	年龄下限：—
背景 / 症状焦点：韧性	年龄上限：—
护理对象：个体	临床过程：—
判断：愿意的	诊断状态：改善的潜在性
解剖部位：—	情境限制：—

> **定义**：从感知到的不利或不断变化的情况中恢复的能力模式，该模式能够被加强。

定义性特征

- 希望加强交流技能
- 希望加强环境安全
- 希望加强目标设定
- 希望加强人际关系
- 希望加强活动参与度
- 希望加强自身行为的责任
- 希望加强积极的人生态度
- 希望在实现目标方面取得更大进展
- 希望加强自尊心
- 希望加强控制感
- 希望加强支持系统
- 希望加强使用冲突管理策略
- 希望加强使用应对技能
- 希望加强卫生资源的利用

领域 9 · 分类 2 · 诊断编码 00185

愿意加强希望

批准 2006 · 修订 2013, 2020, 2023 · 证据等级 3.2
MeSH: 希望（M0585726）

概念焦点：压力反应	年龄下限：—
背景/症状焦点：韧性	年龄上限：—
护理对象：个体	临床过程：—
判断：愿意的	诊断状态：改善的潜在性
解剖部位：—	情境限制：—

> **定义**：为实现积极结局而调动能量的期望和意愿的模式，该模式能够被加强。

定义性特征

- 希望加强对意外健康事件的反应
- 希望加强设定目标的能力
- 希望加强对可能性的信念
- 希望加强和目标一致的期望
- 希望加强深厚的内在力量
- 希望加强给予和接受照护的意愿
- 希望加强给予和接受关爱
- 希望加强主动性
- 希望加强自理参与度
- 希望加强对生活持积极愿景
- 希望加强解决问题以实现目标
- 希望加强生命意义感
- 希望加强灵性

领域 9 · 分类 2 · 诊断编码 00325

自我同情不足

批准 2023 · 证据等级 2.1
MeSH：自我同情（M000737085）

概念焦点：压力反应	年龄下限：—
背景/症状焦点：韧性	年龄上限：—
护理对象：个体	临床过程：—
判断：不足的	诊断状态：问题导向型
解剖部位：—	情境限制：—

> **定义**：在遭遇失败、限制或痛苦时，没有足够的能力扩展自我善意和理解，承认自己与更广泛的人类经验之间的联系，对自己的想法和感受保持警觉和自我意识。

定义性特征
- 进食模式异常
- 焦虑
- 认知压抑
- 自满行为
- 社交互动减少
- 疾病体征加重
- 疾病症状加重
- 过度内疚
- 苛刻的自我判断
- 异性攻击行为
- 孤独
- 过度认同的感受
- 过度认同的想法
- 心理困扰
- 心理压抑
- 从事危险的行为
- 自残想法
- 自我忽视
- 物质滥用

相关因素
- 回避行为
- 健康行为与社会规范之间冲突
- 执行日常生活活动困难
- 独立进行日常生活的工具性活动困难
- 与社会脱节
- 压力过多
- 疲劳
- 家庭运作受损
- 个人主义
- 否认无效
- 自恋
- 过度认同他人的情绪
- 过度认同他人的想法
- 父母过度保护
- 失败模式
- 感知软弱
- 完美主义
- 沉思
- 社会行为与文化规范不一致

高危人群
- 有童年情绪障碍的个体
- 有童年情感创伤的个体
- 有童年虐待史的个体

领域 9·分类 2·诊断编码 00400

过度焦虑
批准 2023·证据等级 3.2
MeSH：焦虑（M0001531）

概念焦点：压力反应	年龄下限：—
背景/症状焦点：威胁	年龄上限：—
护理对象：个体	临床过程：—
判断：过度的	诊断状态：问题导向型
解剖部位：—	情境限制：—

定义：对感知具有威胁性的情况和事件过度、持续地担忧。

定义性特征
行为/情绪
- 痛苦
- 哭泣
- 生产力下降
- 眼神接触减少
- 无助
- 高警觉
- 警惕性增加
- 不安全
- 失眠
- 强烈的恐惧
- 易激心境
- 神经质
- 精神运动性焦虑不安
- 扫描行为
- 自我关注
- 担心生活事件的变化

生理性
- 腹痛
- 呼吸模式改变
- 睡眠觉醒周期改变
- 反应灵敏
- 胸部紧迫感
- 肢端冰冷
- 腹泻
- 头晕
- 口干
- 面部潮红
- 头痛
- 心悸
- 食欲不足
- 血压上升
- 心率加快
- 出汗增加
- 尿频增加
- 恶心
- 瞳孔放大
- 颤抖的声音
- 浅表血管收缩
- 紧张
- 肢端刺痛
- 战栗
- 排尿踌躇
- 尿急

认　知
- 思维阻滞
- 注意力下降
- 感知领域减少
- 健忘

- 混乱
- 专注
- 沉思

相关因素
- 生活目标冲突
- 压力过多
- 人际传播
- 疼痛

- 物质滥用
- 不熟悉的情况
- 未满足的需求
- 价值观冲突

高危人群
- 经历发展危机的个体
- 经历情境性危机的个体
- 暴露于毒素的个体

- 有焦虑家族史的个体
- 有遗传倾向的个体

相关条件
- 侵入性操作

- 精神障碍

领域 9·分类 2·诊断编码 00399
过度死亡焦虑

批准 2023·证据等级 2.1
MeSH：焦虑（M0001531），对死亡态度（M0001950）

概念焦点：压力反应	年龄下限：—
背景/症状焦点：威胁	年龄上限：—
护理对象：个体	临床过程：
判断：过度的	诊断状态：问题导向型
解剖部位：—	情境限制：—

> **定义**：因预感到自己或他人的死亡而产生的压倒性情绪困扰和不安全感。

定义性特征
- 担忧照顾者的压力
- 担忧个体死亡对重要他人的影响
- 极度悲伤
- 烦躁不安
- 恐惧患上绝症
- 恐惧孤独
- 濒死时恐惧丧失心智能力
- 恐惧疼痛
- 恐惧早死
- 恐惧漫长的濒死过程
- 恐惧与爱人分离
- 恐惧和濒死相关的痛苦
- 恐惧濒死过程
- 恐惧未知
- 与死亡及濒死相关的负性想法
- 无能为力

相关因素
- 预感到麻醉的不良后果
- 预感到死亡对他人的影响
- 预感到疼痛
- 预感到痛苦
- 意识到即将死亡
- 抑郁症状
- 谈论死亡的话题
- 宗教信仰受损
- 自尊心不足
- 孤独
- 拒绝接受自己的死亡
- 精神困扰
- 对遇到的更大力量不确定
- 对死亡后的生活不确定
- 对更大力量的存在不确定
- 对预后不确定
- 令人不适的躯体症状

高危人群
- 经历与死亡相关的污名化疾病的个体
- 经历重要他人临终关怀的个体
- 接受临终关怀的个体
- 有濒死经历史的个体
- 有重要他人死亡的负性体验史的个体

相关条件
- 抑郁障碍
- 绝症

领域 9·分类 2·诊断编码 00390

过度恐惧

批准 2023·证据等级 3.2
MeSH：恐惧（M0008278）

概念焦点：压力反应
背景/症状焦点：威胁
护理对象：个体
判断：过度的
解剖部位：—

年龄下限：—
年龄上限：—
临床过程：—
诊断状态：问题导向型
情境限制：—

定义：因发现迫在眉睫的威胁而引起不相称、强烈的情绪反应。

定义性特征
行为/情绪
- 报警器
- 忧虑
- 专注于恐惧来源
- 自信心下降
- 控制冲动困难
- 闪回（记忆重现）
- 确定恐惧的根源

- 冲动行为
- 警觉性增加
- 强烈的恐惧
- 神经质
- 精神运动性焦虑不安
- 紧张

生理性
- 腹泻
- 口干
- 呼吸困难
- 食欲不足
- 血压上升
- 心率加快
- 出汗增加

- 尿频增加
- 肌肉紧张
- 恶心
- 苍白
- 瞳孔放大
- 呼吸急促
- 呕吐

相关因素
- 交流的阻碍
- 未解决对已知威胁的反应

- 未解决的恐惧刺激反应
- 不熟悉的情况

高危人群
- 儿童

- 暴露于创伤性事件的个体

- 顺性别女子
- 经历分娩的个体
- 脱离社会支持的个体
- 有创伤后休克家族史的个体
- 有跌倒史的个体

- 在暴力增加的地区生活的个体
- 接受临终关怀的个体
- 老年人
- 孕妇

相关条件
- 侵入性操作

- 感觉障碍

领域 9 · 分类 3 · 诊断编码 00010

有自主神经反射异常的危险

批准 1998 · 修订 2000, 2013, 2017, 2023
MeSH：自主神经反射异常（M0328142）

概念焦点：神经血管功能	年龄下限：—
背景/症状焦点：反射异常	年龄上限：—
护理对象：个体	临床过程：急性
判断：受损的	诊断状态：恶化的潜在性
解剖部位：—	情境限制：—

> **定义**：第 6 胸椎（T_6）或以上脊髓损伤或病变的个体在脊髓休克后，容易出现危及生命的交感神经系统无抑制反应 [已在第 7 胸椎（T_7）和第 8 胸椎（T_8）损伤的患者中得到证实]。

危险因素

胃肠刺激
- 肠管扩张
- 便秘
- 排便困难
- 手动刺激
- 灌肠
- 粪便嵌塞
- 栓剂

表皮刺激
- 表皮刺激
- 皮肤刺激
- 晒伤
- 伤口

肌肉骨骼 – 神经刺激
- 损伤水平以下的激惹性刺激
- 肌肉痉挛
- 损伤水平以下的疼痛性刺激
- 骨隆突处受压
- 生殖器处受压
- 运动范围练习

调节性 – 情境性刺激
- 衣服过紧
- 环境温度控制不当
- 体位

生殖 – 泌尿刺激
- 膀胱膨胀
- 膀胱痉挛
- 仪器
- 性交

其他因素
- 照顾者的疾病应对知识不足
- 疾病应对知识不足

高危人群
- 脊髓损伤或病变的顺性别女子分娩
- 脊髓损伤或病变的顺性别女子行经
- 暴露于极端环境温度的脊髓损伤或病变的个体
- 脊髓损伤或病变的孕妇
- 脊髓损伤或病变男子的射精功能障碍

相关条件
- 骨折
- 逼尿肌括约肌协同失调
- 消化系统疾病
- 异位骨化
- 药物制剂
- 物质戒断
- 外科手术
- 导尿术
- 泌尿生殖系统疾病
- 静脉血栓栓塞

如果不能完成额外的工作,将证据等级提高到 2.1 及以上,那么在 2027—2029 版的 NANDA-I 分类系统中将废弃该诊断。

领域 9·分类 3·诊断编码 00372
情绪调节无效

批准 2023·证据等级 2.1
MeSH: 情绪调节（M000646451）

概念焦点：压力反应	年龄下限：4 岁
背景/症状焦点：自我控制	年龄上限：—
护理对象：个体	临床过程：—
判断：无效的	诊断状态：问题导向型
解剖部位：—	情境限制：—

> **定义**：无法控制情感，影响思想、行动和互动，导致在社交场合做出不匹配的反应和表达。

定义性特征
- 无眼神交流
- 矛盾心理
- 快感缺失
- 冷漠
- 哭泣
- 情绪表达尴尬
- 与促发因素不一致的情绪
- 情绪钝化
- 没有悲伤感受的过度哭泣
- 没有愉快感受的过度大笑
- 非语言交流受损
- 非自主哭泣
- 非自主大笑
- 惊恐发作
- 惊恐
- 社会异化
- 无法控制的哭泣
- 无法控制的大笑
- 退出职业环境

相关因素
- 压力过多
- 疲劳
- 症状控制的知识不足
- 病程的知识不足
- 自尊心不足
- 肌无力
- 社会困扰
- 物质滥用

相关条件
- 脑损伤
- 功能性损伤
- 精神障碍
- 心境障碍
- 骨骼肌受损
- 药物制剂
- 躯体残疾

领域 9 · 分类 3 · 诊断编码 00241

情绪调节障碍

批准 2013 · 修订 2017, 2023 · 证据等级 2.1

概念焦点：压力反应	年龄下限：—
背景 / 症状焦点：自我控制	年龄上限：—
护理对象：个体	临床过程：—
判断：受损的	诊断状态：问题导向型
解剖部位：—	情境限制：—

> **定义**：一种以情绪或情感波动为特征的心理状态，包括一系列情感、认知、躯体、生理和（或）行为表现。

定义性特征
- 情感不足
- 情感钝化
- 情感疏远
- 性欲改变
- 思维数量改变
- 性行为改变
- 睡眠觉醒周期改变
- 思维节奏改变
- 冷漠
- 思维阻滞
- 童真
- 思维逻辑的一致性降低
- 妄想
- 贬损性思维内容
- 社交功能困难
- 抑制
- 烦躁不安
- 癔症
- 兴奋
- 过度内疚
- 宏大性思维内容
- 无望
- 下调
- 注意力受损
- 食欲不足
- 自我概念不足
- 睡眠模式无效
- 易激心境
- 孤独
- 放松联系
- 新词
- 迫害性思维内容
- 言语贫乏
- 言语急迫
- 精神运动性焦虑不安
- 精神运动迟滞
- 反复出现死亡念头
- 反复出现自杀念头
- 宗教性思维内容
- 重复行为
- 沉思
- 悲伤的情感
- 自责
- 性思维内容
- 思考过程缓慢
- 社会异化
- 言语附会

相关因素
- 建立社会互动困难
- 影响自我概念的外部因素
- 高警觉
- 疼痛
- 物质滥用

相关条件
- 慢性疾病
- 功能性损伤
- 心境障碍
- 精神病性障碍

领域 9・分类 3・诊断编码 00258

急性物质戒断综合征

批准 2016・修订 2023・证据等级 2.1
MeSH: 物质戒断综合征（M0020676）

概念焦点：压力反应	年龄下限：—
背景/症状焦点：物质戒断	年龄上限：—
护理对象：个体	临床过程：急性
判断：不稳定的	诊断状态：问题导向型
解剖部位：—	情境限制：—

定义：突然中断成瘾性复合物后出现的严重多因素结局。

定义性特征
- 急性精神错乱（00128）
- 过度焦虑（00400）
- 躯体舒适受损（00380）
- 蛋白质能量营养摄入不足（00359）
- 睡眠模式无效（00337）
- 有躯体损伤的危险（00336）

相关因素
- 对成瘾性物质产生依赖
- 突然停用成瘾物质后果的知识不足

高危人群
- 突然停止使用成瘾物质的个体
- 有长期过度使用成瘾物质史的个体
- 有物质戒断症状史的个体
- 老年人

相关条件
- 严重的并发症

如果不能完成额外的工作，将证据等级提高到 2.1 及以上，那么在 2027—2029 版的 NANDA-I 分类系统中将废弃该诊断。

领域 9·分类 3·诊断编码 00259
有急性物质戒断综合征的危险

批准 2016・修订 2023・证据等级 2.1
MeSH: 物质戒断综合征（M0020676）

概念焦点：压力反应	年龄下限：—
背景/症状焦点：物质戒断	年龄上限：—
护理对象：个体	临床过程：急性
判断：不稳定的	诊断状态：恶化的潜在性
解剖部位：—	情境限制：—

> **定义**：突然中断成瘾性复合物后，容易出现严重的多因素结局。

危险因素
- 对成瘾性物质产生依赖

高危人群
- 突然停止使用成瘾物质的个体
- 有长期过度使用成瘾物质史的个体
- 有物质戒断症状史的个体
- 老年人

相关条件
- 严重的并发症

如果不能完成额外的工作，将证据等级提高到 2.1 及以上，那么在 2027—2029 版的 NANDA-I 分类系统中将废弃该诊断。

领域 10. 生活原则

关于被视为真实或具有内在价值的活动、风俗习惯或制度的基本原则，这些原则指导着管理方式、思想和行为。

分类 1.	价值观
	对所偏好的组织模式或终末状态的认同和排序

编码	诊断	页码
	该分类目前无诊断	405

分类 2.	信仰
	对被认为真实或具有内在价值的活动、风俗习惯或机构的看法、期望或判断

编码	诊断	页码
	该分类目前无诊断	405

分类 3.	价值观/信仰/行为一致性
	价值观、信仰和行为之间达到的一致性或平衡

编码	诊断	页码
00175	道德困扰	405
00454	精神健康受损	406
00460	有精神健康受损的危险	408
00068	愿意加强精神健康	409
00169	宗教信仰受损	410
00170	有宗教信仰受损的危险	411
00171	愿意加强宗教信仰	412

NANDA-I 护理诊断：定义与分类（2024—2026），原著第 13 版
希瑟·赫德曼（T.Heather Herdman）、上原重美（Shigemi Kamitsuru）和卡米拉·塔卡奥·洛佩斯（Camila Takáo Lopes）主编
© 2024 NANDA-I，2024，蒂姆医学出版公司，纽约
配套网站：www.thieme.com/nanda-i

领域 10. 生活原则

领域 10・分类 1・该分类目前无诊断

领域 10・分类 2・该分类目前无诊断

领域 10・分类 3・诊断编码 00175

道德困扰

批准 2006・修订 2023・证据等级 2.1
MeSH: 道德（M0014054）
概念焦点：身份认同

背景/症状焦点：道德困扰	年龄上限：—
护理对象：个体	临床过程：—
判断：受损的	诊断状态：问题导向型
解剖部位：—	情境限制：—
年龄下限：—	

定义：对无法实施个体选择的伦理或道德决策和（或）行为的反应。

定义性特征
- 对遵行个人道德选择感到痛苦

相关因素
- 决策者之间冲突
- 临终期决策困难
- 做治疗决策困难
- 用于决策的信息冲突
- 决策时间受限
- 价值观与文化规范不一致

高危人群
- 经历丧失个人自主性的个体
- 与决策者相距甚远的个体

如果不能完成额外的工作，将证据等级提高到 2.1 及以上，那么在 2027—2029 版的 NANDA-I 分类系统中将废弃该诊断。

领域 10·分类 3·诊断编码 00454

精神健康受损

批准 2023·证据等级 3.3
MeSH: 精神（M0383296）

概念焦点：身份认同
背景/症状焦点：精神健康
护理对象：个体
判断：受损的
解剖部位：—

年龄下限：—
年龄上限：—
临床过程：—
诊断状态：问题导向型
情境限制：—

定义：通过联系自我、他人、世界和（或）一种比自己更强大的力量对生活意义和目标的整合减少。

定义性特征
- 疏远
- 愤怒
- 愤怒行为
- 对比自己更强大的力量愤怒
- 对信仰担忧
- 担心家庭
- 对未来担忧
- 对价值观体系担忧
- 哭泣
- 创造力下降
- 悲伤困难
- 对自然无兴趣
- 失眠症
- 过度内疚
- 疲劳
- 恐惧
- 感觉被超越自身的力量抛弃
- 空虚感
- 感觉无价值
- 感觉没人爱
- 无望
- 自我反省能力受损
- 无法体验卓越
- 勇气不足
- 睡眠质量不足
- 丧失信心
- 丧失控制
- 丧失希望
- 失去生活的意义
- 丧失宁静
- 需要宽恕
- 质疑身份认同
- 质疑生活的意义
- 质疑痛苦的意义
- 质疑自己的尊严
- 拒绝和他人互动
- 遗憾

相关因素
- 宗教仪式改变
- 精神修行方式改变
- 文化冲突
- 抑郁症状

- 焦虑
- 感知有未完成的事业
- 感受关爱的阻碍
- 自尊心不足
- 社会支持不足
- 孤独
- 独立性丧失
- 疼痛
- 接受衰老过程困难
- 压力过多
- 人际关系不足
- 自我异化
- 社会异化
- 社会文化剥夺
- 物质滥用

高危人群
- 经历重要他人死亡的个体
- 经历不孕不育的个体
- 经历人生转变的个体
- 经历种族冲突的个体
- 经历非预期生活事件的个体
- 暴露于死亡的个体
- 暴露于自然灾害的个体
- 暴露于创伤性事件的个体
- 将新生婴儿融入自己生活的个体
- 收到坏消息的个体
- 接受临终关怀的个体
- 文化程度低的个体

相关条件
- 慢性疾病
- 抑郁障碍
- 部分躯体丧失
- 部分躯体功能丧失
- 绝症
- 治疗方案

领域 10 · 分类 3 · 诊断编码 00460
有精神健康受损的危险

批准 2023 · 证据等级 2.1
MeSH: 精神（M0383296）

概念焦点：身份认同	年龄下限：—
背景/症状焦点：精神健康	年龄上限：—
护理对象：个体	临床过程：—
判断：受损的	诊断状态：恶化的潜在性
解剖部位：—	情境限制：—

> **定义**：容易出现通过联系自我、他人、世界和（或）一种比自己更强大的力量对生活意义和目标的整合减少。

危险因素
- 宗教仪式改变
- 精神修行方式改变
- 焦虑
- 感知有未完成的事业
- 感受关爱的阻碍
- 文化冲突
- 抑郁症状
- 接受衰老过程困难
- 压力过多
- 人际关系不足
- 自尊心不足
- 社会支持不足
- 孤独
- 独立性丧失
- 疼痛
- 自我异化
- 社会异化
- 社会文化剥夺
- 物质滥用

高危人群
- 经历重要他人死亡的个体
- 经历不孕不育的个体
- 经历人生转变的个体
- 经历种族冲突的个体
- 经历非预期生活事件的个体
- 暴露于死亡的个体
- 暴露于自然灾害的个体
- 暴露于创伤性事件的个体
- 将新生婴儿融入自己生活的个体
- 收到坏消息的个体
- 接受临终关怀的个体
- 文化程度低的个体

相关条件
- 慢性疾病
- 抑郁障碍
- 部分躯体丧失
- 部分躯体功能丧失
- 绝症
- 治疗方案

领域 10·分类 3·诊断编码 00068

愿意加强精神健康

批准 1994·修订 2002, 2013, 2020, 2023·证据等级 2.1
MeSH: 精神（M0383296）

概念焦点：身份认同	年龄下限：—
背景 / 症状焦点：精神健康	年龄上限：—
护理对象：个体	临床过程：—
判断：愿意的	诊断状态：改善的潜在性
解剖部位：—	情境限制：—

定义：通过联系自我、他人、世界和（或）一种比自己更强大的力量对生活意义及目的的整合模式，该模式能够被加强。

定义性特征

- 希望加强接受度
- 希望加强自我安慰的能力
- 希望加强信仰的舒适感
- 希望加强与自然的联系
- 希望加强与超越自身力量的联系
- 希望加强应对
- 希望加强勇气
- 希望加强创造力
- 希望加强环境和谐
- 希望加强来自他人的原谅
- 希望加强希望
- 希望加强内心平静
- 希望加强和重要他人的互动
- 希望加强快乐
- 希望加强爱
- 希望加强对他人的爱
- 希望加强冥想练习
- 希望加强神秘性体验
- 希望加强与自然合一
- 希望加强与超越自身的力量合一
- 希望加强参与宗教的活动
- 希望加强与超越自身的力量和谐
- 希望加强祷告
- 希望加强尊敬
- 希望加强生活满意度
- 希望加强自我意识
- 希望加强自我宽恕
- 希望加强敬畏感
- 希望加强自我和谐感
- 希望加强身份认同感
- 希望加强环境魔力感
- 希望加强宁静
- 希望加强对他人的服务
- 希望在信仰中加强力量
- 希望加强顺应性

领域 10 · 分类 3 · 诊断编码 00169
宗教信仰受损

批准 2004 · 修订 2017, 2023 · 证据等级 2.1
MeSH: 宗教（M0018754）

概念焦点：身份认同	年龄下限：—
背景 / 症状焦点：精神健康	年龄上限：—
护理对象：个体	临床过程：—
判断：受损的	诊断状态：问题导向型
解剖部位：—	情境限制：—

定义：对基于信念的信仰、原则和活动的承诺减少。

定义性特征
- 遵守宗教教义困难
- 遵守宗教仪式困难
- 与信仰模式重新建立联系困难
- 与宗教仪式重新建立联系困难
- 对脱离信仰团体感到不适
- 质疑宗教教义
- 质疑宗教仪式

相关因素
- 焦虑
- 参加宗教的文化阻碍
- 抑郁症状
- 恐惧死亡
- 社会支持不足
- 社会文化互动不足
- 运输不足
- 照顾无效
- 应对策略的使用无效
- 不安全
- 疼痛
- 精神困扰
- 未解决的环境制约因素

高危人群
- 住院的个体
- 经历临终期危机的个体
- 经历人生转变的个体
- 经历个人危机的个体
- 经历精神危机的个体
- 有宗教操纵史的个体
- 老年人

相关条件
- 抑郁障碍
- 健康状态受损

领域 10·分类 3·诊断编码 00170
有宗教信仰受损的危险

批准 2004·修订 2013, 2017, 2023·证据等级 2.1
MeSH: 宗教（M0018754）

概念焦点：身份认同	年龄下限：—
背景/症状焦点：精神健康	年龄上限：—
护理对象：个体	临床过程：—
判断：受损的	诊断状态：恶化的潜在性
解剖部位：—	情境限制：—

定义：容易出现对基于信念的信仰、原则和活动的承诺减少。

危险因素
- 焦虑
- 参加宗教的文化阻碍
- 抑郁症状
- 恐惧死亡
- 社会支持不足
- 社会文化互动不足
- 运输不足
- 照顾无效
- 应对策略的使用无效
- 不安全
- 疼痛
- 精神困扰
- 未解决的环境制约因素

高危人群
- 住院的个体
- 经历临终期危机的个体
- 经历人生转变的个体
- 经历个人危机的个体
- 经历精神危机的个体
- 有宗教操纵史的个体
- 老年人

相关条件
- 抑郁障碍
- 健康状态受损

领域 10 · 分类 3 · 诊断编码 00171
愿意加强宗教信仰

批准 2004 · 修订 2013, 2023 · 证据等级 2.1
MeSH: 宗教（M0018754）

概念焦点：身份认同	年龄下限：—
背景/症状焦点：精神健康	年龄上限：—
护理对象：个体	临床过程：—
判断：愿意的	诊断状态：改善的潜在性
解剖部位：—	情境限制：—

> **定义**：自己对基于信念的信仰、原则和活动的承诺模式，该模式能够被加强。

定义性特征
- 希望加强和宗教领袖的联系
- 希望加强宽恕
- 希望加强参与宗教的经历
- 希望加强参与宗教的活动
- 希望加强宗教选择
- 希望加强宗教物料的利用
- 希望重新连接信仰模式
- 希望重新连接风俗习惯
- 希望重建信仰模式
- 希望重建宗教习俗

领域 11. 安全 / 保护

避免危险、躯体损伤或免疫系统损伤；保护免受损失；保护安全及保障。

分类 1.	感染	
	病原侵入机体后的宿主反应	
编码	诊断	页码
00361	免疫反应受损	416
00004	有感染的危险	417
00500	有手术伤口感染的危险	418

分类 2.	躯体损伤	
	躯体伤害或受伤	
编码	诊断	页码
00336	有躯体损伤的危险	419
00350	有烧伤的危险	420
00351	有冻伤的危险	421
00245	有角膜损伤的危险	422
00219	有眼干的危险	423
00087	有围手术期体位性损伤的危险	424
00287	新生儿压力性损伤	425
00288	有新生儿压力性损伤的危险	427
00313	儿童压力性损伤	429
00286	有儿童压力性损伤的危险	431
00312	成人压力性损伤	433
00304	有成人压力性损伤的危险	435
00250	有尿道损伤的危险	437
00044	组织完整性受损	438
00248	有组织完整性受损的危险	440
00046	皮肤完整性受损	442
00047	有皮肤完整性受损的危险	444
00461	乳头－乳晕复合体完整性受损	446
00462	有乳头－乳晕复合体完整性受损的危险	448
00045	口腔黏膜完整性受损	449
00247	有口腔黏膜完整性受损的危险	451
00306	有儿童跌倒的危险	452
00303	有成人跌倒的危险	454
00039	有吸入的危险	456
00031	气道清理无效	457

第 4 部分　NANDA-I 护理诊断

00463	有意外窒息的危险	458
00374	有出血过多的危险	460
00205	有休克的危险	461
00291	有血栓形成的危险	462
00425	有外周神经血管功能受损的危险	463
00156	有婴儿猝死的危险	464
00290	有企图私自出走的危险	465

分类 3.	暴力 使用过多的力量造成伤害或虐待	
编码	诊断	页码
00138	有他人指向性暴力的危险	466
00272	有女性割礼的危险	467
00466	有自杀性自残行为的危险	468
00467	非自杀性自残行为	470
00468	有非自杀性自残行为的危险	472

分类 4.	环境危害 环境中的危险来源	
编码	诊断	页码
00181	污染	474
00180	有污染的危险	476
00469	有意外中毒的危险	477
00404	有患职业病的危险	478
00402	有职业性躯体损伤的危险	479

分类 5.	防御过程 个体保护自我免受他人伤害的过程	
编码	诊断	页码
00217	有过敏反应的危险	480
00042	有乳胶过敏反应的危险	481

分类 6.	体温调节 调节体内热量与能量以保护有机体的生理过程	
编码	诊断	页码
00008	体温调节无效	482
00274	有体温调节无效的危险	483
00474	新生儿体温下降	484
00476	有新生儿体温下降的危险	486

00472	体温下降	487
00473	有体温下降的危险	489
00490	有围手术期体温下降的危险	490
00007	体温过高	491
00471	有体温过高的危险	493

领域 11 · 分类 1 · 诊断编码 00361
免疫反应受损

批准 2023 · 证据等级 2.1
MeSH: 免疫力（M0011071）

概念焦点：免疫功能	年龄下限：—
背景 / 症状焦点：—	年龄上限：—
护理对象：个体	临床过程：—
判断：受损的	诊断状态：问题导向型
解剖部位：—	情境限制：—

> **定义**：抵御外来微生物或抗原物质毒性作用的能力减弱。

定义性特征
- 寒冷
- 咳嗽
- 定向障碍
- 呼吸困难
- 疲劳
- 发热
- 组织愈合受损
- 食欲不足
- 失眠
- 白细胞减少症
- 瘙痒
- 感染复发
- 血小板减少症
- 虚弱

相关因素
- 抑郁症状
- 复杂治疗方案的管理困难
- 无望
- 疫苗的可及性不足
- 社区内免疫水平不足
- 自我效能不足
- 健康自我管理无效
- 超重自我管理无效
- 睡眠模式无效
- 压力反应性适应不良
- 营养不良
- 长期制动
- 每天静坐行为 ≥ 2 小时
- 物质滥用
- 受污染的食物来源
- 对疫苗持观望态度

高危人群
- 极端年龄的个体

相关条件
- 免疫系统疾病
- 主要防御机制受损
- 肿瘤
- 药物制剂
- 治疗方案

领域 11 · 分类 1 · 诊断编码 00004
有感染的危险

批准 1986 · 修订 2010, 2013, 2017, 2020, 2023 · 证据等级 3.1
MeSH: 感染（M0011294）

概念焦点：免疫功能	年龄下限：—
背景／症状焦点：感染	年龄上限：—
护理对象：个体	临床过程：—
判断：无效的	诊断状态：恶化的潜在性
解剖部位：—	情境限制：—

定义：容易出现病原生物体的入侵和繁殖。

危险因素
- 管理长期侵入性设备困难
- 管理伤口护理困难
- 胃肠运动功能障碍
- 免疫反应受损
- 皮肤完整性受损
- 个人防护设备的可及性不足
- 对公共卫生建议的依从性不足
- 环境卫生不足
- 健康素养不足
- 避免暴露于病原体的知识不足
- 口腔卫生措施不足
- 个人卫生措施不足
- 疫苗接种不足
- 超重自我管理无效
- 营养不良
- 体液淤滞
- 烟草使用

高危人群
- 处于经济弱势的个体
- 暴露于疾病暴发的个体
- 暴露于更多环境病原体的个体
- 文化程度低的个体
- 非纯胸式喂养的婴儿

相关条件
- 分泌物的 pH 值改变
- 贫血
- 慢性疾病
- 纤毛作用下降
- 免疫抑制
- 侵入性操作
- 白细胞减少症
- 羊膜早破
- 羊膜破裂延长
- 被抑制的炎症反应

领域 11 · 分类 1 · 诊断编码 00500

有手术伤口感染的危险

批准 2023 · 证据等级 2.1
MeSH：手术伤口感染（M0020904）

概念焦点：免疫功能	年龄下限：—
背景/症状焦点：感染	年龄上限：—
护理对象：个体	临床过程：—
判断：无效的	诊断状态：恶化的潜在性
解剖部位：—	情境限制：围手术期

定义：切口局部容易受到病原生物入侵。

危险因素
- 酗酒
- 超重自我管理无效
- 营养不良
- 围手术期高血糖
- 围手术期体温过低
- 围手术期缺氧
- 烟草使用
- 未解决的鼻腔定植

高危人群
- 年龄 > 40 岁的个体
- 暴露于手术室低温的个体
- 外科手术中暴露于过多人员的个体
- 暴露于更多环境病原体的个体
- 美国麻醉医师协会（ASA）躯体状态分类评分 ≥ 2 分的个体

相关条件
- 糖尿病
- 广泛的外科手术
- 全身麻醉
- 高血压
- 免疫抑制
- 抗生素预防不足
- 抗生素预防无效
- 其他术区感染
- 侵入性操作
- 药物制剂
- 创伤后骨关节炎
- 外科手术持续时间延长
- 假体
- 类风湿性关节炎
- 严重的并发症
- 外科植入物
- 手术伤口污染

领域 11·分类 2·诊断编码 00336
有躯体损伤的危险

批准 2023·证据等级 2.1
MeSH：伤口与损伤（M0023019）

概念焦点：躯体完整性	年龄下限：—
背景/症状焦点：组织创伤	年龄上限：—
护理对象：个体	临床过程：—
判断：受损的	诊断状态：恶化的潜在性
解剖部位：—	情境限制：—

定义：容易出现因外伤、放电、压力变化和（或）辐射造成的身体伤害。

危险因素

- 杂乱的环境
- 混乱
- 暴露于毒性化学制品
- 安全协议执行不准确
- 照顾者的安全预防措施的知识不足
- 可调节因素的知识不足
- 安全预防措施的知识不足
- 安全设备不足
- 安全协议不足
- 安全护栏不足
- 未注意环境安全
- 躯体活动过程中未注意设备安全
- 营养不良
- 躯体阻碍
- 精神运动性焦虑不安
- 不安全的交通模式

相关条件

- 血液项目异常
- 心理状态改变
- 精神运动表现改变
- 生化功能障碍
- 意识水平下降
- 感受器功能障碍
- 缺氧
- 医疗设备
- 药物制剂
- 感觉障碍
- 感觉整合功能障碍

领域 11 · 分类 2 · 诊断编码 00350

有烧伤的危险

批准 2023 · 证据等级 2.1
MeSH: 烧伤（M0003064）

概念焦点：躯体完整性	年龄下限：—
背景/症状焦点：组织创伤	年龄上限：—
护理对象：个体	临床过程：—
判断：受损的	诊断状态：恶化的潜在性
解剖部位：皮肤系统	情境限制：—

> **定义**：容易出现高温、蒸汽、化学品、电或类似刺激对皮肤或组织的损伤。

危险因素
- 照顾者的安全预防措施的知识不足
- 安全预防措施的知识不足
- 防护服不足
- 监管不足
- 电热毯使用不当
- 加热垫使用不当
- 热水瓶使用不当
- 防护服使用不当
- 未注意环境安全
- 在床上吸烟
- 在氧气附近吸烟
- 不安全的烹饪设备

高危人群
- <3 岁的个体
- 暴露于危险的工作条件且培训不足的个体

相关条件
- 意识水平下降
- 精神障碍
- 显微外科
- 神经肌肉疾病
- 物质相关疾病
- 治疗方案

领域 11·分类 2·诊断编码 00351

有冻伤的危险

批准 2023·证据等级 2.1
MeSH: 冻伤（M000599150）

概念焦点：躯体完整性	年龄下限：—
背景 / 症状焦点：组织创伤	年龄上限：—
护理对象：个体	临床过程：—
判断：受损的	诊断状态：恶化的潜在性
解剖部位：皮肤系统	情境限制：—

定义：容易出现低温环境对皮肤或组织的损伤。

危险因素
- 照顾者的安全预防措施的知识不足
- 安全预防措施的知识不足
- 营养摄入不足
- 防护服不足
- 监管不足
- 冰袋使用不当
- 防护服使用不当
- 未注意环境安全
- 长期暴露于低温环境
- 烟草使用
- 低温环境中的湿衣服

高危人群
- 无家可归的个体
- 极端年龄的个体
- 暴露于危险的工作条件且培训不足的个体
- 暴露于低温环境的个体
- 不适应低温的个体

相关条件
- 意识水平下降
- 精神障碍
- 神经肌肉疾病
- 物质相关疾病
- 治疗方案

领域 11 · 分类 2 · 诊断编码 00245
有角膜损伤的危险

批准 2013・修订 2017, 2023・证据等级 3.2
MeSH：角膜损伤（M0589091）

概念焦点：躯体完整性
背景/症状焦点：组织创伤
护理对象：个体
判断：受损的
解剖部位：感觉神经系统

年龄下限：—
年龄上限：—
临床过程：—
诊断状态：恶化的潜在性
情境限制：—

定义：眼球透明前表面容易出现外部损伤或创伤。

危险因素
- 风力过大
- 暴露于化学制剂
- 眼球暴露
- 暴露于生物制剂
- 暴露于物理制剂
- 个人防护设备使用不当
- 个人防护设备的可及性不足
- 可调节因素的知识不足
- 隐形眼镜使用不当
- 空气湿度低
- Ω-3 脂肪酸缺乏
- 未解决的维生素 A 缺乏

高危人群
- 隐形眼镜佩戴者
- 经历长期住院的个体
- 重症监护病房的个体
- 居住在高海拔地区的个体
- 眼干的个体

相关条件
- 人工呼吸
- 球结膜水肿
- 眨眼频率减少
- 糖尿病
- 移植物抗宿主病
- 单纯疱疹
- 眼睑下垂
- 重症肌无力
- 氧疗
- 眶周水肿
- 药物制剂
- 严重脑损伤
- 系统性红斑狼疮
- 气管造口术

领域 11 · 分类 2 · 诊断编码 00219
有眼干的危险

批准 2010・修订 2013, 2017, 2020, 2023・证据等级 3.2
MeSH：干眼综合征（M0023637）

概念焦点：躯体完整性	年龄下限：—
背景 / 症状焦点：组织创伤	年龄上限：—
护理对象：个体	临床过程：—
判断：受损的	诊断状态：恶化的潜在性
解剖部位：感觉神经系统	情境限制：—

> **定义**：容易出现泪膜持续不稳定和（或）缺陷，导致不适和（或）视力受损。

危险因素
- 空气污染
- 使用咖啡因
- 眨眼频率减少
- 使用屏幕时间过长
- 风力过大
- 液体摄入不足
- 可调节因素的知识不足
- 隐形眼镜使用不当
- 风扇使用不当
- 吹风机使用不当
- 未注意二手烟
- 空气湿度低
- Ω-3 脂肪酸缺乏
- 长时间暴露于空调
- 长时间暴露于日光
- 烟草使用
- 未解决的维生素 A 缺乏
- 使用含有苯扎氯铵防腐剂的产品

高危人群
- 顺性别女子
- 隐形眼镜佩戴者
- 使用电子屏幕的个体
- 长期处于重症监护的个体
- 老年人

相关条件
- 过敏
- 人工呼吸
- 自身免疫性疾病
- 化学疗法
- 意识水平下降
- 泪液量减少
- 激素改变
- 眼睑闭合不全
- 白细胞增多症
- 代谢性疾病
- 麦氏腺功能障碍
- 伴有运动反射丧失的神经损伤
- 神经损伤伴感觉反射丧失
- 神经肌肉阻滞
- 氧疗
- 药物制剂
- 眼球凸出
- 放射疗法
- 外科手术

领域 11 · 分类 2 · 诊断编码 00087
有围手术期体位性损伤的危险

批准 1994 · 修订 2006, 2013, 2017, 2020, 2023 · 证据等级 2.1
MeSH：患者体位（M0529729），围手术期（M0545930），伤口与损伤（M0023019）

概念焦点：躯体完整性	年龄下限：—
背景/症状焦点：组织创伤	年龄上限：—
护理对象：个体	临床过程：—
判断：受损的	诊断状态：恶化的潜在性
解剖部位：皮肤系统	情境限制：围手术期

> **定义**：在侵入性和（或）外科手术过程中，由于所需的姿势或定位设备，容易出现意外身体伤害。

危险因素
- 通过标准有效的筛查工具明确的因素
- 适当设备的可及性不足
- 适当支撑面的可及性不足
- 肥胖个体的可用设备不足
- 体液容量不足
- 肢体长时间摆放不当
- 刚性支撑面

高危人群
- 极端年龄的个体
- 处于侧卧位的个体
- 处于截石位的个体
- 处于俯卧位的个体
- 处于头低足高位的个体
- 与同年龄同性别相比体重超重的个体
- 肌力下降的个体
- 营养不良的个体

相关条件
- 糖尿病
- 水肿
- 消瘦
- 全身麻醉
- 制动
- 神经病变
- 麻醉引起的感知觉障碍
- 手术时间 > 1 小时
- 血管疾病

领域 11・分类 2・诊断编码 00287
新生儿压力性损伤

批准 2020・修订 2023・证据等级 3.4
MeSH：压力性溃疡（M0005739）

概念焦点：躯体完整性	年龄下限：1 天
背景/症状焦点：组织创伤	年龄上限：28 天
护理对象：个体	临床过程：—
判断：受损的	诊断状态：问题导向型
解剖部位：皮肤系统	情境限制：—

> **定义**：由于压力或压力与剪切力的共同作用，所造成的个体皮肤和（或）皮下组织的局部损伤。*

定义性特征
- 充血性水疱
- 红斑
- 全层组织丧失
- 伴有骨暴露的全层组织丧失
- 伴有肌肉暴露的全层组织丧失
- 伴有肌腱暴露的全层组织丧失
- 局部发热与周围组织相关
- 完整皮肤变色的栗色局部区域
- 真皮部分的厚度丧失
- 完整皮肤变色的紫色局部区域
- 皮肤溃疡
- 被焦痂覆盖的溃疡
- 被痂皮覆盖的溃疡

相关因素
外部因素
- 皮肤和支撑面之间的微气候变化
- 适当设备的可及性不足
- 适当卫生服务的可及性不足
- 适当用品的可及性不足
- 照顾者的合理使用固定装置方法的知识不足
- 照顾者对合理使用黏合剂材料的知识不足
- 照顾者的可调节因素的知识不足
- 照顾者的压力性损伤预防策略的知识不足
- 皮肤潮湿度不当
- 机械负荷的幅度增加
- 骨隆突处受压
- 剪切力
- 表面摩擦
- 持续性机械负荷
- 使用吸湿性不足的亚麻布

内部因素
- 皮肤干燥
- 体温过高
- 循环受损
- 躯体移动受损
- 体液容量不足
- 水电解质失衡

其他因素
- 通过标准有效的筛查工具明确的因素

高危人群
- 低出生体重的婴儿
- <32周胎龄的新生儿
- 经历长期重症监护病房住院的新生儿
- 重症监护病房的新生儿

相关条件
- 贫血
- 血清白蛋白水平下降
- 组织氧含量下降
- 组织灌注减少
- 水肿
- 未成熟皮肤的完整性
- 未成熟皮肤的纹理
- 角质层不成熟
- 制动
- 医疗设备
- 与早产有关的营养不良
- 药物制剂
- 外科手术持续时间延长
- 脓毒症
- 严重的并发症
- 外科手术

* 欧洲压力性溃疡咨询小组，2019。

领域 11 · 分类 2 · 诊断编码 00288
有新生儿压力性损伤的危险

批准 2020·修订 2023·证据等级 3.4
MeSH: 压力性溃疡（M0005739）

概念焦点：躯体完整性	年龄下限：1 天
背景/症状焦点：组织创伤	年龄上限：28 天
护理对象：个体	临床过程：—
判断：受损的	诊断状态：恶化的潜在性
解剖部位：皮肤系统	情境限制：—

定义：因压力或压力与剪切力的共同作用，29 天以内的婴儿皮肤和（或）皮下组织容易受到局部损伤。*

危险因素
外部因素
- 皮肤和支撑面之间的微气候变化
- 适当设备的可及性不足
- 适当卫生服务的可及性不足
- 适当用品的可及性不足
- 照顾者的合理使用固定装置方法的知识不足
- 照顾者对合理使用黏合剂材料的知识不足
- 照顾者的可调节因素的知识不足
- 照顾者的压力性损伤预防策略的知识不足
- 皮肤潮湿度不当
- 机械负荷的幅度增加
- 骨隆突处受压
- 剪切力
- 表面摩擦
- 持续性机械负荷
- 使用吸湿性不足的亚麻布

内部因素
- 皮肤干燥
- 体温过高
- 循环受损
- 躯体移动受损
- 体液容量不足
- 水电解质失衡

其他因素
- 通过标准有效的筛查工具明确的因素

高危人群
- 低出生体重的婴儿
- <32 周胎龄的新生儿
- 经历长期重症监护病房住院的新生儿
- 重症监护病房的新生儿

相关条件
- 贫血
- 血清白蛋白水平下降
- 组织氧含量下降
- 组织灌注减少
- 水肿
- 未成熟皮肤的完整性
- 未成熟皮肤的纹理
- 角质层不成熟
- 制动
- 医疗设备
- 与早产有关的营养不良
- 药物制剂
- 外科手术持续时间延长
- 脓毒症
- 严重的并发症
- 外科手术

* 欧洲压力性溃疡咨询小组，2019。

领域 11・分类 2・诊断编码 00313

儿童压力性损伤

批准 2020・修订 2023・证据等级 3.4
MeSH：压力性溃疡（M0005739）

概念焦点：躯体完整性	年龄下限：29 天
背景 / 症状焦点：组织创伤	年龄上限：18 岁
护理对象：个体	临床过程：—
判断：受损的	诊断状态：问题导向型
解剖部位：皮肤系统	情境限制：—

> **定义**：因压力或压力与剪切力共同作用，造成 18 岁及以下个体皮肤和（或）皮下组织的局部损伤。*

定义性特征
- 充血性水疱
- 红斑
- 全层组织丧失
- 伴有骨暴露的全层组织丧失
- 伴有肌肉暴露的全层组织丧失
- 伴有肌腱暴露的全层组织丧失
- 局部发热与周围组织相关
- 压力点疼痛
- 真皮部分的厚度丧失
- 完整皮肤变色的紫色局部区域
- 被焦痂覆盖的溃疡
- 被痂皮覆盖的溃疡

相关因素
外部因素
- 皮肤和支撑面之间的微气候变化
- 照顾者将患者从床上完全抬起困难
- 适当设备的可及性不足
- 适当卫生服务的可及性不足
- 适当用品的可及性不足
- 超重儿童设备的可及性不足
- 照顾者的合理使用固定装置方法的知识不足
- 照顾者对合理使用黏合剂材料的知识不足
- 照顾者的可调节因素的知识不足
- 照顾者的压力性损伤预防策略的知识不足
- 皮肤潮湿度不当
- 机械负荷的幅度增加
- 骨隆突处受压
- 剪切力
- 表面摩擦
- 持续性机械负荷
- 使用吸湿性不足的亚麻布

内部因素
- 躯体活动减少
- 帮助照顾者自我移动困难
- 皮肤干燥
- 体温过高

- 在床上维持卧位困难
- 在椅子上维持坐位困难
- 压力性损伤预防计划的依从性不足
- 体液容量不足
- 合理使用固定装置方法的知识不足
- 躯体移动受损
- 失禁治疗方案的依从性不足
- 合理使用黏合剂材料的知识不足
- 蛋白质-能量营养不良
- 水电解质失衡

其他因素
- 通过标准有效的筛查工具明确的因素

高危人群
- 重症监护病房的儿童
- 长期护理机构中的儿童
- 安宁疗护机构中的儿童
- 康复机构中的儿童
- 前往或往返于临床护理机构之间的儿童
- 接受家庭护理的儿童
- 体重指数高于同年龄同性别正常范围的儿童
- 体重指数低于同年龄同性别正常范围的儿童
- 有发育问题的儿童
- 有成长问题的儿童
- 头围大的儿童
- 皮肤表面积大的儿童

相关条件
- 皮肤 pH 值呈碱性
- 皮肤结构改变
- 贫血
- 心血管疾病
- 意识水平下降
- 血清白蛋白水平下降
- 组织氧含量下降
- 组织灌注减少
- 糖尿病
- 水肿
- C 反应蛋白升高
- 频繁的侵入性操作
- 血流动力学不稳定
- 制动
- 循环受损
- 智力残疾
- 医疗设备
- 药物制剂
- 躯体创伤
- 外科手术持续时间延长
- 感觉障碍
- 脊髓损伤

* 欧洲压力性溃疡咨询小组，2019。

领域 11·分类 2·诊断编码 00286

有儿童压力性损伤的危险

批准 2020·修订 2023·证据等级 3.4
MeSH：压力性溃疡（M0005739）

概念焦点：躯体完整性	年龄下限：29 天
背景/症状焦点：组织创伤	年龄上限：18 岁
护理对象：个体	临床过程：—
判断：受损的	诊断状态：恶化的潜在性
解剖部位：皮肤系统	情境限制：—

> **定义**：因压力或压力与剪切力共同作用，29 天至 ≤ 8 岁的个体容易出现皮肤和（或）皮下组织的局部损伤。*

危险因素

外部因素
- 皮肤和支撑面之间的微气候变化
- 照顾者将患者从床上完全抬起困难
- 适当设备的可及性不足
- 适当卫生服务的可及性不足
- 适当用品的可及性不足
- 超重儿童设备的可及性不足
- 照顾者的合理使用固定装置方法的知识不足
- 照顾者对合理使用黏合剂材料的知识不足
- 照顾者的可调节因素的知识不足
- 照顾者的压力性损伤预防策略的知识不足
- 皮肤潮湿度不当
- 机械负荷的幅度增加
- 骨隆突处受压
- 剪切力
- 表面摩擦
- 持续性机械负荷
- 使用吸湿性不足的亚麻布

内部因素
- 躯体活动减少
- 帮助照顾者自我移动困难
- 在床上维持卧位困难
- 在椅子上维持坐位困难
- 皮肤干燥
- 体温过高
- 躯体移动受损
- 失禁治疗方案的依从性不足
- 压力性损伤预防计划的依从性不足
- 体液容量不足
- 合理使用固定装置方法的知识不足
- 合理使用黏合剂材料的知识不足
- 蛋白质 – 能量营养不良
- 水电解质失衡

其他因素
- 通过标准有效的筛查工具明确的因素

高危人群
- 重症监护病房的儿童
- 长期护理机构中的儿童
- 安宁疗护机构中的儿童
- 康复机构中的儿童
- 前往或往返于临床护理机构之间的儿童
- 接受家庭护理的儿童
- 体重指数高于同年龄同性别正常范围的儿童
- 体重指数低于同年龄同性别正常范围的儿童
- 有发育问题的儿童
- 有成长问题的儿童
- 头围大的儿童
- 皮肤表面积大的儿童

相关条件
- 皮肤 pH 值呈碱性
- 皮肤结构改变
- 贫血
- 心血管疾病
- 意识水平下降
- 血清白蛋白水平下降
- 组织氧含量下降
- 组织灌注减少
- 糖尿病
- 水肿
- C 反应蛋白升高
- 频繁的侵入性操作
- 血流动力学不稳定
- 制动
- 循环受损
- 智力残疾
- 医疗设备
- 药物制剂
- 躯体创伤
- 外科手术持续时间延长
- 感觉障碍
- 脊髓损伤

---

* 欧洲压力性溃疡咨询小组，2019。

领域 11 · 分类 2 · 诊断编码 00312
成人压力性损伤

批准 2020 · 修订 2023 · 证据等级 3.4
MeSH：压力性溃疡（M0005739）

概念焦点：躯体完整性	年龄下限：19 岁
背景/症状焦点：组织创伤	年龄上限：—
护理对象：个体	临床过程：—
判断：受损的	诊断状态：问题导向型
解剖部位：皮肤系统	情境限制：—

定义：因压力或压力与剪切力共同作用，导致 18 岁以上个体的皮肤和（或）皮下组织出现局部损伤。*

定义性特征
- 充血性水疱
- 红斑
- 全层组织丧失
- 伴有骨暴露的全层组织丧失
- 伴有肌肉暴露的全层组织丧失
- 伴有肌腱暴露的全层组织丧失
- 局部发热与周围组织相关
- 压力点疼痛
- 真皮部分的厚度丧失
- 完整皮肤变色的紫色局部区域
- 被焦痂覆盖的溃疡
- 被痂皮覆盖的溃疡

相关因素
外部因素
- 皮肤和支撑面之间的微气候变化
- 适当设备的可及性不足
- 适当卫生服务的可及性不足
- 肥胖个体的可用设备不足
- 照顾者的压力性损伤预防策略的知识不足
- 皮肤潮湿度不当
- 机械负荷的幅度增加
- 骨隆突处受压
- 剪切力
- 表面摩擦
- 持续性机械负荷
- 使用吸湿性不足的亚麻布

内部因素
- 躯体活动减少
- 皮肤干燥
- 体温过高
- 躯体移动受损
- 失禁治疗方案的依从性不足
- 体液容量不足
- 压力性损伤预防策略的知识不足
- 蛋白质－能量营养不良
- 物质滥用
- 烟草使用

- 压力性损伤预防计划的依从性不足

其他因素
- 通过标准有效的筛查工具明确的因素

高危人群
- 老年护理机构中的个体
- 重症监护病房的个体
- 安宁疗护机构中的个体
- 康复机构中的个体
- 前往或往返于临床护理机构之间的个体
- 接受家庭护理的个体
- 美国麻醉医师协会（ASA）躯体状态分类评分 ≥ 3 分的个体
- 体重指数高于同年龄同性别正常范围的个体
- 体重指数低于同年龄同性别正常范围的个体
- 有压力性损伤史的个体
- 有躯体残疾的个体
- 老年人

相关条件
- 贫血
- 心血管疾病
- 中枢神经系统疾病
- 慢性神经性疾病
- 危重疾病
- 血清白蛋白水平下降
- 组织氧含量下降
- 组织灌注减少
- 糖尿病
- 水肿
- C 反应蛋白升高
- 血流动力学不稳定
- 髋部骨折
- 制动
- 循环受损
- 智力残疾
- 医疗设备
- 周围神经病变
- 药物制剂
- 躯体创伤
- 外科手术持续时间延长
- 感觉障碍
- 脊髓损伤

* 欧洲压力性溃疡咨询小组，2019。

领域 11·分类 2·诊断编码 00304
有成人压力性损伤的危险

批准 2020·修订 2023·证据等级 3.4
MeSH：压力性溃疡（M0005739）

概念焦点：躯体完整性	年龄下限：19 岁
背景/症状焦点：组织创伤	年龄上限：—
护理对象：个体	临床过程：—
判断：受损的	诊断状态：恶化的潜在性
解剖部位：皮肤系统	情境限制：—

> **定义**：因压力或压力与剪切力共同作用，18 岁以上的个体容易出现皮肤和（或）皮下组织的局部损伤，可能损害健康。*

危险因素
外部因素
- 皮肤和支撑面之间的微气候变化
- 适当设备的可及性不足
- 适当卫生服务的可及性不足
- 肥胖个体的可用设备不足
- 照顾者的压力性损伤预防策略的知识不足
- 皮肤潮湿度不当
- 机械负荷的幅度增加
- 骨隆突处受压
- 剪切力
- 表面摩擦
- 持续性机械负荷
- 使用吸湿性不足的亚麻布

内部因素
- 躯体活动减少
- 皮肤干燥
- 体温过高
- 躯体移动受损
- 失禁治疗方案的依从性不足
- 压力性损伤预防计划的依从性不足
- 体液容量不足
- 压力性损伤预防策略的知识不足
- 蛋白质-能量营养不良
- 物质滥用
- 烟草使用

其他因素
- 通过标准有效的筛查工具明确的因素

高危人群
- 老年护理机构中的个体
- 安宁疗护机构中的个体

- 重症监护病房的个体
- 前往或往返于临床护理机构之间的个体
- 接受家庭护理的个体
- 美国麻醉医师协会（ASA）躯体状态分类评分 ≥ 3 分的个体
- 体重指数高于同年龄同性别正常范围的个体
- 康复机构中的个体
- 体重指数低于同年龄同性别正常范围的个体
- 有压力性损伤史的个体
- 有躯体残疾的个体
- 老年人

相关条件
- 贫血
- 心血管疾病
- 中枢神经系统疾病
- 慢性神经性疾病
- 危重疾病
- 血清白蛋白水平下降
- 组织氧含量下降
- 组织灌注减少
- 糖尿病
- 水肿
- C 反应蛋白升高
- 血流动力学不稳定
- 髋部骨折
- 制动
- 循环受损
- 智力残疾
- 医疗设备
- 周围神经病变
- 药物制剂
- 躯体创伤
- 外科手术持续时间延长
- 感觉障碍
- 脊髓损伤

* 欧洲压力性溃疡咨询小组，2019。

领域 11・分类 2・诊断编码 00250
有尿道损伤的危险

批准 2013・修订 2017, 2020, 2023・证据等级 2.1
MeSH：尿道（M0022372），伤口与损伤（M0023019）

概念焦点：躯体完整性	年龄下限：—
背景／症状焦点：组织创伤	年龄上限：—
护理对象：个体	临床过程：—
判断：受损的	诊断状态：恶化的潜在性
解剖部位：泌尿生殖系统	情境限制：—

定义：容易出现下生殖泌尿系统结构意外损伤。

危险因素
- 混乱
- 照顾者的导尿管护理的知识不足
- 导尿管护理的知识不足
- 超重自我管理无效

高危人群
- 极端年龄的个体
- 经历分娩的个体

相关条件
- 盆腔器官的解剖学差异
- 钝性创伤
- 妨碍导管妥善留置的疾病
- 逼尿肌括约肌协同失调
- 乳胶过敏
- 长期使用导尿管
- 髓质损伤
- 神经认知障碍
- 前列腺增生
- 重复插管
- 留置气囊充气 ≥ 30mL
- 导尿术

领域 11 · 分类 2 · 诊断编码 00044
组织完整性受损

批准 1986 · 修订 1998, 2013, 2017, 2020, 2023 · 证据等级 3.2
MeSH: 组织（M0021595）

概念焦点：躯体完整性	年龄下限：—
背景/症状焦点：组织创伤	年龄上限：—
护理对象：个体	临床过程：—
判断：受损的	诊断状态：问题导向型
解剖部位：皮肤系统	情境限制：—

> **定义**：黏膜、角膜、皮肤系统、肌筋膜、肌肉、肌腱、血管、淋巴组织、骨骼、软骨、关节囊和（或）韧带受损。

定义性特征
- 组织生长异常
- 脓肿
- 急性疼痛
- 皮肤颜色改变
- 出血
- 活动范围减少
- 负重困难
- 眼干
- 过度渗出
- 血肿
- 皮肤完整性受损
- 平衡不足
- 局部触诊发热
- 局部畸形
- 局部脱发
- 局部麻木
- 局部肿胀
- 肌肉痉挛
- 肌无力
- 无活力的组织
- 持续性红斑
- 压力性损伤
- 僵硬
- 刺痛感
- 皮下组织暴露

相关因素
外部因素
- 排泄物
- 暴露于极端环境温度
- 照顾者的维持组织完整性的知识不足
- 照顾者的保护组织完整性的知识不足
- 化学物质使用不当
- 骨隆突处受压
- 分泌物
- 剪切力
- 表面摩擦
- 使用吸湿性不足的亚麻布

内部因素
– 眨眼频率减少
– 体液失衡
– 躯体移动受损
– 姿势平衡受损
– 失禁治疗方案的依从性不足
– 血糖水平管理不足
– 维持组织完整性的知识不足
– 恢复组织完整性的知识不足
– 造口护理不足
– 躯体活动减少
– 超重自我管理无效
– 营养不良
– 心因性因素
– 精神运动性焦虑不安
– 自我指向性暴力
– 物质滥用
– 烟草使用
– 与同年龄同性别相比体重不足

高危人群
– 无家可归的个体
– 极端年龄的个体
– 暴露于极端环境温度的个体
– 暴露于高压电源的个体
– 重症监护病房的个体
– 围手术期的个体
– 参加接触式运动的个体
– 参加冬季运动的个体
– 有骨折家族史的个体
– 有骨折史的个体

相关条件
– 贫血
– 心血管疾病
– 艰难梭菌感染
– 危重疾病
– 意识水平下降
– 血清白蛋白水平下降
– 组织氧含量下降
– 组织灌注减少
– 血流动力学不稳定
– 制动
– 医疗设备
– 代谢性疾病
– 神经系统疾病
– 神经发育障碍
– 药物制剂
– 外科手术

领域 11 · 分类 2 · 诊断编码 00248
有组织完整性受损的危险

批准 2013 · 修订 2017, 2020, 2023 · 证据等级 3.2
MeSH: 组织（M0021595）

概念焦点：躯体完整性	年龄下限：—
背景/症状焦点：组织创伤	年龄上限：—
护理对象：个体	临床过程：—
判断：受损的	诊断状态：恶化的潜在性
解剖部位：皮肤系统	情境限制：—

定义：容易出现黏膜、角膜、皮肤系统、肌筋膜、肌肉、肌腱、血管、淋巴组织、骨骼、软骨、关节囊和（或）韧带受损。

危险因素
外部因素
- 排泄物
- 暴露于极端环境温度
- 照顾者的维持组织完整性的知识不足
- 照顾者的保护组织完整性的知识不足
- 化学物质使用不当
- 骨隆突处受压
- 分泌物
- 剪切力
- 表面摩擦
- 使用吸湿性不足的亚麻布

内部因素
- 眨眼频率减少
- 躯体活动减少
- 体液失衡
- 躯体移动受损
- 姿势平衡受损
- 失禁治疗方案的依从性不足
- 血糖水平管理不足
- 维持组织完整性的知识不足
- 恢复组织完整性的知识不足
- 造口护理不足
- 超重自我管理无效
- 营养不良
- 心因性因素
- 精神运动性焦虑不安
- 自我指向性暴力
- 物质滥用
- 烟草使用
- 与同年龄同性别相比体重不足

高危人群
- 无家可归的个体
- 极端年龄的个体
- 围手术期的个体
- 参加接触式运动的个体

领域 11. 安全 / 保护

- 暴露于极端环境温度的个体
- 暴露于高压电源的个体
- 重症监护病房的个体
- 参加冬季运动的个体
- 有骨折家族史的个体
- 有骨折史的个体

相关条件
- 贫血
- 心血管疾病
- 艰难梭菌感染
- 危重疾病
- 意识水平下降
- 血清白蛋白水平下降
- 组织氧含量下降
- 组织灌注减少
- 血流动力学不稳定
- 制动
- 医疗设备
- 代谢性疾病
- 神经系统疾病
- 神经发育障碍
- 药物制剂
- 外科手术

领域 11·分类 2·诊断编码 00046
皮肤完整性受损

批准 1975·修订 1998, 2017, 2020, 2023·证据等级 3.2
MeSH：皮肤（M0019925）

概念焦点：躯体完整性	年龄下限：—
背景/症状焦点：组织创伤	年龄上限：—
护理对象：个体	临床过程：—
判断：受损的	诊断状态：问题导向型
解剖部位：皮肤系统	情境限制：—

定义：表皮和（或）真皮受损。

定义性特征
- 磨损的皮肤
- 脓肿
- 急性疼痛
- 皮肤颜色改变
- 张力改变
- 出血
- 水泡
- 脱屑
- 皮肤表面破损
- 皮肤干燥
- 表皮脱落
- 异物刺入皮肤
- 血肿
- 角化过度
- 局部触诊发热
- 受到浸渍的皮肤
- 瘙痒
- 溃疡

相关因素
外部因素
- 排泄物
- 暴露于极端环境温度
- 照顾者的维持组织完整性的知识不足
- 照顾者的保护组织完整性的知识不足
- 照顾者对合理使用黏合剂材料的知识不足
- 皮肤潮湿度不当
- 化学物质使用不当
- 骨隆突处受压
- 分泌物
- 剪切力
- 表面摩擦
- 使用吸湿性不足的亚麻布

内部因素
- 躯体活动减少
- 水肿
- 保护组织完整性的知识不足
- 合理使用黏合剂材料的知识不足

领域 11. 安全 / 保护

- 躯体移动受损
- 失禁治疗方案的依从性不足
- 维持组织完整性的知识不足
- 精神运动性焦虑不安
- 自我指向性暴力
- 物质滥用
- 烟草使用
- 超重自我管理无效
- 营养不良
- 心因性因素
- 未解决的黏合剂过敏
- 与同年龄同性别相比体重不足
- 水电解质失衡

高危人群
- 极端年龄的个体
- 重症监护病房的个体
- 长期护理机构中的个体
- 安宁疗护机构中的个体
- 围手术期的个体
- 接受家庭护理的个体

相关条件
- 色素沉着改变
- 贫血
- 心血管疾病
- 危重疾病
- 意识水平下降
- 组织氧含量下降
- 组织灌注减少
- 糖尿病
- 激素改变
- 制动
- 免疫缺陷
- 代谢受损
- 感染
- 医疗设备
- 肿瘤
- 神经功能障碍
- 周围神经病变
- 药物制剂
- 感觉障碍
- 伤痕累累

领域 11 · 分类 2 · 诊断编码 00047

有皮肤完整性受损的危险

批准 1975 · 修订 1998, 2010, 2013, 2017, 2020, 2023 · 证据等级 3.2
MeSH: 皮肤（M0019925）

概念焦点：躯体完整性
背景/症状焦点：组织创伤
护理对象：个体
判断：受损的
解剖部位：皮肤系统

年龄下限：—
年龄上限：—
临床过程：—
诊断状态：恶化的潜在性
情境限制：—

> **定义**：容易出现表皮和（或）真皮损伤。

危险因素

外部因素
- 排泄物
- 暴露于极端环境温度
- 照顾者的维持组织完整性的知识不足
- 照顾者的保护组织完整性的知识不足
- 照顾者对合理使用黏合剂材料的知识不足
- 皮肤潮湿度不当
- 化学物质使用不当
- 骨隆突处受压
- 分泌物
- 剪切力
- 表面摩擦
- 使用吸湿性不足的亚麻布

内部因素
- 躯体活动减少
- 水肿
- 躯体移动受损
- 失禁治疗方案的依从性不足
- 维持皮肤完整性的知识不足
- 保护皮肤完整性的知识不足
- 合理使用黏合剂材料的知识不足
- 超重自我管理无效
- 营养不良
- 心因性因素
- 精神运动性焦虑不安
- 自我指向性暴力
- 物质滥用
- 烟草使用
- 未解决的黏合剂过敏
- 与同年龄同性别相比体重不足
- 水电解质失衡

高危人群
- 极端年龄的个体
- 重症监护病房的个体
- 长期护理机构中的个体
- 安宁疗护机构中的个体
- 接受家庭护理的个体

相关条件
- 色素沉着改变
- 贫血
- 心血管疾病
- 危重疾病
- 意识水平下降
- 组织氧含量下降
- 组织灌注减少
- 糖尿病
- 激素改变
- 制动

- 免疫缺陷
- 代谢受损
- 感染
- 医疗设备
- 肿瘤
- 神经功能障碍
- 周围神经病变
- 药物制剂
- 感觉障碍
- 伤痕累累

领域 11·分类 2·诊断编码 00461
乳头－乳晕复合体完整性受损

批准 2023·证据等级 2.1
MeSH：乳头（M0014865），软组织损伤（M0026759），伤口与损伤（M0023019）

概念焦点：躯体完整性	年龄下限：—
背景/症状焦点：组织创伤	年龄上限：—
护理对象：个体	临床过程：—
判断：受损的	诊断状态：问题导向型
解剖部位：泌尿生殖系统	情境限制：—

> **定义**：由于过度潮湿和（或）在胸式喂养过程中反复出现微小创伤，导致乳房色素沉着区局部损伤。

定义性特征
- 磨损的皮肤
- 皮肤颜色改变
- 乳头－乳晕复合体的皮肤厚度改变
- 起水疱的皮肤
- 使用标准有效的工具对乳头和乳晕复合病变进行分类
- 变色的皮肤斑块
- 皮肤表面破损
- 瘀斑
- 腐蚀的皮肤
- 红斑
- 过度渗出
- 血肿
- 角化过度
- 乳头局部疼痛
- 受到浸渍的皮肤
- 乳管水疱
- 结痂的皮肤
- 皮肤皲裂
- 皮肤溃疡
- 皮肤水疱
- 肿胀
- 皮下组织暴露

相关因素
父母因素
- 对胸式喂养焦虑
- 乳房充盈
- 胸式喂养个体在不解除吸吮负压的情况下将婴儿从乳房移开
- 乳晕硬化
- 奶泵不合适
- 乳腺炎
- 术后疼痛
- 长期暴露于潮湿
- 补充喂养
- 使用去除乳头天然保护层的产品

婴儿或儿童因素
– 衔接不足
– 非营养性吸吮无效
– 吸吮反射无效
– 因使用人工乳头导致的乳头混淆

高危人群
– 年龄 < 19 岁的胸式喂养个体
– 首次进行胸式喂养的个体
– 唯一主要照顾者的个体
– 乳头 – 乳晕复合体脱色的个体
– 产前护理期间乳头 – 乳晕准备不足的个体
– 在胸式喂养过程中有乳头外伤史的个体
– 乳头内陷的个体
– 粉色乳头 – 乳晕复合体的个体
– 初产妇

相关条件
– 舌系带短缩症
– 颌面畸形

领域 11·分类 2·诊断编码 00462
有乳头－乳晕复合体完整性受损的危险

批准 2023·证据等级 2.1
MeSH：乳头（M0014865），软组织损伤（M0026759），伤口与损伤（M0023019）

概念焦点：躯体完整性	年龄下限：—
背景/症状焦点：组织创伤	年龄上限：—
护理对象：个体	临床过程：—
判断：受损的	诊断状态：恶化的潜在性
解剖部位：泌尿生殖系统	情境限制：—

定义：由于过度潮湿和（或）在胸式喂养过程中反复出现微小创伤，容易出现乳房色素沉着区局部损伤。

危险因素
父母因素
- 对胸式喂养焦虑
- 乳房充盈
- 胸式喂养个体在不解除吸吮负压的情况下将婴儿从乳房移开
- 乳晕硬化
- 奶泵不合适
- 乳腺炎
- 术后疼痛
- 长期暴露于潮湿
- 补充喂养
- 使用去除乳头天然保护层的产品

婴儿或儿童因素
- 衔接不足
- 非营养性吸吮无效
- 吸吮反射无效
- 因使用人工乳头导致的乳头混淆

高危人群
- 年龄＜19 岁的胸式喂养个体
- 首次进行胸式喂养的个体
- 唯一主要照顾者的个体
- 乳头－乳晕复合体脱色的个体
- 产前护理期间乳头－乳晕准备不足的个体
- 在胸式喂养过程中有乳头外伤史的个体
- 乳头内陷的个体
- 粉色乳头－乳晕复合体的个体
- 初产妇

相关条件
- 舌系带短缩症
- 颌面畸形

领域 11·分类 2·诊断编码 00045
口腔黏膜完整性受损

批准 1982·修订 1998, 2013, 2017, 2023·证据等级 2.1
MeSH：口腔黏膜（M0014132），黏膜（M0014181）

概念焦点：躯体完整性	年龄下限：—
背景/症状焦点：组织创伤	年龄上限：—
护理对象：个体	临床过程：—
判断：受损的	诊断状态：问题导向型
解剖部位：胃肠系统	情境限制：—

定义：唇、软组织、口腔和（或）咽部局部受损。

定义性特征
- 口腔异味
- 良性移行性舌炎
- 出血
- 舌苔
- 味觉感知下降
- 脱屑
- 口干
- 扁桃体肿大
- 牙龈增生
- 牙龈苍白
- 牙周袋深度 > 4mm
- 牙龈萎缩
- 充血
- 大面积增生
- 黏膜剥脱
- 口腔不适
- 口腔水肿
- 口裂
- 口腔病变
- 口腔黏膜苍白
- 口腔结节
- 口腔疼痛
- 口腔丘疹
- 口腔溃疡
- 口腔水疱
- 出现包块
- 口鼻脓性分泌物引流
- 口鼻脓性分泌物
- 光滑萎缩舌
- 口海绵状斑
- 口腔白斑
- 口腔白融菌斑
- 白色凝乳样口腔分泌物

相关因素
- 饮酒
- 唾液分泌减少
- 抑郁症状
- 实施口腔自理困难
- 压力过多
- 牙齿护理的可及性不足
- 口腔卫生的知识不足
- 避免暴露于病原体的知识不足
- 口腔卫生措施不足
- 化学物质使用不当
- 营养不良
- 张口呼吸

- 体液容量不足

高危人群
- 处于经济弱势的个体

相关条件
- 过敏
- 常染色体病
- 行为障碍
- 化学疗法
- 女性激素水平下降
- 血小板下降
- 抑郁障碍
- 免疫系统疾病
- 免疫抑制
- 感染

- 烟草使用

- 口腔支持结构丧失
- 机械性因素
- 口腔畸形
- 神经认知障碍
- 禁食（NPO）> 24 小时
- 躯体创伤
- 放射疗法
- 干燥综合征
- 外科手术
- 治疗方案

领域 11 · 分类 2 · 诊断编码 00247
有口腔黏膜完整性受损的危险

批准 2013 · 修订 2017, 2023 · 证据等级 2.1
MeSH: 口腔黏膜（M0014132），黏膜（M0014181）

概念焦点：躯体完整性	年龄下限：—
背景 / 症状焦点：组织创伤	年龄上限：—
护理对象：个体	临床过程：—
判断：受损的	诊断状态：恶化的潜在性
解剖部位：胃肠系统	情境限制：—

定义：容易出现嘴唇、软组织、口腔和（或）口咽的局部损伤。

危险因素
- 饮酒
- 唾液分泌减少
- 抑郁症状
- 实施口腔自理困难
- 压力过多
- 牙齿护理的可及性不足
- 体液容量不足
- 口腔卫生的知识不足
- 口腔卫生措施不足
- 化学物质使用不当
- 营养不良
- 张口呼吸
- 烟草使用

高危人群
- 处于经济弱势的个体

相关条件
- 过敏
- 常染色体病
- 行为障碍
- 化学疗法
- 女性激素水平下降
- 血小板下降
- 抑郁障碍
- 免疫系统疾病
- 免疫抑制
- 感染
- 口腔支持结构丧失
- 机械性因素
- 口腔畸形
- 神经认知障碍
- 禁食（NPO）> 24 小时
- 躯体创伤
- 放射疗法
- 干燥综合征
- 外科手术
- 治疗方案

领域 11 · 分类 2 · 诊断编码 00306
有儿童跌倒的危险

批准 2020・修订 2023・证据等级 2.1
MeSH：意外跌倒（M0000085）

概念焦点：躯体完整性	年龄下限：1 天
背景/症状焦点：组织创伤	年龄上限：18 岁
护理对象：个体	临床过程：—
判断：受损的	诊断状态：恶化的潜在性
解剖部位：—	情境限制：—

> **定义**：18 岁及以下的个体容易发生在地面、地板或其他较低表面区域的意外跌倒事件。

危险因素
照顾者因素
- 在凸起的表面更换尿布
- 疲惫
- 设备的车轮未锁定
- 发育阶段变化的知识不足
- 对儿童的监管不足
- 未注意环境安全
- 躯体活动过程中未注意设备安全
- 将儿童放在高台面的婴儿椅上
- 将儿童放在婴儿学步车中
- 将儿童放在表面凸起的活动座椅中
- 将儿童放在没有安全带的座椅上
- 将儿童放在购物车篮中
- 将儿童放在不适合其年龄段的游戏设备上
- 产后抑郁症状
- 在无保护措施的情况下将儿童置于手臂中睡觉
- 在无保护措施的情况下将儿童置于膝上睡觉

生理因素
- 下肢力量减弱
- 大便失禁
- 便急
- 低血压
- 躯体移动受损
- 姿势平衡受损
- 体液容量不足
- 超重自我管理无效
- 营养不良
- 肌肉骨骼疼痛
- 未解决的低血糖
- 未解决的视力不足
- 未解决的睡眠障碍
- 未解决的维生素 B_{12} 缺乏
- 未解决的维生素 D 缺乏
- 尿失禁
- 尿急

领域 11. 安全 / 保护

环境因素
- 缺少楼梯门
- 设备无车轮锁
- 缺少铁窗栅
- 杂乱的环境
- 家具布置便于接近阳台
- 家具布置便于接近窗户
- 靠近桌子或柜台的高脚椅
- 地面防滑材料不足
- 机动车管制不足
- 光照不足
- 游乐设备维护不足
- 无楼梯扶手
- 高架表面的管制不足
- 未注意宠物
- 遥不可及的物体
- 无扶手的座椅
- 无靠背的座椅
- 不平坦的地面
- 不熟悉的环境
- 使用不带防倾倒装置的家具
- 使用非适龄家具
- 使用小毯子

其他因素
- 通过标准有效的筛查工具明确的因素
- 步行着装不合适
- 鞋子不合适

高危人群
- 男孩
- 1~4 岁儿童
- 经济困难家庭出生的儿童
- 经历规定禁食期延长的儿童
- 暴露于过度拥挤环境的儿童
- 充当劳动力的儿童
- 需要行走辅助设备的儿童
- 照顾者有心理健康问题的儿童
- 照顾者文化程度低的儿童
- 照顾者经历过度压力的儿童
- 有跌倒史的儿童
- 照顾者年轻的儿童
- 住院第一周内的儿童

相关条件
- 喂养和进食障碍
- 肌肉骨骼疾病
- 神经认知障碍
- 药物制剂
- 感觉障碍

领域 11 · 分类 2 · 诊断编码 00303
有成人跌倒的危险

批准 2020 · 修订 2023 · 证据等级 3.4
MeSH：意外跌倒（M0000085）

概念焦点：躯体完整性	年龄下限：19 岁
背景/症状焦点：组织创伤	年龄上限：—
护理对象：个体	临床过程：—
判断：受损的	诊断状态：恶化的潜在性
解剖部位：—	情境限制：—

定义：18 岁以上的个体容易发生在地面、地板或其他较低表面区域的意外跌倒事件。

危险因素
生理因素
- 下肢力量减弱
- 大便失禁
- 便急
- 躯体移动受损
- 姿势平衡受损
- 体液容量不足
- 超重自我管理无效
- 营养不良
- 肌肉骨骼疼痛
- 未解决的低血糖
- 未解决的视力不足
- 未解决的睡眠障碍
- 未解决的尿失禁
- 未解决的维生素 B_{12} 缺乏
- 未解决的维生素 D 缺乏
- 尿急

精神神经因素
- 焦虑不安的精神错乱
- 焦虑
- 抑郁症状
- 恐惧跌倒
- 持续徘徊
- 物质滥用

环境因素
- 杂乱的环境
- 抬高的床面
- 暴露于不安全的天气相关情况
- 浴室的防滑材料不足
- 地面防滑材料不足
- 光照不足
- 安全护栏不足
- 楼梯扶手不足
- 马桶座圈高度不当
- 未注意宠物
- 遥不可及的物体
- 无扶手的座椅
- 无靠背的座椅
- 不平坦的地面
- 不熟悉的环境
- 使用小毯子

领域 11. 安全 / 保护

其他因素
- 执行日常生活活动困难
- 独立进行日常生活的工具性活动困难
- 通过标准有效的筛查工具明确的因素
- 在无帮助的情况下夜间起床
- 可调节因素的知识不足
- 步行着装不合适
- 鞋子不合适

高危人群
- 处于经济弱势的个体
- 经历长期住院的个体
- 老年护理机构中的个体
- 安宁疗护机构中的个体
- 康复机构中的个体
- 术后早期的个体
- 独居的个体
- 接受家庭护理的个体
- 需要行走辅助设备的个体
- 经历昏厥的个体
- 有跌倒史的个体
- 文化程度低的个体
- 被约束的个体
- ≥ 60 岁的个体

相关条件
- 贫血
- 内分泌系统疾病
- 下肢假体
- 严重伤害
- 精神障碍
- 肌肉骨骼疾病
- 直立性低血压
- 药物制剂
- 感觉障碍
- 血管疾病

领域 11·分类 2·诊断编码 00039
有吸入的危险

批准 1988·修订 2013, 2017, 2020, 2023·证据等级 3.2
MeSH: 呼吸道误吸（M0487803），呼吸道误吸胃内容物（M0017065）

概念焦点：呼吸功能	年龄下限：—
背景/症状焦点：吸入	年龄上限：—
护理对象：个体	临床过程：—
判断：无效的	诊断状态：恶化的潜在性
解剖部位：心肺系统	情境限制：—

> **定义**：容易出现胃肠分泌物、口咽部分泌物、固体或液体进入气管支气管。

危险因素
- 抬高上身具有障碍
- 胃肠蠕动减少
- 清理气道困难
- 吞咽困难
- 肠内营养管移位
- 可调节因素的知识不足
- 胃残留增加

高危人群
- 极端年龄的个体

相关条件
- 慢性阻塞性肺疾病
- 危重疾病
- 意识水平下降
- 胃排空延迟
- 呕吐反射抑制
- 肠内营养
- 面部手术
- 面部创伤
- 头颈部肿瘤
- 食管括约肌下端功能不全
- 胃内压增高
- 下颌固定术
- 医疗设备
- 颈部手术
- 颈部创伤
- 神经性疾病
- 口腔外科手术
- 口腔创伤
- 药物制剂
- 肺炎
- 脑卒中
- 治疗方案

领域 11 · 分类 2 · 诊断编码 00031

气道清理无效

批准 1980 · 修订 1996, 1998, 2017, 2020, 2023 · 证据等级 3.3
MeSH: 气道阻塞（M0000610）

概念焦点：呼吸功能	年龄下限：—
背景/症状焦点：氧合	年龄上限：—
护理对象：个体	临床过程：—
判断：无效的	诊断状态：问题导向型
解剖部位：心肺系统	情境限制：—

定义：清理呼吸道分泌物或异物以保持气道清洁的能力下降。

定义性特征
- 偶然性呼吸音
- 呼吸节律改变
- 胸部叩诊改变
- 胸-声带震颤改变
- 呼吸过缓
- 发绀
- 语言表达困难
- 呼吸音减弱
- 痰过多
- 过度使用辅助呼吸肌
- 低氧血症
- 无法清理鼻腔
- 无法咳嗽
- 咳嗽无效
- 鼻翼煽动
- 端坐呼吸
- 精神运动性焦虑不安
- 肋下回缩
- 呼吸急促

相关因素
- 黏液过多
- 暴露于有害物质
- 恐惧疼痛
- 气道异物
- 体液容量不足
- 未注意二手烟
- 黏液栓
- 分泌物滞留
- 痰液黏稠
- 烟草使用

高危人群
- 极端年龄的个体

相关条件
- 先天性心脏病
- 危重疾病
- 肺泡渗出物
- 全身麻醉
- 神经肌肉疾病
- 呼吸道疾病
- 脑卒中
- 吞咽障碍

领域 11 · 分类 2 · 诊断编码 00463

有意外窒息的危险

批准 2023 · 证据等级 2.1
MeSH: 窒息（M0001859）

概念焦点：呼吸功能	年龄下限：—
背景/症状焦点：氧合	年龄上限：—
护理对象：个体	临床过程：—
判断：不足的	诊断状态：恶化的潜在性
解剖部位：—	情境限制：—

> **定义**：容易出现氧气供应不足。

危险因素

气道因素
- 吸入过量烟雾
- 气道加湿不足
- 照顾者对气道吸痰的知识不足
- 照顾者对黏液栓预防的知识不足
- 气道清理无效
- 吸入异物
- 吞咽异物

喂养和饮食因素
- 不专心进食
- 免提奶瓶喂养
- 吞咽前咀嚼不足
- 与年龄不符的食物
- 进食姿势不当
- 未注意肠内管喂养
- 未注意侧卧胸式喂养
- 用绳子将奶嘴系在脖子上
- 进食大块食物

睡眠因素
- 与他人共用睡眠平面
- 睡在柔软的平面上
- 睡眠使用低透气性床上用品
- 睡眠使用柔软的床上用品

游戏因素
- 在密闭设备中玩耍
- 在没有成人看护的情况下玩水
- 在低垂的晾衣绳附近玩耍
- 玩气球
- 玩耍塑料袋

一般因素
- 解决安全预防措施的行动不足
- 安全预防措施的知识不足
- 对儿童的监管不足

领域 11. 安全 / 保护

高危人群
- < 5 岁的儿童
- 照顾者文化程度低的儿童
- 有发育问题的儿童
- 老年人

相关条件
- 嗅觉功能改变
- 人工呼吸
- 慢性阻塞性肺疾病
- 抑郁障碍
- 面 / 颈部疾病
- 面 / 颈部损伤
- 神经功能障碍
- 神经肌肉疾病
- 口颌疾病
- 脑外伤

领域 11·分类 2·诊断编码 00374

有出血过多的危险

批准 2023·证据等级 2.1
MeSH：出血（M0010152）

概念焦点：循环功能	年龄下限：—
背景/症状焦点：血容量	年龄上限：—
护理对象：个体	临床过程：—
判断：过度的	诊断状态：恶化的潜在性
解剖部位：—	情境限制：—

定义：容易出现大量失血。

危险因素
- 出血管理策略随访不足
- 出血预防措施随访不足
- 出血管理策略的知识不足
- 出血预防措施的知识不足
- 维生素摄入不足
- 未注意并发症的早期预警体征
- 用药自我管理无效
- 精神运动性焦虑不安

相关条件
- 动脉瘤
- 包皮环切术
- 弥漫性血管内凝血
- 胃肠疾病
- 肝功能受损
- 先天性凝血功能障碍
- 药物制剂
- 躯体创伤
- 产后并发症
- 妊娠并发症

领域 11. 安全 / 保护

领域 11 · 分类 2 · 诊断编码 00205
有休克的危险

批准 2008 · 修订 2013, 2017, 2020, 2023 · 证据等级 3.2
MeSH：休克（M0019782）

概念焦点：循环功能	年龄下限：—
背景/症状焦点：血容量	年龄上限：—
护理对象：个体	临床过程：—
判断：受损的	诊断状态：恶化的潜在性
解剖部位：—	情境限制：—

定义：容易出现重要器官无法灌注或供氧。

危险因素
- 出血过多
- 通过标准有效的筛查工具明确的因素
- 体温过高
- 体温过低
- 低氧血症
- 缺氧
- 体液容量不足
- 出血管理策略的知识不足
- 感染管理策略的知识不足
- 可调节因素的知识不足
- 用药自我管理无效
- 非出血性体液流失
- 血压不稳定

高危人群
- 收入急诊护理病房的个体
- 极端年龄的个体
- 有心肌梗死史的个体

相关条件
- 人工呼吸
- 化学疗法
- 糖尿病
- 消化系统疾病
- 栓塞
- 心脏病
- 超敏反应
- 免疫抑制
- 感染
- 乳酸水平 ≥ 2mmol/L
- 医疗设备
- 肿瘤
- 神经系统疾病
- 尼古丁成瘾
- 放射疗法
- 序贯性器官衰竭评估（SOFA）评分 ≥ 3 分
- 简式急性生理学评分（SAPS）Ⅲ > 70 分
- 外科手术
- 系统性炎症反应综合征（SIRS）
- 伤痕累累

领域 11 · 分类 2 · 诊断编码 00291

有血栓形成的危险

批准 2020 · 证据等级 3.2
MeSH: 血栓形成（M0021435）

概念焦点：循环功能	年龄下限：—
背景/症状焦点：—	年龄上限：—
护理对象：个体	临床过程：—
判断：无效的	诊断状态：恶化的潜在性
解剖部位：—	情境限制：—

> **定义**：容易出现血管被血凝块阻塞，血凝块可能脱落并堵塞在另一条血管中。

危险因素
- 导致动脉粥样硬化的膳食
- 压力过多
- 躯体移动受损
- 体液容量不足
- 可调节因素的知识不足
- 预防措施管理无效
- 用药自我管理无效
- 超重自我管理无效
- 久坐行为
- 烟草使用

高危人群
- 处于经济弱势的个体
- 围产期的个体
- 有血栓形成家族史的个体
- 有血栓形成史的个体
- ≥60岁的个体

相关条件
- 自身免疫性疾病
- 心血管疾病
- 慢性炎症
- 危重疾病
- 血液病
- 高危性疾病
- 激素疗法
- 感染
- 肾病
- 医疗设备
- 代谢性疾病
- 肿瘤
- 外科手术
- 创伤

领域 11・分类 2・诊断编码 00425
有外周神经血管功能受损的危险

批准 2023
MeSH：周围神经系统（M0027092）

概念焦点：神经血管功能	年龄下限：—
背景/症状焦点：—	年龄上限：—
护理对象：个体	临床过程：—
判断：受损的	诊断状态：恶化的潜在性
解剖部位：外周血管系统	情境限制：—

> **定义**：容易出现肢端末梢循环、感觉和运动障碍。

危险因素
- 配合指导困难
- 可调节因素的知识不足
- 未注意周围神经血管症状
- 肢体长时间摆放不当
- 外周血管长期受压
- 外周神经长期受压
- 未处理的神经卡压

相关条件
- 主动脉粥样斑块
- 骨折
- 糖尿病
- 制动
- 感染
- 机械性压迫
- 肿瘤
- 骨科固定装置
- 矫形手术
- 血管阻塞
- 伤痕累累

如果不能完成额外的工作，将证据等级提高到 2.1 及以上，那么在 2027—2029 版的 NANDA-I 分类系统中将废弃该诊断。

领域 11·分类 2·诊断编码 00156

有婴儿猝死的危险

批准 2002·修订 2013, 2017, 2023·证据等级 3.2
MeSH: 婴儿猝死（M0020725）

概念焦点：躯体完整性	年龄下限：1 天
背景/症状焦点：环境危害	年龄上限：365 天
护理对象：个体	临床过程：急性
判断：受损的	诊断状态：恶化的潜在性
解剖部位：—	情境限制：—

> **定义**：1 岁以内表面健康的儿童容易出现突然和不明原因死亡。

危险因素
- <4 个月的婴儿被置于坐位设备中进行日常睡眠
- 婴儿过热
- 婴儿过度包裹
- 婴儿被置于俯卧位睡眠
- 婴儿被置于侧卧位睡眠
- 父母未注意二手烟
- 软性睡眠平面
- 婴儿身边有软性疏松的物品

高危人群
- 男孩
- 亲生父母在怀孕期间吸烟的个体
- 2~4 个月婴儿
- 在宫内暴露于酒精的婴儿
- 暴露于寒冷气候的婴儿
- 在宫内暴露于违禁药物的婴儿
- 用挤出的母乳喂养的婴儿
- 非洲裔婴儿
- 非纯胸式喂养的婴儿
- 有产前护理不足史的婴儿
- 出生后暴露于酒精的婴儿
- 出生后暴露于违禁药物的婴儿
- 低出生体重的婴儿
- 美洲土著婴儿
- 早产的婴儿

领域 11・分类 2・诊断编码 00290
有企图私自出走的危险

批准 2020・修订 2023・证据等级 2.1
MeSH：拒绝治疗（M0024823），游走行为（M0520807）

概念焦点：行为	年龄下限：—
背景/症状焦点：私自出走	年龄上限：—
护理对象：个体	临床过程：—
判断：适应不良的	诊断状态：恶化的潜在性
解剖部位：—	情境限制：—

> **定义**：无能力充分保护自己或可能对他人构成威胁的个体，容易在无人监管、未被发现和（或）违反建议的情况下离开指定区域。

危险因素
- 急性精神错乱
- 愤怒行为
- 定向障碍
- 对现状不满意
- 寻求退出的行为
- 对治疗方案延误的沮丧感
- 照顾者警惕性不足
- 对促进健康的兴趣不足
- 社会支持不足
- 感知周围环境缺乏安全性
- 感知治疗方案的复杂性
- 感知家庭责任过多
- 感知人际关系中的责任过多
- 持续徘徊
- 精神运动性焦虑不安
- 自残意图
- 物质滥用

高危人群
- 处于经济弱势的个体
- 无家可归的个体
- 违反本人意愿被带到指定区域的个体
- 经常要求出院的个体
- 住院 < 3 周的个体
- 有私自出走史的个体
- 有治疗方案不依从史的个体
- 有自残史的个体
- 无业的个体

相关条件
- 判断力受损
- 精神障碍

领域 11 · 分类 3 · 诊断编码 00138
有他人指向性暴力的危险

批准 1980 · 修订 1996, 2013, 2017, 2023 · 证据等级 2.1
MeSH: 身体虐待（M000595685）, 暴力（M0022687）

概念焦点：行为	年龄下限：—
背景/症状焦点：暴力	年龄上限：—
护理对象：个体	临床过程：—
判断：适应不良的	诊断状态：恶化的潜在性
解剖部位：—	情境限制：—

> **定义**：容易出现在身体、情感和（或）性方面对他人造成伤害。

危险因素
- 愤怒行为
- 武器的易得性
- 冲动控制无效
- 负性肢体语言
- 攻击性反社会行为模式
- 间接暴力模式
- 他人指向性暴力模式
- 威胁性暴力模式
- 精神运动性焦虑不安
- 自杀行为

高危人群
- 有童年受虐待史的个体
- 有虐待动物史的个体
- 有纵火史的个体
- 有机动车违法史的个体
- 有物质滥用史的个体
- 有目击家庭暴力史的个体

相关条件
- 神经认知障碍
- 神经发育受损
- 病理性中毒
- 围产期并发症
- 产前并发症
- 精神病性障碍

领域 11·分类 3·诊断编码 00272

有女性割礼的危险

批准 2016·修订 2023·证据等级 2.1
MeSH：女性割礼（M0028497），外生殖器（M0009158）

概念焦点：躯体完整性	年龄下限：—
背景 / 症状焦点：暴力	年龄上限：—
护理对象：个体	临床过程：—
判断：受损的	诊断状态：恶化的潜在性
解剖部位：泌尿生殖系统	情境限制：—

定义：容易出现女性外生殖器可能因非医学原因被部分或全部切除，或受到其他损伤。

危险因素
- 家庭关于该习俗对躯体健康影响的知识不足
- 家庭关于该习俗对心理社会健康影响的知识不足
- 家庭关于该习俗对生殖健康影响的知识不足

高危人群
- 所属民族认可该习俗的顺性别女子
- 家族中有顺性别女性成员曾遭受此习俗影响的顺性别女子
- 来自对该习俗持积极态度的家庭的顺性别女子
- 计划前往祖籍国（且该习俗在当地被接受）的顺性别女子
- 居住在接受该习俗的国家的顺性别女子
- 家族长辈所属民族认可该习俗的顺性别女子

领域 11 · 分类 3 · 诊断编码 00466
有自杀性自残行为的危险

批准 2023 · 证据等级 3.2
MeSH：自残行为（M0025471），自杀意念（M0545868）

概念焦点：行为	年龄下限：—
背景/症状焦点：暴力	年龄上限：—
护理对象：个体	临床过程：—
判断：适应不良的	诊断状态：恶化的潜在性
解剖部位：—	情境限制：—

> **定义**：容易出现自伤行为，与死亡意图有关。

危险因素
行为因素
- 攻击性行为
- 表达情感困难
- 健康素养不足
- 冲动控制无效
- 应对策略的使用无效
- 物质滥用
- 使用大量非自杀性自残方法

生理因素
- 失眠
- 反复梦魇
- 行动严重受限
- 无法控制的急性疼痛
- 无法控制的慢性疼痛

心理因素
- 焦虑
- 对自杀的注意偏差
- 自动负面思维
- 认知不灵活
- 每日自杀意念
- 抑郁症状
- 调节情绪困难
- 使用标准有效的评估工具测量功能失调态度
- 情绪失调
- 被禁锢感
- 高水平述情障碍
- 高水平智力/开放型人格
- 无望
- 通过标准有效的评估工具对死亡的隐性认同
- 无法产生积极的未来事件
- 无法保持适当的人际关系调节
- 自我控制不足
- 自尊心不足
- 内化的愤怒
- 低水平外向型人格
- 适应不良性哀伤
- 消极归因风格
- 感知的负担
- 完美主义
- 生活意义感减少
- 标准有效的自杀风险工具的风险

领域 11. 安全 / 保护

- 沉思
- 评分
- 归属感受挫

情境因素
- 获得心理健康照护困难
- 移民过渡困难
- 常用高致死率自杀方法的获取增加
- 独立性丧失
- 个人自主性丧失

社会因素
- 欺凌
- 文化阻碍
- 建立人际关系困难
- 严厉的抚养
- 父母的社会支持不足
- 社会支持不足
- 孤独
- 与同伴有关的拒绝
- 社会异化
- 社会赋权不足
- 社会干扰
- 社交隔离

其他因素
- 慢性疼痛自我管理无效

高危人群
- 青少年
- 顺性别男子
- 处于经济弱势的个体
- 民族种族状态
- 土著居民
- 经历单亲死亡的个体
- 经历经济衰退的个体
- 经历重要人际关系丧失的个体
- 经历种族冲突的个体
- 经历情境性危机的个体
- 暴露于自然灾害的个体
- 暴露于他人自杀的个体
- 面对歧视的个体
- 在非传统环境中生活的个体
- 与同学相比年龄较小的个体
- 与父母分离的个体
- 接受更多心理健康治疗的个体
- 有自杀家族史的个体
- 有企图自杀史的个体
- 有童年虐待史的个体
- 有童年忽视史的个体
- 有暴力暴露史的个体
- 有暴力史的个体
- 父母有物质滥用问题的个体
- LGBTQ（性少数群体）的个体
- 老年人
- 年轻人

相关条件
- 成瘾行为
- 精神障碍
- 躯体疾病
- 渐进性疾病
- 绝症
- 无法预期的疾病轨迹

领域 11 · 分类 3 · 诊断编码 00467

非自杀性自残行为

批准 2023 · 证据等级 2.1
MeSH：自残行为（M0025471）

概念焦点：行为	年龄下限：—
背景/症状焦点：暴力	年龄上限：—
护理对象：个体	临床过程：—
判断：适应不良的	诊断状态：问题导向型
解剖部位：—	情境限制：—

> **定义**：在没有自杀或性变态动机的情况下，出于不被社会认可的目的，故意自我伤害。

定义性特征
- 刮擦皮肤
- 愤怒行为
- 咬
- 皮肤灼伤
- 用尖锐物体切割
- 头部撞击
- 打击
- 焦虑症状增加
- 拉头发
- 抓挠皮肤

相关因素
行为因素
- 成瘾行为
- 标准有效的自我伤害工具的高频评分
- 高水平的屏幕前久坐行为
- 通过标准有效的自我伤害工具对切割行为的隐性识别
- 健康素养不足
- 故意滥用处方药
- 低水平的中等至剧烈运动
- 有问题的互联网使用
- 物质滥用

心理因素
- 抑郁症状
- 表达情感困难
- 调节情绪困难
- 缓解负性情绪困难
- 进食障碍
- 使用标准有效的自我伤害工具的严重程度得分升高
- 情绪失调
- 高水平述情障碍
- 无望
- 超敏反应
- 无法保持适当的人际关系调节
- 自我控制不足
- 自尊心不足
- 冲动控制无效
- 应对策略的使用无效

领域 11. 安全 / 保护

- 过度焦虑
- 压力过多
- 强烈要求避免情绪亢奋
- 无法容忍不确定性
- 孤独

生理因素
- 超重自我管理无效
- 睡眠模式无效
- 失眠

情境因素
- 获得心理健康照护困难
- 移民过渡困难
- 暴露于同伴的非自杀性自残行为

社会因素
- 欺凌
- 建立社会互动困难
- 人际关系障碍
- 严厉的抚养
- 父母监督不足
- 父母的社会支持不足
- 社会支持不足
- 父母与青春期子女之间的交流无效
- 与同伴有关的拒绝

高危人群
- 受虐待的儿童
- 青少年
- 顺性别女子
- 被监禁的个体
- 经历单亲死亡的个体
- 经历家庭离异的个体
- 经历家庭物质滥用的个体
- 经历高水平学习压力的个体
- 经历重要人际关系丧失的个体
- 经历种族冲突的个体
- 经历性身份认同危机的个体
- 在非传统环境中生活的个体
- 与父母分离的个体
- 属于少数民族成员的个体
- 有朋辈自残的个体
- 有自毁行为家族史的个体
- 有依恋中断史的个体
- 有童年虐待史的个体
- 有童年患病史的个体
- 有童年忽视史的个体
- 有童年手术史的个体
- 有不安全父母依恋史的个体
- 有非自杀性自伤行为史的个体
- 有自我指向性暴力史的个体
- 文化程度较低的个体
- 目睹父母之间暴力的个体
- LGBTQ（性少数群体）的个体
- 年轻人

相关条件
- 适应障碍
- 精神障碍

领域 11・分类 3・诊断编码 00468
有非自杀性自残行为的危险

批准 2023・证据等级 3.2
MeSH：自残行为（M0025471）

概念焦点：行为	年龄下限：—
背景/症状焦点：暴力	年龄上限：—
护理对象：个体	临床过程：—
判断：适应不良的	诊断状态：恶化的潜在性
解剖部位：—	情境限制：—

定义：在没有自杀或性变态动机的情况下，出于不被社会认可的目的，容易发生故意自我伤害。

危险因素
行为因素
- 成瘾行为
- 标准有效的自我伤害工具的高频评分
- 高水平的屏幕前久坐行为
- 通过标准有效的自我伤害工具对切割行为的隐性识别
- 健康素养不足
- 故意滥用处方药
- 低水平的中等至剧烈运动
- 有问题的互联网使用
- 物质滥用

心理因素
- 抑郁症状
- 表达情感困难
- 调节情绪困难
- 缓解负性情绪困难
- 使用标准有效的自我伤害工具的严重程度得分升高
- 情绪失调
- 过度焦虑
- 压力过多
- 高度述情障碍
- 无望
- 超敏反应
- 无法保持适当的人际关系调节
- 自我控制不足
- 自尊心不足
- 冲动控制无效
- 应对策略的使用无效
- 无法容忍不确定性
- 孤独
- 强烈要求避免情绪亢奋

生理因素
- 超重自我管理无效
- 睡眠模式无效
- 失眠

情境因素
- 获得心理健康照护困难
- 移民过渡困难
- 暴露于同伴的非自杀性自残行为

社会因素
- 欺凌
- 建立社会互动困难
- 人际关系障碍
- 严厉的抚养
- 父母监督不足
- 父母的社会支持不足
- 社会支持不足
- 父母与青春期子女之间的交流无效
- 与同伴有关的拒绝

高危人群
- 受虐待的儿童
- 青少年
- 顺性别女子
- 被监禁的个体
- 经历单亲死亡的个体
- 经历家庭离异的个体
- 经历家庭物质滥用的个体
- 经历高水平学习压力的个体
- 经历重要人际关系丧失的个体
- 经历种族冲突的个体
- 经历性身份认同危机的个体
- 在非传统环境中生活的个体
- 与父母分离的个体
- 属于少数民族成员的个体
- 有朋辈自残的个体
- 有自毁行为家族史的个体
- 有依恋中断史的个体
- 有童年虐待史的个体
- 有童年患病史的个体
- 有童年忽视史的个体
- 有童年手术史的个体
- 有不安全父母依恋史的个体
- 有非自杀性自伤行为史的个体
- 有自我指向性暴力史的个体
- 文化程度较低的个体
- 目睹父母之间暴力的个体
- LGBTQ（性少数群体）的个体
- 年轻人

相关条件
- 适应障碍
- 焦虑障碍
- 自闭症谱系障碍
- 边缘型人格障碍
- B 群人格障碍
- 发育障碍
- 进食障碍
- 智力残疾
- 重度抑郁障碍
- 强迫症
- 创伤后应激障碍

领域 11 · 分类 4 · 诊断编码 00181

污染

批准 2006 · 修订 2017, 2023 · 证据等级 2.1

概念焦点：躯体完整性	年龄下限：—
背景/症状焦点：环境危害	年龄上限：—
护理对象：个体	临床过程：—
判断：中断的	诊断状态：问题导向型
解剖部位：—	情境限制：—

> **定义**：暴露于环境中对健康造成不良影响的有害物质。

定义性特征

杀虫剂
- 杀虫剂暴露对皮肤的影响
- 杀虫剂暴露对胃肠道的影响
- 杀虫剂暴露对神经系统的影响
- 杀虫剂暴露对肺的影响
- 杀虫剂暴露对肾的影响

化学制剂
- 化学制品暴露对皮肤的影响
- 化学制品暴露对胃肠道的影响
- 化学制品暴露对免疫系统的影响
- 化学制品暴露对神经系统的影响
- 化学制品暴露对肺的影响
- 化学制品暴露对肾的影响

生物制剂
- 生物制品暴露对皮肤的影响
- 生物制品暴露对胃肠道的影响
- 生物制品暴露对神经系统的影响
- 生物制品暴露对肺的影响
- 生物制品暴露对肾的影响

污 染
- 污染暴露对神经系统的影响
- 污染暴露对肺的影响

废 物
- 废品暴露对皮肤的影响
- 废品暴露对胃肠道的影响
- 废品暴露对肝脏的影响
- 废品暴露对肺的影响

辐 射
- 放射疗法暴露对遗传的影响
- 放射疗法暴露对免疫系统的影响
- 放射疗法暴露对神经系统的影响
- 放射疗法暴露对肿瘤的影响

领域 11. 安全 / 保护

相关因素
外部因素
- 铺有地毯的地板
- 食物的化学污染
- 水源的化学污染
- 年幼儿童出现剥落性脱皮
- 污染物分解不足
- 家庭卫生措施不足
- 市政服务不足
- 个人卫生措施不足
- 防护服不足
- 防护服使用不当

- 摄入被污染物质的个体
- 在使用环境污染物的地方玩耍
- 无保护性暴露于化学物质
- 无保护性暴露于重金属
- 非保护性暴露于辐射源
- 在家中使用环境污染物
- 在通风不足的地方使用毒性物质
- 在缺乏有效保护的情况下使用毒性材料

内部因素
- 同时暴露
- 营养不良

- 烟草使用

高危人群
- 顺性别女子
- 处于经济弱势的个体
- < 5 岁的个体
- 暴露于围产期的个体
- 暴露于高污染地区的个体
- 暴露于大气污染的个体

- 暴露于生物恐怖主义的个体
- 暴露于灾难的个体
- 有污染物暴露史的个体
- 老年人
- 孕妇

相关条件
- 宿疾

- 放射疗法

如果不能完成额外的工作，将证据等级提高到 2.1 及以上，那么在 2027—2029 版的 NANDA-I 分类系统中将废弃该诊断。

领域 11 · 分类 4 · 诊断编码 00180

有污染的危险

批准 2006 · 修订 2013, 2017, 2023 · 证据等级 2.1

概念焦点：躯体完整性	年龄下限：—
背景/症状焦点：环境危害	年龄上限：—
护理对象：个体	临床过程：—
判断：中断的	诊断状态：恶化的潜在性
解剖部位：—	情境限制：—

> **定义**：容易暴露于环境中对健康造成不良影响的有害物质。

危险因素

外部因素
- 铺有地毯的地板
- 食物的化学污染
- 水源的化学污染
- 年幼儿童出现剥落性脱皮
- 污染物分解不足
- 家庭卫生措施不足
- 市政服务不足
- 个人卫生措施不足
- 防护服不足
- 防护服使用不当
- 摄入被污染物质的个体
- 在使用环境污染物的地方玩耍
- 无保护性暴露于化学物质
- 无保护性暴露于重金属
- 非保护性暴露于辐射物
- 在家中使用环境污染物
- 在通风不足的地方使用毒性物质
- 在缺乏有效保护的情况下使用毒性材料

内部因素
- 同时暴露
- 营养不良
- 烟草使用

高危人群
- 顺性别女子
- 处于经济弱势的个体
- <5 岁的个体
- 暴露于围产期的个体
- 暴露于高污染地区的个体
- 暴露于大气污染的个体
- 暴露于生物恐怖主义的个体
- 暴露于灾难的个体
- 有污染物暴露史的个体
- 老年人
- 孕妇

相关条件
- 宿疾
- 放射疗法

如果不能完成额外的工作，将证据等级提高到 2.1 及以上，那么在 2027—2029 版的 NANDA-I 分类系统中将废弃该诊断。

领域 11·分类 4·诊断编码 00469

有意外中毒的危险

批准 2023·证据等级 2.1
MeSH: 中毒（M0017099）

概念焦点：躯体完整性	年龄下限：—
背景/症状焦点：环境危害	年龄上限：—
护理对象：个体	临床过程：—
判断：中断的	诊断状态：恶化的潜在性
解剖部位：—	情境限制：—

定义：容易发生意外摄入、注射、吸入或接触有害物质。

危险因素
儿童因素
- 汽车产品的可及性
- 纽扣电池的可及性
- 清洁产品的可及性
- 化妆品的可及性
- 餐具清洗产品的可及性
- 消毒产品的可及性
- 精油的可及性
- 园艺产品的可及性
- 非法生产的药物的可及性
- 杀虫产品的可及性
- 盥洗产品的可及性
- 含萘产品的可及性
- 油漆产品的可及性
- 个人护理产品的可及性
- 药物制剂的可及性
- 烟草产品的可及性
- 有毒植物的可及性

一般因素
- 从干冰中吸入二氧化碳
- 饮酒过多
- 家用化学品储存不当
- 一氧化碳探测器不足
- 气体泄漏探测器不足
- 家庭中毒的知识不足
- 药物制剂的知识不足
- 预防中毒的知识不足
- 有害气体释放设备的维护不足
- 对毒物的预防措施不足
- 处方药物使用不足
- 燃煤设备使用不当
- 燃料燃烧设备使用不当
- 木柴燃烧器具使用不当
- 物质滥用
- 将有毒家用物质转移到备用容器中
- 使用非法生产的药物
- 汽车在封闭式车库中行驶

高危人群
- ＜5岁的儿童
- 有用药过量史的个体

相关条件
- 神经认知障碍

领域 11・分类 4・诊断编码 00404

有患职业病的危险

批准 2023・证据等级 2.1
MeSH: 职业病（M0015191），职业暴露（M0024872），职业压力（M000621437）

概念焦点：躯体完整性	年龄下限：—
背景/症状焦点：环境危害	年龄上限：—
护理对象：个体	临床过程：—
判断：受损的	诊断状态：恶化的潜在性
解剖部位：—	情境限制：职业环境

定义：容易出现非瞬时事件或暴露引起的工作相关疾病或障碍。

危险因素
个体因素
- 做决策困难
- 压力过多
- 个人防护设备使用不当
- 员工健康协议执行不准确
- 安全协议执行不准确
- 解决可改变因素的行动不足
- 交流技能不足
- 可调节因素的知识不足
- 社会支持不足
- 对个人防护设备的重要性认识不足
- 疫苗接种不足
- 未注意人体工程学原理
- 体重管理无效

环境因素
- 冲突的劳资关系
- 过度工作量
- 暴露于化学制剂
- 暴露于生物制剂
- 暴露于间歇性影响
- 暴露于社会心理因素
- 暴露于重复运动性活动
- 个人防护设备的可及性不足
- 采用人体工程学原理不足
- 生物监测不足
- 剂量监测不足
- 员工健康协议不足
- 集体防护设备配置不足
- 安全协议不足
- 工作量管理无效
- 病原体暴露

高危人群
- 胸式喂养的个体
- 工作内容单调的个体
- 有躯体创伤史的个体
- 有职业创伤暴露史的个体
- 有工伤事故史的个体
- 医疗服务获取受限的个体
- 持有多份就业合同的个体
- 责任超出自身工作能力的个体
- 工作-生活失衡的个体
- 孕妇
- 轮班工作人员

领域 11·分类 4·诊断编码 00402

有职业性躯体损伤的危险

批准 2023·证据等级 2.3
MeSH：职业事故（M0000090），职业性损伤（M0552712）

概念焦点：躯体完整性	年龄下限：—
背景/症状焦点：环境危害	年龄上限：—
护理对象：个体	临床过程：—
判断：受损的	诊断状态：恶化的潜在性
解剖部位：—	情境限制：职业环境

定义：容易出现工作相关的身体伤害。

危险因素
个体因素
- 对人际关系的注意力分散
- 压力过多
- 个人防护设备使用不当
- 知识不足
- 时间管理技能不足
- 应对策略的使用无效
- 误解信息
- 过度自信的行为
- 心理困扰
- 不健康的习惯
- 不安全的工作行为

环境因素
- 冲突的劳资关系
- 过度体力劳动
- 暴露于化学制剂
- 暴露于生物制剂
- 暴露于极端环境温度
- 暴露于过多的噪声
- 暴露于物理制剂
- 暴露于放射线
- 暴露于致畸剂
- 暴露于振动
- 个人防护设备的可及性不足
- 物理环境不足
- 病原体暴露
- 长时间的体力劳动
- 重复动作
- 未解决的环境制约因素

高危人群
- 责任超出自身工作能力的个体
- 轮班工作人员

相关条件
- 职业倦怠

领域 11 · 分类 5 · 诊断编码 00217

有过敏反应的危险

批准 2010 · 修订 2013, 2017, 2023 · 证据等级 2.1
MeSH: 过敏原（M0000728），超敏反应（M0010851）

概念焦点：免疫功能	年龄下限：—
背景/症状焦点：过敏	年龄上限：—
护理对象：个体	临床过程：—
判断：过度的	诊断状态：恶化的潜在性
解剖部位：—	情境限制：—

> **定义**：容易出现对过敏原产生过度免疫反应。

危险因素
- 避免相关过敏原的知识不足
- 导致严重过敏反应的因素的知识不足
- 导致严重过敏反应的因素的管理不足
- 未注意潜在的过敏原暴露
- 从事危险的行为

高危人群
- 经历情境性危机的个体
- 有过敏家族史的个体
- 有过敏史的个体
- 反复接触过敏原的个体

相关条件
- 哮喘
- 心血管疾病
- 合并感染
- 药物制剂

领域 11·分类 5·诊断编码 00042
有乳胶过敏反应的危险

批准 1998·修订 2006, 2013, 2017, 2020, 2023·证据等级 2.1
MeSH: 过敏原（M0000728），乳胶超敏反应（M0029966）

概念焦点：免疫功能	年龄下限：—
背景/症状焦点：过敏	年龄上限：—
护理对象：个体	临床过程：—
判断：过度的	诊断状态：恶化的潜在性
解剖部位：—	情境限制：—

定义：容易出现对天然乳胶橡胶制品或乳胶反应性食物产生过度免疫反应。

危险因素
- 避免相关过敏原的知识不足
- 未注意潜在环境的乳胶暴露
- 未注意潜在的乳胶反应性食品暴露

高危人群
- 经常暴露于乳胶产品的个体
- 有特应性皮炎家族史的个体
- 有乳胶反应史的个体

相关条件
- 哮喘
- 特应性
- 食物过敏
- 对天然乳胶橡胶蛋白高度敏感
- 一品红植物过敏
- 外科手术
- 导尿术

领域 11 · 分类 6 · 诊断编码 00008

体温调节无效

批准 1986 · 修订 2017, 2023 · 证据等级 2.1
MeSH: 体温调节（M0002754）

概念焦点：热调节功能	年龄下限：—
背景/症状焦点：—	年龄上限：—
护理对象：个体	临床过程：—
判断：无效的	诊断状态：问题导向型
解剖部位：—	情境限制：—

定义：无法在正常范围内维持或调节体温。

定义性特征
- 甲床发绀
- 皮肤潮红
- 高血压
- 体温升高超过正常范围
- 轻度寒战
- 中度苍白
- 竖毛
- 体温下降低于正常范围
- 癫痫
- 触摸皮肤冰冷
- 触摸皮肤温暖
- 毛细血管再充盈缓慢
- 心动过速
- 呼吸急促

相关因素
- 无活动
- 体液容量不足
- 针对环境温度的衣着不当
- 环境温度控制不当
- 需氧量增加
- 剧烈活动

高危人群
- 极端体重的个体
- 暴露于极端环境温度的个体
- 皮下脂肪供应不足的个体
- 体表面积与体重比增加的个体

相关条件
- 影响体温调节的疾病
- 出汗反应减少
- 健康状态受损
- 非战栗产热无效
- 代谢性疾病
- 药物制剂
- 脓毒症
- 伤痕累累

领域 11·分类 6·诊断编码 00274

有体温调节无效的危险

批准 2016·修订 2023·证据等级 2.1
MeSH: 体温调节（M0002754）

概念焦点：热调节功能	年龄下限：—
背景/症状焦点：—	年龄上限：—
护理对象：个体	临床过程：—
判断：无效的	诊断状态：恶化的潜在性
解剖部位：—	情境限制：—

> **定义**：容易出现无法将体温维持或调节在正常范围内。

危险因素
- 无活动
- 体液容量不足
- 针对环境温度的衣着不当
- 环境温度控制不当
- 需氧量增加
- 剧烈活动

高危人群
- 极端体重的个体
- 暴露于极端环境温度的个体
- 皮下脂肪供应不足的个体
- 体表面积与体重比增加的个体

相关条件
- 影响体温调节的疾病
- 出汗反应减少
- 健康状态受损
- 非寒战产热无效
- 代谢性疾病
- 药物制剂
- 脓毒症
- 伤痕累累

领域 11 · 分类 6 · 诊断编码 00474

新生儿体温下降

批准 2023 · 证据等级 3.1
MeSH: 低体温症（M0010944）

概念焦点：热调节功能	年龄下限：1 天
背景 / 症状焦点：—	年龄上限：28 天
护理对象：个体	临床过程：急性
判断：减少的	诊断状态：问题导向型
解剖部位：—	情境限制：—

> **定义**：出生 28 天以内的个体，体温意外下降到低于正常昼夜范围的状态（参考适当和有效的体温过低分期标准）。

定义性特征

体温过低 I – 轻度
- 腋温 36 ℃ ~ 36.4 ℃（96.8 ℉ ~ 97.5 ℉）
- 血糖水平下降
- 外周灌注减少
- 需氧量增加
- 苍白
- 心动过速
- 呼吸急促
- 体重增加 < 30 克 / 日

体温过低 II – 中度
- 手足发绀
- 腋温 32 ℃ ~ 35.9 ℃（89.6 ℉ ~ 96.6 ℉）
- 心动过缓
- 呼吸困难
- 打鼾声
- 高血压
- 维持吸吮的能量不足
- 烦躁的哭闹
- 昏睡
- 代谢性酸中毒
- 触摸皮肤冰冷
- 毛细血管再充盈缓慢
- 未解决的低血糖

体温过低 III – 重度
- 腋温 < 32 ℃（89.6 ℉）
- 缺氧
- 外周血管收缩
- 呼吸窘迫

相关因素
- 胸式喂养延迟
- 产房温度低于 25 ℃（77 ℉）
- 新生儿早期沐浴
- 过度蒸发散热
- 过度辐射散热
- 角质层不成熟

领域 11. 安全 / 保护

- 过度传导散热
- 过度对流散热
- 照顾者的体温管理重要性的知识不足
- 衣物不足
- 出生后皮肤与皮肤接触不足
- 针对环境温度的衣着不当

- 照顾者的预防体温过低的知识不足
- 环境温度低
- 营养不良
- 出生 6h 以内的新生儿称重
- 低温环境中的湿衣服

高危人群
- 下丘脑受损
- 低出生体重的婴儿
- 剖宫产的新生儿
- 青春期父母所生的新生儿
- 围产期感染的父母所生的新生儿
- 在经济困难的家庭中出生的新生儿
- 新生儿在医院内转移时未进行保温运送
- 未使用热复苏器械进行复苏的新生儿
- 出生后接受复苏的新生儿
- 胎盘娩出前未立即用预热毛巾擦干的新生儿

- 高危院外分娩的新生儿
- 患有高血压的新生儿父母
- 皮下脂肪不足的新生儿
- 体表面积与体重比增加的新生儿
- 新生儿肺血管阻力增加
- 非寒战产热无效的新生儿
- 血管控制无效的新生儿
- 肤色、脉搏、皱眉动作、肌张力和呼吸（APGAR）评分低的新生儿
- 非计划院外分娩的新生儿
- 早产的新生儿

相关条件
- 低血糖症
- 药物制剂

- 脓毒症

领域 11·分类 6·诊断编码 00476

有新生儿体温下降的危险

批准 2023·证据等级 3.1
MeSH: 低体温症（M0010944）

概念焦点：热调节功能	年龄下限：1 天
背景 / 症状焦点：—	年龄上限：28 天
护理对象：个体	临床过程：急性
判断：减少的	诊断状态：恶化的潜在性
解剖部位：—	情境限制：—

> **定义**：出生 28 天以内的个体，容易出现体温意外下降到低于正常昼夜范围的状态（参考适当和有效的体温过低分期标准）。

危险因素
- 胸式喂养延迟
- 产房温度低于 25 ℃（77 ℉）
- 新生儿早期沐浴
- 过度传导散热
- 过度对流散热
- 过度蒸发散热
- 过度辐射散热
- 角质层不成熟
- 照顾者的预防体温过低的知识不足
- 照顾者的体温管理重要性的知识不足
- 衣物不足
- 出生后皮肤与皮肤接触不足
- 针对环境温度的衣着不当
- 环境温度低
- 营养不良
- 出生 6 小时以内的新生儿称重
- 低温环境中的湿衣服

高危人群
- 下丘脑受损
- 低出生体重的婴儿
- 经剖宫产的新生儿
- 青春期父母所生的新生儿
- 围产期感染的父母所生的新生儿
- 在经济困难的家庭中出生的新生儿
- 新生儿在医院内转移时未进行保温运送
- 未使用热复苏器械进行复苏的新生儿
- 出生后接受复苏的新生儿
- 胎盘娩出前未立即用预热毛巾擦干的新生儿
- 高危院外分娩的新生儿
- 患有高血压的新生儿父母
- 皮下脂肪不足的新生儿
- 体表面积与体重比增加的新生儿
- 新生儿肺血管阻力增加
- 非寒战产热无效的新生儿
- 血管控制无效的新生儿
- 肤色、脉搏、皱眉动作、肌张力和呼吸（APGAR）评分低的新生儿
- 非计划院外分娩的新生儿
- 早产的新生儿

相关条件
- 低血糖症
- 药物制剂
- 脓毒症

领域 11. 安全 / 保护

领域 11·分类 6·诊断编码 00472
体温下降

批准 2023·证据等级 3.1
MeSH: 低体温症（M0010944）

概念焦点：热调节功能	年龄下限：29 天
背景 / 症状焦点：—	年龄上限：—
护理对象：个体	临床过程：—
判断：减少的	诊断状态：问题导向型
解剖部位：—	情境限制：—

> 定义：出生超过 28 天的个体，体温意外下降到低于正常昼夜范围的状态（参考适当和有效的分期标准）。

定义性特征
体温过低 I – 轻度
- 体核温度 32 ℃ ~ 35 ℃（89.6 ℉ ~ 95 ℉）
- 竖毛
- 寒战
- 触摸皮肤冰冷

体温过低 II – 中度
- 手足发绀
- 体核温度 28 ℃ ~ 32 ℃（82.4 ℉ ~ 89.6 ℉）
- 甲床发绀
- 血糖水平下降
- 高血压
- 低血糖症
- 意识受损
- 血压上升
- 心排血量增加
- 耗氧量增加
- 呼吸速率增加
- 外周血管收缩
- 毛细血管再充盈缓慢
- 心动过速

体温过低 III – 重度
- 心动过缓
- 呼吸过缓
- 体核温度 < 28 ℃（82.4 ℉）
- 低血压
- 缺氧
- 无意识
- 室性心律失常

体温过低 IV – 重度
- 表象死亡
- 腋温 < 24 ℃（75.2 ℉）
- 生命体征缺失

相关因素
- 酒精中毒
- 过度传导散热
- 过度对流散热
- 过度蒸发散热
- 过度辐射散热
- 无活动
- 照顾者的预防体温过低的知识不足
- 照顾者的体温管理重要性的知识不足
- 针对环境温度的衣着不当
- 环境温度低
- 营养不良
- 低温环境中的湿衣服

高危人群
- 处于经济弱势的个体
- 无家可归的个体
- 极端年龄的个体
- 极端体重的个体
- 暴露于自然灾害的个体
- 浸入冷水的个体
- 寒战功能受损的个体

相关条件
- 下丘脑受损
- 代谢率下降
- 紧急分娩
- 内分泌系统疾病
- 感染
- 肿瘤
- 药物制剂
- 脑垂体障碍
- 放射疗法
- 创伤性出血
- 伤痕累累

领域 11 · 分类 6 · 诊断编码 00473
有体温下降的危险

批准 2023 · 证据等级 3.1
MeSH: 低体温症（M0010944）

概念焦点：热调节功能	年龄下限：29 天
背景/症状焦点：—	年龄上限：—
护理对象：个体	临床过程：—
判断：减少的	诊断状态：恶化的潜在性
解剖部位：—	情境限制：—

> **定义**：出生超过 28 天的个体，容易出现体温意外下降到低于正常昼夜范围的状态（参考适当和有效的分期标准）。

危险因素
- 酒精中毒
- 过度传导散热
- 过度对流散热
- 过度蒸发散热
- 过度辐射散热
- 无活动
- 照顾者的预防体温过低的知识不足
- 照顾者的体温管理重要性的知识不足
- 针对环境温度的衣着不当
- 环境温度低
- 营养不良
- 低温环境中的湿衣服

高危人群
- 处于经济弱势的个体
- 无家可归的个体
- 极端年龄的个体
- 极端体重的个体
- 暴露于自然灾害的个体
- 浸入冷水的个体
- 寒战功能受损的个体

相关条件
- 下丘脑受损
- 代谢率下降
- 紧急分娩
- 内分泌系统疾病
- 感染
- 肿瘤
- 药物制剂
- 脑垂体障碍
- 放射疗法
- 创伤性出血
- 伤痕累累

领域 11 · 分类 6 · 诊断编码 00490

有围手术期体温下降的危险

批准 2023 · 证据等级 2.2
MeSH：低体温症（M0010944），围手术期（M0545930）

概念焦点：热调节功能	年龄下限：—
背景/症状焦点：—	年龄上限：—
护理对象：个体	临床过程：—
判断：减少的	诊断状态：恶化的潜在性
解剖部位：—	情境限制：围手术期

定义：容易出现疏忽性体核温度下降，低于 36 ℃/96.8 ℉，见于术前 1 小时至术后 24 小时。

危险因素
- 焦虑
- 环境温度 < 21 ℃/69.8 ℉
- 可用的有效取暖设备不足
- 与同年龄同性别相比体重不足
- 未覆盖的伤口区域

高危人群
- 顺性别女子
- 处于层流空气环境中的个体
- 体表面积小的个体
- ≥ 60 岁的个体
- < 37 周胎龄的新生儿

相关条件
- 急性肝衰竭
- 贫血
- 麻醉时间 > 2 小时
- 慢性肾功能不全
- 综合使用局部和全身麻醉
- 终末期肝病模型（MELD）评分高的个体
- 术中失血量增加
- 美国麻醉医师协会（ASA）躯体状态分类评分 > 1 分的个体
- 术中舒张动脉压 < 60mmHg
- 术中收缩压 < 140mmHg
- 感应时间长
- 神经功能障碍
- 开放手术
- 药物制剂
- 手术时间 > 2 小时
- 伤痕累累

领域 11 · 分类 6 · 诊断编码 00007
体温过高

批准 1986 · 修订 2013, 2017, 2023 · 证据等级 2.2
MeSH：发热反应（M000678021）

概念焦点：热调节功能
背景/症状焦点：—
护理对象：个体
判断：过度的
解剖部位：—

年龄下限：—
年龄上限：—
临床过程：—
诊断状态：问题导向型
情境限制：—

定义：体温异常升高，通常是由于非病理性因素导致的无法调节体核温度（参见分期标准）。

定义性特征
体核温度
- 新生儿体温 37.4 ℃（99.3 ℉）或以上
- 儿童体温 37.5 ℃（99.5 ℉）或以上
- 成人体温 38.3 ℃（100.9 ℉）或以上

轻度至中度表现
- 睡眠觉醒周期改变
- 寒冷
- 认知下降
- 脱水
- 出汗过多
- 疲劳
- 感觉发热
- 皮肤潮红
- 头痛
- 协作受损
- 婴儿无法保持吸吮
- 时冷时热
- 易怒
- 头重脚轻
- 轻度外周水肿
- 肌肉抽筋
- 恶心
- 瘙痒性红斑
- 触摸皮肤温暖
- 心动过速

严重表现
- 心排血量改变
- 心理状态改变
- 呼吸暂停
- 皮肤冰冷潮湿
- 昏迷
- 电解质异常
- 低血压
- 判断力受损
- 行为不当
- 焦虑症状增加

- 好斗
- 谵妄
- 血糖异常
- 近期记忆丧失
- 目光呆滞

- 乳酸酸中毒
- 癫痫
- 严重发冷伴剧烈寒战
- 呼吸急促
- 血管舒张

相关因素
- 持续的环境热应激
- 体液容量不足
- 增加躯体活动前的热适应不足
- 吸湿排汗的衣物不足

- 针对环境温度的衣着不当
- 室内温度 > 26 ℃（78.8 ℉）
- 为适应环境温度而过度包裹婴儿
- 剧烈活动

高危人群
- 极端年龄的个体
- 暴露于环境热度指数高的个体
- 暴露于环境湿度指数高的个体
- 生活在气候变暖地区的个体
- 在高热环境中工作伴低工作－休息比的个体
- 为职业保护而需要超量服装的个体
- 为职业保护而需要超量设备的个体

- 需要大量运动装备保护的个体
- 与同年龄同性别相比体重超重的个体
- 接受硬膜外镇痛的个体分娩的新生儿
- 使用辐射保暖器的新生儿
- 接受光疗的新生儿
- 出生后最初几天体重下降过多且只进行胸式喂养的新生儿

相关条件
- 多汗症
- 出汗反应减少
- 膳食补充剂
- 外胚层发育不良
- 健康状态受损

- 代谢率增加
- 缺血
- 药物制剂
- 躯体创伤

编辑认为标签中没有具体的判断术语。由于难以明确区分发热和高热，因此保留了该标签，并将在下一版中予以考虑。

领域 11 · 分类 6 · 诊断编码 00471

有体温过高的危险

批准 2023 · 证据等级 2.1
MeSH：发热反应（M000678021）

概念焦点：热调节功能	年龄下限：—
背景/症状焦点：—	年龄上限：—
护理对象：个体	临床过程：—
判断：过度的	诊断状态：恶化的潜在性
解剖部位：—	情境限制：—

定义：容易发生体温异常升高，通常是由于非病理性因素导致的无法调节体核温度（参考分期标准）。

危险因素

- 持续的环境热应激
- 体液容量不足
- 增加躯体活动前的热适应不足
- 吸湿排汗的衣物不足
- 针对环境温度的衣着不当
- 室内温度 > 26 ℃（78.8 ℉）
- 为适应环境温度而过度包裹婴儿
- 剧烈活动

高危人群

- 极端年龄的个体
- 暴露于环境热度指数高的个体
- 暴露于环境湿度指数高的个体
- 生活在气候变暖地区的个体
- 在高热环境中工作伴低工作-休息比的个体
- 为职业保护而需要超量服装的个体
- 为职业保护而需要超量设备的个体
- 需要大量运动装备保护的个体
- 与同年龄同性别相比体重超重的个体
- 接受硬膜外镇痛的个体分娩的新生儿
- 使用辐射保暖器的新生儿
- 接受光疗的新生儿
- 出生后最初几天体重下降过多且只进行胸式喂养的新生儿

相关条件

- 多汗症
- 出汗反应减少
- 膳食补充剂
- 外胚层发育不良
- 健康状态受损
- 代谢率增加
- 缺血
- 药物制剂
- 躯体创伤

编辑认为标签中没有具体的判断术语。由于难以明确区分发热和高热，因此保留了该标签，并将在下一版中予以考虑。

领域 12. 舒适

心理、生理和社交舒适或轻松的感觉。

分类 1.	躯体舒适 幸福感、轻松感和（或）免于疼痛的感觉	
编码	诊断	页码
00380	躯体舒适受损	495
00378	愿意加强躯体舒适	496
00342	临终期舒适受损综合征	497
00132	急性疼痛	498
00255	慢性疼痛综合征	499
00133	慢性疼痛	500
00256	分娩痛	502

分类 2.	环境舒适 在环境中感受到的幸福感或轻松感	
编码	诊断	页码
	该分类目前无诊断	504

分类 3.	社交舒适 在社交环境中感受到的幸福感或轻松感	
编码	诊断	页码
00376	愿意加强社交舒适	504
00383	社会联系不足	505
00358	社会支持网络不足	507
00475	过度孤独	508
00335	有过度孤独的危险	509

分类 4.	心理舒适 心理幸福感或轻松感	
编码	诊断	页码
00379	心理舒适受损	510
00377	愿意加强心理舒适	511

NANDA-I 护理诊断：定义与分类（2024—2026），原著第 13 版
希瑟·赫德曼（T.Heather Herdman）、上原重美（Shigemi Kamitsuru）和卡米拉·塔卡奥·洛佩斯（Camila Takáo Lopes）主编
© 2024 NANDA-I, 2024, 蒂姆医学出版有限公司，纽约
配套网站：www.thieme.com/nanda-i

领域 12 · 分类 1 · 诊断编码 00380
躯体舒适受损

批准 2023 · 证据等级 2.1

概念焦点：舒适
背景/症状焦点：—
护理对象：个体
判断：受损的
解剖部位：—

年龄下限：—
年龄上限：—
临床过程：—
诊断状态：问题导向型
情境限制：—

定义：感知缺乏轻松、满足感和身体健康。

定义性特征

体 征
- 哭泣
- 面部表情不适
- 烦躁
- 防卫行为
- 标准有效的行为疼痛评估工具得分不足
- 标准有效的舒适度评估工具得分不足
- 呻吟声
- 精神运动性焦虑不安

症 状
- 焦虑
- 放松困难
- 不适
- 恶心
- 瘙痒
- 苦难

相关因素
- 过度躯体活动
- 肠道排泄受损
- 组织完整性受损
- 卫生资源不足
- 可调节因素的知识不足
- 情境控制不足
- 室内温度控制不当
- 气道清理无效
- 恶心自我管理无效
- 未解决的过度出汗
- 未处理的过度颤抖
- 未解决的鼻窦过度引流
- 未解决的频繁排便
- 未解决的频繁排尿
- 未解决的饥饿
- 未解决的肌肉痉挛
- 未解决的肌肉紧张
- 未解决的需求
- 未解决的口渴
- 未解决的倦怠
- 未解决的不适环境刺激
- 未解决的眩晕
- 未解决的呕吐

高危人群
- 经历发展转型的个体
- 经历情境转换的个体
- 在类似地点有过不愉快经历的个体

领域 12 · 分类 1 · 诊断编码 00378

愿意加强躯体舒适

批准 2023 · 证据等级 2.1

概念焦点：舒适	年龄下限：—
背景/症状焦点：—	年龄上限：—
护理对象：个体	临床过程：—
判断：愿意的	诊断状态：改善的潜在性
解剖部位：—	情境限制：—

> **定义**：轻松、满足和身体健康的模式，该模式能够被加强。

定义性特征
- 希望加强无压力的躯体表现
- 希望加强躯体疏解
- 希望加强躯体超越性

领域 12 · 分类 1 · 诊断编码 00342

临终期舒适受损综合征

批准 2023 · 证据等级 3.2

概念焦点：舒适	年龄下限：—
背景/症状焦点：—	年龄上限：—
护理对象：个体	临床过程：—
判断：受损的	诊断状态：问题导向型
解剖部位：—	情境限制：临终期

定义：由于死亡过程迫在眉睫，生理、心理、社会和精神方面的一系列表现都会恶化。

定义性特征

- 急性精神错乱（00128）
- 急性疼痛（00132）
- 慢性精神错乱（00129）
- 慢性疼痛（00133）
- 过度死亡焦虑（00399）
- 过度疲劳负担（00477）
- 体液容量过多（00026）
- 肠道排泄受损（00344）
- 躯体舒适受损（00380）
- 躯体移动受损（00085）
- 心理舒适受损（00379）
- 精神健康受损（00454）
- 排尿受损（00016）
- 营养摄入不足（00343）
- 社会支持网络不足（00358）
- 呼吸模式无效（00032）
- 睡眠模式无效（00337）
- 体温调节无效（00008）
- 适应不良性哀伤（00301）

相关因素

- 焦虑
- 活动耐受性下降
- 抑郁症状
- 绝望
- 口干
- 压力过多
- 恐惧
- 因依赖他人而感觉不好
- 对当前状况感到威胁
- 感到死亡的威胁
- 皮肤完整性受损
- 组织完整性受损
- 需氧量增加
- 消化
- 苦难
- 未解决的呕吐
- 尿潴留

领域 12·分类 1·诊断编码 00132

急性疼痛

批准 1996·修订 2013, 2023·证据等级 2.1
MeSH：急性疼痛（M0551476）

概念焦点：舒适	年龄下限：—
背景/症状焦点：—	年龄上限：—
护理对象：个体	临床过程：急性
判断：不足的	诊断状态：问题导向型
解剖部位：—	情境限制：—

> **定义**：与实际或潜在的组织损伤有关，或类似的令人不快的感觉和情绪体验，持续时间 < 3 个月。[*]

定义性特征
- 生理参数改变
- 发汗
- 分心行为
- 对无法进行语言交流者，采用标准化疼痛行为清单获得疼痛证据
- 表达行为
- 疼痛的面部表情
- 无望
- 对疼痛高度警惕
- 食欲不足
- 使用标准有效的评估工具评估疼痛特征
- 使用标准有效的评估工具评估疼痛强度
- 置于缓解疼痛的体位
- 保护行为
- 代理人报告活动改变
- 代理人报告疼痛行为
- 瞳孔放大
- 口头报告疼痛

相关因素
- 生物性致伤因素
- 化学物质使用不当
- 躯体致伤因素

---

[*] 国际疼痛研究协会，2020。
编辑认为标签中没有具体的判断术语。下一版将考虑这一问题。

领域 12·分类 1·诊断编码 00255

慢性疼痛综合征

批准 2013·修订 2020, 2023·证据等级 2.2
MeSH: 慢性疼痛（M0549837），综合征（M0020957）

概念焦点：舒适	年龄下限：—
背景/症状焦点：—	年龄上限：—
护理对象：个体	临床过程：慢性
判断：不足的	诊断状态：问题导向型
解剖部位：—	情境限制：—

> **定义**：反复发生或顽固性疼痛，持续至少 3 个月，显著影响日常功能或健康。

定义性特征
- 过度焦虑 (00400)
- 过度恐惧 (00390)
- 压力过多
- 肠道排泄受损 (00344)
- 情绪调节障碍 (00241)
- 躯体移动受损 (00085)
- 社会联系不足 (00383)
- 睡眠模式无效 (00337)

相关因素
- 恐惧疼痛
- 回避恐惧的信念
- 疼痛管理行为的知识不足
- 慢性疼痛自我管理无效
- 超重自我管理无效
- 负性情感
- 未解决的睡眠障碍

领域 12 · 分类 1 · 诊断编码 00133

慢性疼痛

批准 1986 · 修订 1996, 2013, 2017, 2023 · 证据等级 2.1
MeSH: 慢性疼痛（M0549837）

概念焦点：舒适	年龄下限：—
背景/症状焦点：—	年龄上限：—
护理对象：个体	临床过程：慢性
判断：不足的	诊断状态：问题导向型
解剖部位：—	情境限制：—

> **定义**：与实际或潜在的组织损伤有关，或类似令人不快的感觉和情绪体验，持续时间超过 3 个月。*

定义性特征
- 持续活动能力改变
- 睡眠觉醒周期改变
- 对无法进行语言交流者，采用标准化疼痛行为清单获得疼痛证据
- 疼痛的面部表情
- 疲劳
- 对疼痛高度警惕
- 食欲不足
- 使用标准有效的评估工具评估疼痛特征
- 使用标准有效的评估工具评估疼痛强度
- 代理人报告活动改变
- 代理人报告疼痛行为
- 口头报告疼痛

相关因素
- 建立社会互动困难
- 疲劳自我管理无效
- 超重自我管理无效
- 性模式无效
- 致伤因素
- 营养不良
- 长期使用电脑
- 心理困扰
- 反复持重物
- 全身振动

高危人群
- 顺性别女子
- > 50 岁的个体
- 有被虐待史的个体
- 有生殖器切割史的个体
- 有过度负债史的个体
- 有静态工作姿势史的个体
- 有物质滥用史的个体
- 有剧烈运动史的个体

相关条件
- 骨折
- 挤压综合征

领域 12. 舒适

- 中枢神经系统致敏
- 慢性肌肉骨骼疾病
- 免疫系统疾病
- 代谢受损
- 先天遗传病
- 缺血
- 肿瘤

- 神经递质、神经调节剂和受体失衡
- 神经系统疾病
- 创伤后相关疾病
- 皮质醇水平长期升高
- 伤痕累累

* 国际疼痛研究协会，2020。
编辑认为标签中没有具体的判断术语。下一版将考虑这一问题。

领域 12 · 分类 1 · 诊断编码 00256

分娩痛

批准 2013 · 修订 2017, 2020, 2023 · 证据等级 2.2
MeSH: 分娩痛（M0463040）

概念焦点：舒适	年龄下限：—
背景/症状焦点：—	年龄上限：—
护理对象：个体	临床过程：急性
判断：不足的	诊断状态：问题导向型
解剖部位：泌尿生殖系统	情境限制：—

定义：从愉快到不愉快的感觉和情感体验变化，与分娩有关。

定义性特征
- 血压改变
- 心率改变
- 肌肉紧张度改变
- 神经内分泌功能改变
- 呼吸速率改变
- 排尿功能改变
- 焦虑
- 发汗
- 分心行为
- 表达行为
- 疼痛的面部表情
- 对疼痛高度警惕
- 食欲不足
- 恶心
- 会阴部受压
- 置于缓解疼痛的体位
- 保护行为
- 瞳孔放大
- 报告睡眠觉醒周期改变
- 自我关注
- 子宫收缩
- 口头报告疼痛
- 呕吐
- 睡眠觉醒周期改变

相关因素
行为因素
- 液体摄入不足
- 仰卧位

认知因素
- 恐惧分娩
- 分娩知识不足
- 应对分娩痛的准备不足
- 自我效能不足
- 感知分娩疼痛为非生产性疼痛
- 感知分娩疼痛是负面的
- 感知分娩疼痛是威胁性的
- 感知分娩疼痛是非自然的
- 感知疼痛有意义

社会因素
- 决策干扰
- 无支持作用的陪伴

环境因素
- 产房嘈杂
- 产房过度拥挤
- 动荡的环境

高危人群
- 分娩期间经历紧急情境的个体
- 来自对分娩痛持负面看法的文化背景的个体
- 在基于疾病的医疗保健系统中分娩的个体
- 亲生父母文化程度较高的个体
- 有孕前痛经史的个体
- 童年期有性虐待史的个体
- 无支持性陪伴的个体

相关条件
- 宫颈扩张
- 抑郁障碍
- 胎儿娩出
- 高生育父母特质焦虑
- 规定的移动限制
- 分娩时间延长

领域 12·分类 2·该分类目前无诊断

领域 12·分类 3·诊断编码 00376

愿意加强社交舒适

批准 2023·证据等级 2.1

概念焦点：舒适	年龄下限：—
背景/症状焦点：—	年龄上限：—
护理对象：个体	临床过程：—
判断：愿意的	诊断状态：改善的潜在性
解剖部位：—	情境限制：—

定义：轻松、满足以及关系和谐的模式，该模式能够被加强。

定义性特征
- 希望加强无压力的社交表现
- 希望加强社交超越性
- 希望加强社交疏解

领域 12・分类 3・诊断编码 00383

社会联系不足

批准 2023・证据等级 3.1
MeSH：人际关系（M0011542），社交网络（M0555382）

概念焦点：关系 年龄下限：—
背景/症状焦点：社交 年龄上限：—
护理对象：个体 临床过程：—
判断：不足的 诊断状态：问题导向型
解剖部位：— 情境限制：—

> **定义**：在特定环境中没有归属感、没有人关心、没有力量的感觉。

定义性特征
- 疏远
- 眼神接触减少
- 对他人的尊重不满意
- 对社会连接性不满意
- 对社会支持不满意
- 感觉在公共场合不安全
- 感觉与他人不同
- 情感淡漠
- 敌意

- 满足他人期望的能力受损
- 社交活动水平不足
- 孤独
- 与他人互动极少
- 专注于自己的想法
- 无目的
- 自我忽视
- 社会行为与文化规范不一致

相关因素
- 混乱
- 建立社会互动困难
- 执行日常生活活动困难
- 分享个人的生活期望困难
- 记忆力受损
- 躯体移动受损
- 自尊心不足

- 社交技能不足
- 社会支持不足
- 运输不足
- 对支持系统的负面意见
- 麻痹对犯罪的恐惧
- 麻痹对交通的恐惧
- 价值观与文化规范不一致

高危人群
- 处于经济弱势的个体
- 移民
- 经历社会角色改变的个体
- 经历丧失重要他人的个体

- 有被拒绝史的个体
- 有创伤事件史的个体
- 家庭成员患病的个体
- 强制隔离的个体

- 独居的个体
- 生活远离重要他人的个体
- 转移至陌生地点的个体

- 没有退休后生活计划的个体
- 被机构收容的个体
- 老年人

相关条件
- 慢性疾病

- 认知障碍

领域 12 · 分类 3 · 诊断编码 00358

社会支持网络不足

批准 2023 · 证据等级 3.2
MeSH: 社交凝聚力（M000679402），社会支持（M0020052）

概念焦点：关系	年龄下限：—
背景/症状焦点：社交	年龄上限：—
护理对象：个体	临床过程：—
判断：不足的	诊断状态：问题导向型
解剖部位：—	情境限制：—

定义：人际交往和组织互动被认为不能满足健康需求。

定义性特征
- 感知情感支持减少
- 感知信息支持减少
- 感知工具支持减少
- 感知积极社交减少
- 自我效能下降
- 对未满足的支持期望感到沮丧
- 不信任他人
- 对支持系统的负面意见
- 感知将问题归咎于他人
- 感知支持需求被忽视
- 感知偏见

相关因素
- 难以相信信息会被保密
- 对可用社会支持的理解不足
- 动员支持的知识不足
- 动员支持的技能不足
- 社交技能不足
- 对他人有能力提供适当支持的信任不足
- 有限的社交网络
- 社会文化失调

高危人群
- 经历生活环境变化的个体
- 在非传统环境中生活的个体
- 青少年
- 无家可归的个体
- 移民
- 被监禁的个体
- 暴露于虐待的个体
- 处于产后期的个体
- 脱离社会支持的个体
- 残疾的个体
- 有被虐待史的个体
- 文化程度低的个体
- 老年人

相关条件
- 心理障碍

第 4 部分　NANDA-I 护理诊断

领域 12 · 分类 3 · 诊断编码 00475

过度孤独

批准 2023・证据等级 2.1
MeSH: 孤独感（M0012682）

概念焦点：舒适	年龄下限：—
背景/症状焦点：社交	年龄上限：—
护理对象：个体	临床过程：—
判断：过度的	诊断状态：问题导向型
解剖部位：—	情境限制：—

定义：因缺少陪伴或与他人分离而产生的压倒性悲伤、颓废或不适感。

定义性特征
- 成瘾行为
- 食欲改变
- 睡眠觉醒周期改变
- 焦虑
- 社交互动减少
- 抑郁症状
- 与他人脱节
- 过度使用交互式电子设备
- 疲劳
- 食欲不足
- 自尊心不足
- 渴望有意义的联系
- 消极的思维模式
- 压倒性的孤独感
- 躯体不适
- 心理不适
- 沉思
- 自我忽视

相关因素
- 难以建立社会互动
- 躯体移动受损
- 情感支持不足
- 信息支持不足
- 工具支持不足
- 积极的社会互动不足
- 躯体隔离

高危人群
- 青少年
- 处于经济弱势的个体
- 经历丧失重要他人的个体
- 生活远离重要他人的个体
- 非正式照顾者
- 被机构收容的个体
- 老年人
- 处于社会弱势的个体

领域 12・分类 3・诊断编码 00335

有过度孤独的危险

批准 2023・证据等级 2.1
MeSH: 孤独感（M0012682）

概念焦点：舒适	年龄下限：—
背景/症状焦点：—	年龄上限：—
护理对象：个体	临床过程：—
判断：过度的	诊断状态：恶化的潜在性
解剖部位：—	情境限制：—

> **定义**：容易出现因缺少陪伴或与他人分离而产生的相关压倒性悲伤、颓废或不适感。

危险因素
- 难以建立社会互动
- 躯体移动受损
- 情感支持不足
- 信息支持不足
- 工具支持不足
- 积极的社会互动不足
- 躯体隔离

高危人群
- 青少年
- 处于经济弱势的个体
- 经历丧失重要他人的个体
- 生活远离重要他人的个体
- 非正式照顾者
- 被机构收容的个体
- 老年人
- 处于社会弱势的个体

领域 12 · 分类 4 · 诊断编码 00379

心理舒适受损

批准 2023 · 证据等级 2.1

概念焦点：舒适
背景／症状焦点：—
护理对象：个体
判断：受损的
解剖部位：—

年龄下限：—
年龄上限：—
临床过程：—
诊断状态：问题导向型
情境限制：—

> **定义**：感知缺乏轻松、满足感和心理健康。

定义性特征

体 征
- 哭泣
- 精神运动性焦虑不安
- 退缩

症 状
- 缺乏内心平静
- 缺乏内在力量
- 焦虑
- 放松困难
- 对现状不满
- 过度内疚
- 感觉不安全
- 自我控制不足
- 归属感不足
- 失眠
- 易激心境
- 专注于自己的想法
- 无目的
- 苦难

相关因素
- 多样化活动参与减少
- 自主决策受损
- 语言交流受损
- 卫生资源不足
- 可调节因素的知识不足
- 隐私不足
- 控制感不足
- 情境控制不足
- 社会连接性不足
- 社会支持不足
- 对卫生人员的信任不足
- 对健康信息的理解不足
- 错误信息
- 未解决的需求
- 未解决的躯体不适
- 未解决的不适环境刺激

高危人群
- 经历发展转型的个体
- 经历情境转换的个体
- 生活在不安全环境中的个体
- 在类似地点有过不愉快经历的个体

领域 12 · 分类 4 · 诊断编码 00377
愿意加强心理舒适

批准 2023 · 证据等级 2.1

概念焦点：舒适	年龄下限：—
背景/症状焦点：—	年龄上限：—
护理对象：个体	临床过程：—
判断：愿意的	诊断状态：改善的潜在性
解剖部位：—	情境限制：—

定义：轻松、满足和精神健康的模式，该模式能够被加强。

定义性特征
− 希望加强心理疏解
− 希望加强心理超越性

领域 13. 生长 / 发育

经过重要发展阶段的躯体维度、器官系统成熟和（或）进展的适龄增加。

分类 1.	生长	
	躯体维度或器官系统的成熟度增加	
编码	诊断	页码
00348	儿童生长延迟	513
00478	有儿童生长延迟的危险	515

分类 2.	发育	
	通过生命过程中一系列公认里程碑式的进展或倒退	
编码	诊断	页码
00314	儿童发育延迟	516
00305	有儿童发育延迟的危险	517
00315	婴儿运动发育延迟	518
00316	有婴儿运动发育延迟的危险	520
00451	婴儿神经发育组织性受损	522
00452	有婴儿神经发育组织性受损的危险	524
00453	愿意加强婴儿神经发育组织性	525
00295	婴儿吸吮－吞咽反应无效	526

领域 13・分类 1・诊断编码 00348

儿童生长延迟

批准 2023・证据等级 2.2
MeSH: 生长（M0009652）, 生长与发育（M0462458）, 生长曲线（M0535189）

概念焦点：生长	年龄下限：1 天
背景 / 症状焦点：—	年龄上限：18 岁
护理对象：个体	临床过程：—
判断：延迟的	诊断状态：问题导向型
解剖部位：—	情境限制：—

> **定义**：身高、身长、体重指数、头围和（或）身高增长速度（厘米/年）低于 18 岁及以下同性别、同年龄和同种族的个体。

定义性特征

- 与参照人群和年龄的指标相比，体重指数低于 2 个标准差
- 与参照人群和年龄的指标相比，体重指数低于第 30 百分位数
- 与参照人群和年龄的指标相比，生长低于 2 个标准差
- 与参照人群和年龄的指标相比，生长低于第 30 个百分位数
- 与参照人群和年龄的指标相比，头围小于 2 个标准差
- 与参照人群和年龄的指标相比，头围低于第 30 百分位数
- 与参照人群和年龄的指标相比，身高低于 2 个标准差
- 与参照人群和年龄的指标相比，身高低于第 30 百分位数
- 与参照人群和年龄的指标相比，身高速度小于 2 个标准差
- 与参照人群和年龄的指标相比，身高速度低于第 30 百分位数
- 与参照人群和年龄的指标相比，体重低于 2 个标准差
- 与参照人群和年龄的指标相比，体重低于第 30 百分位数

相关因素

- 进食模式异常
- 情感剥夺
- 安全饮水的可及性不足
- 与同年龄相比饮食不足
- 父母的喂养技巧不足
- 父母的营养知识不足
- 父母未注意二手烟
- 不卫生的住房

高危人群

- 青少年父母所生的儿童
- 经济困难家庭出生的儿童
- 家庭运作受损的家庭出生的儿童
- 暴露于混合胸式喂养的儿童
- 暴露于过度拥挤环境的儿童
- 婴儿期低出生体重的儿童

- 父母文化程度低的儿童
- 经历反复住院的儿童
- 暴露于环境污染的儿童

- 胸式喂养在 6 个月前受阻的儿童
- 早产的婴儿

相关条件
- 贫血
- 自闭症谱系障碍
- 脑部疾病
- 囊性纤维化
- 糖尿病

- 感染
- 对牛奶成分不耐受
- 口腔畸形
- 肿瘤

领域 13·分类 1·诊断编码 00478
有儿童生长延迟的危险

批准 2023·证据等级 2.2
MeSH：生长（M0009652），生长与发育（M0462458），生长曲线（M0535189）

概念焦点：生长	年龄下限：1 天
背景/症状焦点：—	年龄上限：18 岁
护理对象：个体	临床过程：—
判断：延迟的	诊断状态：恶化的潜在性
解剖部位：—	情境限制：—

> **定义**：容易出现身高、身长、体重指数、头围和（或）身高增长速度（厘米/年）低于 18 岁及以下同性别、同年龄和同种族的个体。

危险因素
- 进食模式异常
- 情感剥夺
- 安全饮水的可及性不足
- 与同年龄相比饮食不足
- 父母的喂养技巧不足
- 父母的营养知识不足
- 父母未注意二手烟
- 不卫生的住房

高危人群
- 青少年父母所生的儿童
- 经济困难家庭出生的儿童
- 家庭运作受损的家庭出生的儿童
- 父母文化程度低的儿童
- 经历反复住院的儿童
- 暴露于环境污染的儿童
- 暴露于混合胸式喂养的儿童
- 暴露于过度拥挤环境的儿童
- 婴儿期低出生体重的儿童
- 胸式喂养在 6 个月前受阻的儿童
- 早产的婴儿

相关条件
- 贫血
- 自闭症谱系障碍
- 脑部疾病
- 囊性纤维化
- 糖尿病
- 感染
- 对牛奶成分不耐受
- 口腔畸形
- 肿瘤

领域 13・分类 2・诊断编码 00314

儿童发育延迟

批准 2020・修订 2023・证据等级 2.3
MeSH: 儿童发育（M0004057）

概念焦点：发育	年龄下限：1 岁
背景/症状焦点：—	年龄上限：9 岁
护理对象：个体	临床过程：—
判断：延迟的	诊断状态：问题导向型
解剖部位：—	情境限制：—

> 定义：1~9 岁的个体始终无法在预期时间内达到发育里程碑。

定义性特征
- 执行同年龄段典型认知技能持续存在困难
- 执行同年龄段典型语言技能持续存在困难
- 执行同年龄段典型运动技能持续存在困难
- 执行同年龄段典型心理社会技能持续存在困难

相关因素
婴儿或儿童因素
- 卫生人员的可及性不足
- 依恋行为不足
- 刺激不当
- 未解决的虐待
- 未解决的心理忽视

照顾者因素
- 抑郁症状
- 过度焦虑
- 压力过多
- 情感支持不足
- 未解决的家庭暴力

高危人群
- 经济困难家庭出生的儿童
- 暴露于社区暴力的儿童
- 暴露于污染环境的儿童
- 照顾者有发育障碍的儿童
- 亲生父母产前护理不足的儿童
- 低于同年龄同性别正常生长标准的儿童
- 被机构收容的儿童
- 低出生体重的婴儿
- 早产的婴儿

相关条件
- 产前使用药物制剂
- 亲生父母患病
- 抑郁障碍
- 先天遗传病
- 父母精神障碍
- 儿童抑郁障碍
- 先天性疾病
- 产前物质滥用
- 感觉障碍

领域 13 · 分类 2 · 诊断编码 00305

有儿童发育延迟的危险

批准 2020 · 修订 2023 · 证据等级 2.3
MeSH: 儿童发育（M0004057）

概念焦点：发育	年龄下限：1 岁
背景 / 症状焦点：—	年龄上限：9 岁
护理对象：个体	临床过程：—
判断：延迟的	诊断状态：恶化的潜在性
解剖部位：—	情境限制：—

定义： 1~9 岁的个体容易出现始终无法在预期时间内达到发育里程碑。

危险因素
婴儿或儿童因素
- 卫生人员的可及性不足
- 依恋行为不足
- 刺激不当
- 未解决的虐待
- 未解决的心理忽视

照顾者因素
- 抑郁症状
- 过度焦虑
- 压力过多
- 情感支持不足
- 未解决的家庭暴力

高危人群
- 经济困难家庭出生的儿童
- 暴露于社区暴力的儿童
- 暴露于污染环境的儿童
- 照顾者有发育障碍的儿童
- 亲生父母产前护理不足的儿童
- 低于同年龄同性别正常生长标准的儿童
- 0~9 岁的个体
- 被机构收容的儿童
- 低出生体重的婴儿
- 早产的婴儿

相关条件
- 产前使用药物制剂
- 亲生父母患病
- 儿童抑郁障碍
- 先天性疾病
- 先天遗传病
- 父母精神障碍
- 产前物质滥用
- 感觉障碍

领域 13·分类 2·诊断编码 00315

婴儿运动发育延迟

批准 2020·修订 2023·证据等级 3.1

概念焦点：发育	年龄下限：29 天
背景/症状焦点：运动发育	年龄上限：365 天
护理对象：个体	临床过程：—
判断：延迟的	诊断状态：问题导向型
解剖部位：—	情境限制：—

> **定义**：29 天至 1 岁的个体，始终达不到与骨骼、肌肉的正常增强以及移动和触摸周围环境的能力相关的发育里程碑。

定义性特征
- 抬头困难
- 维持头位困难
- 捡拾积木困难
- 自行站立困难
- 翻身困难
- 在支撑下就座困难
- 在无支撑下就座困难
- 辅助站立困难
- 移动物体困难
- 手膝爬行困难
- 不参与活动
- 不主动活动

相关因素

婴儿因素
- 感官处理困难
- 好奇心不足
- 主动性不足
- 持久性不足

照顾者因素
- 对照护婴儿焦虑
- 亲生父母的产后抑郁症状
- 怀抱婴儿的时间过长
- 不允许婴儿选择躯体活动
- 不允许婴儿选择玩具
- 不鼓励婴儿抓握
- 不鼓励婴儿伸手
- 不鼓励婴儿与其他儿童尽情玩耍
- 不让婴儿参与有关身体部位的游戏
- 不提供婴儿精细运动的玩具
- 不提供婴儿粗大运动的玩具
- 不讲授动作词汇
- 婴儿刺激期的间隔时间不足
- 仅限婴儿置于俯卧位
- 对婴儿气质的负面看法
- 过度刺激婴儿
- 感知不能照护婴儿

领域 13. 生长 / 发育

高危人群
- 男孩
- 经济困难家庭出生的婴儿
- 大家庭出生的婴儿
- 父母文化程度低的婴儿
- 重症监护病房的婴儿
- 在物理空间不足的家庭中生活的婴儿
- 亲生父母在孕晚期患有贫血症的婴儿
- 亲生父母在孕早期患有精神疾病的婴儿
- 亲生父母孕前患有肥胖症的婴儿
- 亲生父母产前饮食不足的婴儿
- 5 分钟肤色、脉搏、皱眉动作、肌张力和呼吸（APGAR）评分 < 7 分的婴儿
- 低于同年龄同性别正常生长标准的婴儿
- 低出生体重的婴儿
- 早产的婴儿
- 住院期间未接受物理治疗的早产婴儿

相关条件
- 产前使用药物制剂
- 复杂的医疗条件
- 未能茁壮成长
- 新生儿戒断综合征
- 神经发育障碍
- 未足月的婴儿产后感染
- 感觉障碍

领域 13·分类 2·诊断编码 00316
有婴儿运动发育延迟的危险
批准 2020·修订 2023·证据等级 3.1

概念焦点：发育　　　　　　　　　年龄下限：29 天
背景/症状焦点：运动发育　　　　　年龄上限：365 天
护理对象：个体　　　　　　　　　临床过程：—
判断：延迟的　　　　　　　　　　诊断状态：恶化的潜在性
解剖部位：—　　　　　　　　　　情境限制：—

> **定义**：29 天至 1 岁的个体，容易出现始终达不到与骨骼、肌肉的正常增强以及移动和触摸周围环境的能力相关的发育里程碑。

危险因素
婴儿因素
- 感官处理困难
- 好奇心不足
- 主动性不足
- 持久性不足

照顾者因素
- 对照护婴儿焦虑
- 亲生父母的产后抑郁症状
- 怀抱婴儿的时间过长
- 不允许婴儿选择玩具
- 不鼓励婴儿抓握
- 不鼓励婴儿伸手
- 不鼓励婴儿与其他儿童尽情玩耍
- 不让婴儿参与有关身体部位的游戏
- 不提供婴儿精细运动的玩具
- 不提供婴儿粗大运动的玩具
- 不讲授动作词汇
- 婴儿刺激期的间隔时间不足
- 仅限婴儿置于俯卧位
- 对婴儿气质的负面看法
- 过度刺激婴儿
- 感知不能照护婴儿

高危人群
- 男孩
- 经济困难家庭出生的婴儿
- 大家庭出生的婴儿
- 父母文化程度低的婴儿
- 重症监护病房的婴儿
- 在物理空间不足的家庭中生活的婴儿
- 亲生父母在孕晚期患有贫血症的婴儿
- 亲生父母孕前患有肥胖症的婴儿
- 亲生父母产前饮食不足的婴儿
- 5 分钟肤色、脉搏、皱眉动作、肌张力和呼吸（APGAR）评分 <7 分的婴儿
- 低于同年龄同性别正常生长标准的婴儿
- 低出生体重的婴儿
- 早产的婴儿

- 亲生父母在孕早期患有精神疾病的婴儿
- 住院期间未接受物理治疗的早产婴儿

相关条件
- 产前使用药物制剂
- 复杂的医疗条件
- 未能茁壮成长
- 新生儿戒断综合征
- 神经发育障碍
- 未足月的婴儿产后感染
- 感觉障碍

领域 13·分类 2·诊断编码 00451
婴儿神经发育组织性受损

批准 2023·证据等级 2.1

概念焦点：压力反应
背景/症状焦点：神经行为
护理对象：个体
判断：受损的
解剖部位：—
年龄下限：1 天
年龄上限：365 天
临床过程：—
诊断状态：问题导向型
情境限制：—

> **定义**：认知、运动和感官技能的协调能力减弱，可能会导致 1 岁以内的个体在达到发育里程碑方面出现延迟。

定义性特征
注意－互动系统
- 对感官刺激的反应受损

运动系统
- 原始反射改变
- 惊跳反应过度
- 烦躁
- 手指张开
- 握拳
- 双手捂脸行为
- 四肢过度伸展
- 发音运动受损
- 保持双手捂脸的姿势
- 战栗
- 颤搐
- 四肢运动不协调

生理性
- 皮肤颜色异常
- 心动过缓
- 心律失常
- 无法耐受喂食速度
- 无法耐受喂食量
- 血氧饱和度下降
- 心动过速
- 超时信号

调节系统
- 抑制惊吓反射的能力受损
- 易激心境

状态－组织系统
- 活动－唤醒状态
- 闭眼时弥漫性 α 脑电图（EEG）活动
- 烦躁的哭闹
- 安静－唤醒状态
- 震荡状态

相关因素
- 环境性过度刺激
- 压力过多
- 喂养不耐受
- 照顾者的行为线索的知识不足
- 照顾者对婴儿的行为线索识别不足
- 照顾者对婴儿的反应不足
- 环境控制不足
- 环境支持的定位不足
- 环境感官刺激不足
- 物理环境不足
- 营养不良
- 感官剥夺
- 感官过度刺激
- 未解决的疼痛
- 未解决的睡眠质量差

高危人群
- 处于经济弱势的个体
- 婴儿暴露于压力过度的家庭
- 主要照顾者患有精神疾病的婴儿
- 医疗风险增加的婴儿
- 围产期经历过度压力的父母所生的婴儿
- 在宫内暴露于致畸物的婴儿
- 低月经后年龄婴儿（胎龄及出生后月龄综合评估偏低的婴儿）
- 早产的婴儿
- 极低出生体重的婴儿

相关条件
- 先天性疾病
- 神经功能不成熟
- 运动功能受损
- 先天遗传病
- 侵入性操作
- 新生儿戒断综合征
- 口腔受损
- 严重脑损伤
- 睡眠障碍

领域 13 · 分类 2 · 诊断编码 00452

有婴儿神经发育组织性受损的危险

批准 2023 · 证据等级 2.1

概念焦点：压力反应	年龄下限：1 天
背景/症状焦点：神经行为	年龄上限：365 天
护理对象：个体	临床过程：—
判断：受损的	诊断状态：恶化的潜在性
解剖部位：—	情境限制：—

> **定义**：容易出现认知、运动和感官技能协调能力减弱，可能会导致 1 岁以内的个体在达到发育里程碑方面出现延迟。

危险因素
- 环境性过度刺激
- 压力过多
- 喂养不耐受
- 照顾者的行为线索的知识不足
- 照顾者对婴儿的行为线索识别不足
- 照顾者对婴儿的反应不足
- 环境控制不足
- 环境支持的定位不足
- 环境感官刺激不足
- 物理环境不足
- 营养不良
- 感官剥夺
- 感官过度刺激
- 未解决的疼痛
- 未解决的睡眠质量差

高危人群
- 处于经济弱势的个体
- 婴儿暴露于压力过度的家庭
- 主要照顾者患有精神疾病的婴儿
- 医疗风险增加的婴儿
- 围产期经历过度压力的父母所生的婴儿
- 在宫内暴露于致畸物的婴儿
- 低月经后年龄婴儿（胎龄及出生后月龄综合评估偏低的婴儿）
- 早产的婴儿
- 极低出生体重的婴儿

相关条件
- 先天性疾病
- 神经功能不成熟
- 运动功能受损
- 先天遗传病
- 侵入性操作
- 新生儿戒断综合征
- 口腔受损
- 严重脑损伤
- 睡眠障碍

领域 13·分类 2·诊断编码 00453

愿意加强婴儿神经发育组织性

批准 2023·证据等级 2.1

概念焦点：压力反应	年龄下限：1 天
背景/症状焦点：神经行为	年龄上限：365 天
护理对象：个体	临床过程：—
判断：愿意的	诊断状态：改善的潜在性
解剖部位：—	情境限制：—

> **定义：** 1 岁以内的个体达到发育里程碑所必需的认知、运动和感官技能的协调模式，该模式能够被加强。

定义性特征

- 主要照顾者希望加强在环境中优化婴儿控制的能力
- 主要照顾者希望加强线索识别能力
- 主要照顾者希望加强对婴儿行为线索知识的了解
- 主要照顾者希望加强识别婴儿的自我调节行为
- 主要照顾者希望加强对婴儿的回应
- 主要照顾者希望管理环境性刺激

领域 13・分类 2・诊断编码 00295

婴儿吸吮 – 吞咽反应无效

批准 2020・修订 2023・证据等级 2.1
MeSH：吸吮行为（M0020716）

概念焦点：发育	年龄下限：1 天
背景／症状焦点：运动发育	年龄上限：365 天
护理对象：个体	临床过程：—
判断：无效的	诊断状态：问题导向型
解剖部位：—	情境限制：—

> **定义**：1 岁及以下个体在安全地进行经口喂食时，呼吸协调能力受损。

定义性特征
- 心动过缓事件
- 心律失常
- 窒息
- 唇周青紫
- 过度咳嗽
- 过度使用辅助呼吸肌
- 手指张开
- 松弛
- 作呕
- 打嗝
- 四肢过度伸展
- 开始有效吸吮的能力受损
- 持续有效吸吮的能力受损
- 发音运动受损
- 无法协调吸吮、吞咽和呼吸
- 烦躁的哭闹
- 鼻翼煽动
- 血氧饱和度下降
- 苍白
- 肋下回缩
- 超时信号

相关因素
- 体温过低
- 体位不当
- 肌张力减退
- 未解决的低血糖
- 不满意的吸吮行为

高危人群
- 滥用物质的父母所生的婴儿
- 使用产钳分娩的婴儿
- 采用产科真空抽吸术分娩的婴儿
- 经历长期住院的婴儿
- 通过鼻导管高流量吸氧的婴儿
- 长期接受肠内营养的婴儿
- 分娩时面部撕裂伤的婴儿
- 肤色、脉搏、皱眉动作、肌张力和呼吸（APGAR）评分低的婴儿
- 早产的婴儿

相关条件
- 痉挛发作
- 胃食管反流
- 口腔过敏
- 神经发育延迟
- 神经发育受损
- 口咽畸形